Kathleen Röllig

Die Superkonzeption des Europäischen Feldhasen

Kathleen Röllig

Die Superkonzeption des Europäischen Feldhasen

Südwestdeutscher Verlag für Hochschulschriften

Impressum / Imprint

Bibliografische Information der Deutschen Nationalbibliothek: Die Deutsche Nationalbibliothek verzeichnet diese Publikation in der Deutschen Nationalbibliografie; detaillierte bibliografische Daten sind im Internet über http://dnb.d-nb.de abrufbar.
Alle in diesem Buch genannten Marken und Produktnamen unterliegen warenzeichen-, marken- oder patentrechtlichem Schutz bzw. sind Warenzeichen oder eingetragene Warenzeichen der jeweiligen Inhaber. Die Wiedergabe von Marken, Produktnamen, Gebrauchsnamen, Handelsnamen, Warenbezeichnungen u.s.w. in diesem Werk berechtigt auch ohne besondere Kennzeichnung nicht zu der Annahme, dass solche Namen im Sinne der Warenzeichen- und Markenschutzgesetzgebung als frei zu betrachten wären und daher von jedermann benutzt werden dürften.

Bibliographic information published by the Deutsche Nationalbibliothek: The Deutsche Nationalbibliothek lists this publication in the Deutsche Nationalbibliografie; detailed bibliographic data are available in the Internet at http://dnb.d-nb.de.
Any brand names and product names mentioned in this book are subject to trademark, brand or patent protection and are trademarks or registered trademarks of their respective holders. The use of brand names, product names, common names, trade names, product descriptions etc. even without a particular marking in this works is in no way to be construed to mean that such names may be regarded as unrestricted in respect of trademark and brand protection legislation and could thus be used by anyone.

Coverbild / Cover image: www.ingimage.com

Verlag / Publisher:
Südwestdeutscher Verlag für Hochschulschriften
ist ein Imprint der / is a trademark of
AV Akademikerverlag GmbH & Co. KG
Heinrich-Böcking-Str. 6-8, 66121 Saarbrücken, Deutschland / Germany
Email: info@svh-verlag.de

Herstellung: siehe letzte Seite /
Printed at: see last page
ISBN: 978-3-8381-3554-0

Zugl. / Approved by: Berlin, FU, Diss., 2008

Copyright © 2012 AV Akademikerverlag GmbH & Co. KG
Alle Rechte vorbehalten. / All rights reserved. Saarbrücken 2012

INHALT

1 EINLEITUNG   1

2 ALLGEMEINER TEIL   3
- 2.1 Der Europäische Feldhase in der Wissenschaft 3
  - 2.1.1 Der Hase in der Kulturlandschaft 3
  - 2.1.2 Geschichte der Zucht des Feldhasen in menschlicher Obhut 4
- 2.2 Reproduktionsbiologie des Feldhasen 6
  - 2.2.1 Einleitung 6
  - 2.2.2 Anatomische Merkmale 6
  - 2.2.3 Saisonalität 7
  - 2.2.4 Brunstzyklus 8
  - 2.2.5 Trächtigkeit 9
  - 2.2.6 Geburt, Aufzucht und Entwicklung der Jungen 10
  - 2.2.7 Reproduktionserfolg 11
- 2.3 Das Phänomen der Superfetation 11
  - 2.3.1 Theoretische Grundlagen 11
  - 2.3.2 Superfetation beim Europäischen Feldhasen 14
  - 2.3.3 Superfetation bei anderen Tierarten 20
- 2.4 Neue Untersuchungsmethoden in der Feldhasenforschung . . . 28
  - 2.4.1 Sonografie 28
  - 2.4.2 Elektroejakulation, Kryokonservierung von Sperma und künstliche Besamung 29

3 MATERIAL UND METHODEN   32
- 3.1 Materialien 32
  - 3.1.1 Technische Geräte 32
  - 3.1.2 Verbrauchsmaterialien 33
  - 3.1.3 Pharmaka 34
  - 3.1.4 Sonstige Hilfsmittel 34
  - 3.1.5 Verbrauchslösungen und Chemikalien 35
  - 3.1.6 Software 35
- 3.2 Untersuchungsplan 36
- 3.3 Tiere 36
  - 3.3.1 Zuchttiere 36
  - 3.3.2 Haltung 36

	3.3.3	Management	38
	3.3.4	Videoüberwachung	39
	3.3.5	Untersuchungsdaten - Häsinnen ♀	39
	3.3.6	Trächtigkeitsparameter	41
	3.3.7	Untersuchungsdaten - Rammler ♂	43
3.4	Untersuchungsablauf		45
3.5	„Handling" und Immobilisation		45
	3.5.1	„Handling" und Fangen der Tiere	45
	3.5.2	Immobilisationsmethoden	46
3.6	Sonografie		47
	3.6.1	Vorbereitung der Tiere	47
	3.6.2	Ultraschallsystem	47
	3.6.3	Sonografischer Untersuchungsgang	48
	3.6.4	Dokumentation der Ultraschallbefunde	48
	3.6.5	Biometrische Parameter	49
	3.6.6	„Sechs-Tage-Untersuchung"	51
3.7	Probengewinnung		51
	3.7.1	Blutentnahme	51
	3.7.2	Vaginalabstrich	52
	3.7.3	Elektroejakulation	52
	3.7.4	Gewebeproben	53
3.8	Probenbearbeitung		53
	3.8.1	Endokrinologie	53
	3.8.2	Zytologische Färbung	53
	3.8.3	Spermatologie	53
	3.8.4	Kryokonservierung von Sperma	54
	3.8.5	Genetische Analysen	54
3.9	Vasektomie zur Kontrazeption		54
3.10	Eileiterspülung		55
	3.10.1	Vorbereitung	55
	3.10.2	Isolierung der Eileiter	55
	3.10.3	Spülung der Eileiter	56
3.11	Künstliche Besamung		56
	3.11.1	Vorbereitung der Insemination - Spermagewinnung	56
	3.11.2	Vorbereitung der weiblichen Tiere	57
	3.11.3	Ovulationsinduktion	57

	3.11.4 Insemination	57
	3.11.5 Kontrolle des Erfolges der künstlichen Befruchtung	57
3.12	Datenaufarbeitung und statistische Auswertung	58

4 ERGEBNISSE — 60

4.1 Charakterisierung des Trächtigkeitsverlaufes 60
    4.1.1 Die Trächtigkeitsdauer 60
    4.1.2 Das pränatale Wachstum 60
    4.1.3 Bestimmung des Gestationsalters aus ultrasonografischen Messungen 69
    4.1.4 Pränatale Entwicklung 70
    4.1.5 Sonografische Charakterisierung der Funktionskörper des Ovars . . 77
    4.1.6 Endokrinologische Charakterisierung des Trächtigkeitsverlaufes . . . 78
    4.1.7 Charakterisierung des Trächtigkeitsverlaufes: Schema 80
4.2 Störungen der pränatalen Entwicklung 80
    4.2.1 Die pränatale Retardierung 80
    4.2.2 Präpartale Verluste und embryonale Resorptionen 82
4.3 Superfetation in der Zuchtpopulation 86
    4.3.1 Detektion verkürzter Geburtenintervalle 86
    4.3.2 Trächtigkeiten bei Einschränkung des Deckzeitpunktes 89
    4.3.3 Superfetation - ultrasonografische Befunde 89
    4.3.4 Eileiterspülung 89
    4.3.5 Fazit 91
4.4 Vaterschaft und Superfetation 91
    4.4.1 Anpaarung mit sterilisierten Rammlern 91
    4.4.2 Vaterschaftstest per Mikrosatellitenanalyse 92
4.5 Superfetation - Experimentelle Induktion 93
    4.5.1 Künstliche Besamung - Etablierung des Verfahrens 93
    4.5.2 Künstliche Besamung tragender Häsinnen 96
4.6 Konsequenzen der Superfetation 96
    4.6.1 Superfetation und die Ovulationsgröße 96
    4.6.2 Superfetation und die Verteilung der Konzeptus im Uterus 97
    4.6.3 Superfetation und die Wurfgröße 98
    4.6.4 Superfetation und das Geschlechterverhältnis 99
    4.6.5 Superfetation und pränatale Verluste 100
4.7 Indizien für Superfetation in der Wildbahn 101

5 DISKUSSION — 103

5.1	NEUE METHODEN ZUR ERFORSCHUNG DER SUPERFETATION	103
5.2	CHARAKTERISIERUNG DER PRÄNATALEN ENTWICKLUNG	106
5.3	STÖRUNGEN DER PRÄNATALEN ENTWICKLUNG	111
5.4	DAS PHÄNOMEN DER SUPERFETATION	114
	5.4.1 Superfetation in der Zuchtpopulation	114
	5.4.2 Superfetation in der Wildbahn?	120
5.5	SUPERFETATION - EIN VERSUCH DER KLÄRUNG	121
5.6	SUPERFETATION? - EINE BEGRIFFSANALYSE	129

ZUSAMMENFASSUNG	**131**
SUMMARY	**134**
ZITIERTE LITERATUR	**137**
A ANHANG - Tabellen	**I**
B ANHANG - Abbildungen	**XI**
Tabellen	XX
Abbildungen	XXI
Veröffentlichungen	XXIII

Abkürzungen

♀	Symbol für weiblich
♂	Symbol für männlich
Abb.	Abbildung
AD	Augendurchmesser
ART	assistierte reproduktionsmedizinische Techniken
bP	biometrischer Parameter
BPA	Biparietaler Abstand bzw. Kopfdurchmesser
C.l. bzw. C.ll.	Corpus luteum (Gelbkörper) bzw. Corpora lutea *(Pl.)*
C.l.gr. bzw. C.ll.grr.	Corpus luteum (Gelbkörper) bzw. Corpora lutea der Trächtigkeit*(Pl.)*
d	Tag= Trächtigkeitstag, Gestationsalter als Variable
E2	Estradiol-17ß
EFH	Europäischer Feldhase (*Lepus europaeus* PALLAS, 1778)
EMU-box	Ein-Mann-Untersuchungsbox
eR	embryonale Resorption
EVA	Einweg-Varianzanalyse *(One-way-ANOVA)*
FB	Keimblasen- bzw. Fruchthöhlendurchmesser
FL	Femurlänge
FSH	follikelstimulierendes Hormon
GnRH	Gonadotropin-Releasing-Hormon
ha	Hektar (Flächeneinheit)
hCG	humanes Choriongonadotropin
HD	Herzdurchmesser
HM	Hilfsmittel
IZW	Institut für Zoo- und Wildtierforschung
JH	Junghasen
Kap.	Kapitel
KB	Künstliche Besamung
KM	Körpermasse
LD	Linsendurchmesser
LH/LHRH	Luteinisierendes Hormon/Luteinisierendes-Hormon-Releasing-Hormon
LLG	Leber-Lungen-Grenze, ultrasonografisches Merkmal
MW	Mittelwert
n	Anzahl der Stichproben
nInd	Anzahl der verschiedenen einbezogenen Indiviuen pro Stichprobenentnahme
ND	embryonaler Nierendurchmesser
NHo bzw. NFl	Nesthocker (engl.: altricial) bzw. Nestflüchter (engl.: precocial)
p	probability Wahrscheinlichkeit
P4	Progesteron
Ph	Pharmaka
pP	post partum (nach der Geburt)
pV	pränatale Verluste

SD	Standarddeviation (Standardabweichung)
SEM	Standard Error of the Mean (Standardfehler des Mittelwertes)
SF	Superfetation
SSL	Scheitel-Steiß-Länge
SW	Software
Tab.	Tabelle
TG	Technische Geräte
Tag p.c.	Trächtigkeitstag, Gestationsalter als Einheit
TH	Thoraxdurchmesser
VB	Verbrauchsmaterialien
VL	Verbrauchslösungen
ZP	Zuchtpopulation

1 EINLEITUNG

Die erfolgreiche Reproduktion einer jeden Spezies ist Grundvoraussetzung für die Erhaltung der Biodiversität. Deshalb ist das Verständnis der artspezifischen Reproduktionsbiologie essentiell, um Veränderungen in der Populationsdynamik bewerten und ökologische Wechselwirkungen verstehen zu können.

Seit einem Jahrzehnt wird der Europäische Feldhase (*Lepus europaeus* PALLAS, 1778) (EFH) auf der Roten Liste der gefährdeten Arten Deutschlands unter Kategorie 3 (gefährdet) und in einigen Bundesländern (Sachsen-Anhalt, Brandenburg) sogar unter Kategorie 2 (stark gefährdet) aufgeführt. Das rührt aus einem starken Rückgang der Jagdstrecken in Deutschland seit den 60er Jahren (Schäfers, 1996), wobei die aktuellen Besatzdichten (Scheinwerfertaxation) territorial zwischen unter einem bis 144 Hasen/100 ha differieren.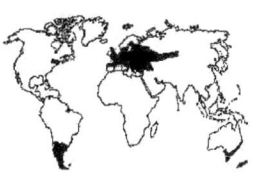
Für das Bundesland Brandenburg werden aktuell Zahlen von 2-6 Hasen/100 ha angegeben (Bartel et al., 2007). Auch in anderen Ländern Europas konnte ein Rückgang der Jagdstrecken in den letzten Jahrzehnten verfolgt werden.[1] Teilweise wurde schon in den 50er Jahren von einem Rückgang des Hasenbesatzes um 50 % gesprochen (Bloch & Strauss, 1958). Der EFH ist in 36 Ländern in weiten Teilen Europas bis in Gebiete Nordafrikas und Asiens endemisch verbreitet. In weiteren 10 Ländern (Australien, Argentinien u.a.) wurde er als Neozoon eingeführt und vermehrt sich seitdem erfolgreich (s. Abb.[2] oben, schwarze Bereiche). Deshalb wird die weltweite Gefährdung der Bestände nur als gering eingeschätzt (IUCN, 2008). Die drastische Reduktion der mitteleuropäischen Bestände jedoch setzte eine umfangreiche Suche nach den Ursachen in Gang. Dabei wurden auch Störungen in der Reproduktionsfähigkeit in Betracht gezogen. Untersuchungen der reproduktiven Fitness und möglicher, schädlicher Einflussfaktoren setzen sowohl die exakte Kenntnis der Reproduktionsphysiologie als auch die Einhaltung klarer Untersuchungsbedingungen voraus (Blottner, 2001).

Seit fast zwei Jahrzehnten wird am IZW Forschung zu Reproduktionsbiologie und Reproduktionsmanagement verschiedener, inbesondere bedrohter Wildtierarten durchgeführt. Es wurden *in vivo* Untersuchungsmethoden wie z.B. Ultrasonografie und Elektroejakulation für verschiedene Spezies modifiziert und etabliert (Hildebrandt & Göritz, 1999; Hildebrandt et al., 2000a; Hildebrandt et al., 2003). Dabei ist die Erforschung der Reproduktionsbiologie des EFH seit inzwischen zehn Jahren einer der Hauptschwerpunkte. In einer Studie an freilebenden EFH-Populationen in Nordrhein-Westfalen von 1998 bis 2003 wurden mehr als 500 Individuen untersucht (Blottner et al., 2001; Göritz et al., 2001; Hildebrandt et al.,

---

[1]Pielowski, 1990 - Polen; Hell et al., 1997 - Slowakei; Hansen, 1992 - Dänemark; Haerer et al., 2000 - Schweiz

[2]Quelle: IUCN, 2008

2003; Fassbender, 2004). Es wurde festgestellt, dass eine Störung in der Reproduktionsfähigkeit höchstwahrscheinlich nicht für den Rückgang der Besatzdichten verantwortlich ist. Deutlich wurde jedoch auch, dass die *in vivo* Datenerfassung in der Wildbahn größtenteils nur punktuell an Einzelindividuen möglich ist. Zur Beantwortung spezifischer Fragestellungen wurde die Notwendigkeit von Longitudinalstudien erkannt. Daraufhin erfolgte zur Zuchtsaison 2003 die Gründung einer institutsinternen EFH-Zucht mit Individuen aus einer Zucht des Kooperationspartners in Nitra (Slowakei). Dadurch sollte die Durchführung von gezielten Versuchsansätzen kombiniert mit experimentellen Methoden zur Beantwortung spezifischer Fragestellungen möglich werden.

Superfetation (SF) ist definiert als erneute Konzeption während bereits bestehender Trächtigkeit. Schon seit Aristoteles wird ein reguläres Vorkommen dieses Phänomens beim EFH vermutet und ist als besonderer Aspekt der Reproduktion des EFH in vielen Quellen wie selbstverständlich erwähnt. Um so erstaunlicher ist es, dass bis heute wissenschaftliche Untersuchungen keine eindeutigen Fakten liefern konnten. Dies ist wahrscheinlich hauptsächlich auf das Fehlen adäquater Untersuchungsmethoden am lebenden Tier und auf Schwierigkeiten in der Haltung und Zucht von Feldhasen zurückzuführen. Zur Funktionsweise der SF wurden bereits verschiedene Thesen aufgestellt, die bis dato nicht eindeutig wissenschaftlich geklärt wurden.

Ziel dieser Arbeit war es, bestehende Thesen aufzugreifen und das Phänomen der SF in einem experimentellen Untersuchungsansatz anhand von *in vivo*-Longitudinalstudien in einer EFH-Zucht neu bewerten zu können. Speziell sollte geklärt werden, ob, in welcher Form und unter welchen Voraussetzungen SF auftritt. Mit Hilfe ultrasonografischer Methoden sollten Anhaltspunkte zum Erkennen von SF gefunden werden. Weiterhin sollte die Frage geklärt werden, ob das Sperma aus einem früheren Deckakt gespeichert wird oder nach erbeuter Paarung durch den tragenden Uterus zum Ort der Befruchtung gelangt. Es wurde die Hypothese aufgestellt, dass beim Verständnis des Ablaufes der SF eine experimentelle Auslösung mittels künstlicher Besamung möglich sein sollte. Zur Beantwortung dieser Fragen waren grundlegende Langzeituntersuchungen an trächtigen Häsinnen zur exakten ultrasonografischen Charakterisierung der Trächtigkeit und des Ovarstatus notwendig.

Die vorliegende Arbeit beschäftigt sich unter den aufgeführten Gesichtpunkten mit der Erforschung der Funktionsweise und Mechanismen des Phänomens der SF beim EFH.

2 ALLGEMEINER TEIL

Über den EFH wurden wissenschaftliche Studien aus vielen Fachgebieten veröffentlicht. Neben umfangreichen Kapiteln über die Ordnung der Hasentiere *Lagomorpha* in allgemeinen Monographien[1] sind vollständige Monographien von Koenen (1956), Schneider (1978) und Zörner (1981) über den EFH erschienen. Im Folgenden wird hauptsächlich die Reproduktionsbiologie des EFH in Bezug auf Superfetation (SF) sowie die Relevanz moderner wissenschaftlicher Untersuchungsmethoden vorgestellt und die Entwicklung der Feldhasenzucht erläutert.

2.1 Der Europäische Feldhase in der Wissenschaft

2.1.1 Der Hase in der Kulturlandschaft

Als heimisches Wildtier spielt der EFH seit jeher eine große Rolle in der Kulturlandschaft und für die jagdliche Nutzung. Auch im Brauchtum sowie in Märchen und Fabeln nimmt er schon immer einen wichtigen Platz ein. Als Lieblingstier der germanischen Göttin Ostera, der Schwester Thors, wird er bis heute mit dem Osterfest in Verbindung gebracht (Koenen, 1956). In Fabeln wird er oft mit menschlichen Eigenschaften wie Gutmütigkeit und Einfältigkeit ausgestattet. Das Märchen „Der Hase und der Igel" wurde 1843 mit in die Sammlung der „Kinder- und Hausmärchen" der Gebrüder Grimm aufgenommen. Trotz der jahrhundertealten Verankerung in der kulturellen Tradition Mitteleuropas war bis Mitte des letzten Jahrhunderts verhältnismäßig wenig über seine biologischen Besonderheiten und Lebensweise bekannt. Da er bis dato weder als bestandsgefährdet noch als Schädling galt und auch nicht mit interessanten Trophäen ausgestattet ist, wurde ihm nur relativ wenig Interesse entgegengebracht. Der wohl älteste Hinweis auf den Hasen findet sich im Alten Testament, in dem er als Wiederkäuer dargestellt wird (Schneider, 1978). Vorwiegend befassten sich die einzelnen Autoren jedoch mit der Hege und Jagd und weniger mit der Naturgeschichte dieser Tierart. Erkenntnisse beschränkten sich bis dahin eher auf Einzelbeobachtungen als Ergebnis jagdlicher Nutzung.

Bedeutung erlangte der EFH auch als „Exporttier" im doppelten Sinne. Ähnlich dem Wildkaninchen wurde er in verschiedenen Teilen der Welt ausgesiedelt (s. Kap. 1), so auch 1888 in Argentinien für den Jagdsport (Bonino & Montenegro, 1997; Gundel, 2003). Innerhalb kurzer Zeit entwickelte er sich zu einer massiven Plage. Deshalb werden in Südamerika heutzutage pro Jahr ca. 6 Millionen EFH geschossen und als Fleisch nach Europa exportiert (Mares & Ojeda, 1984; Jackson, 1988). Erst seit dem massiven Abschuss und der Zunahme der wirtschaftlichen Bedeutung kommt es zu einer Beherrschung der Lage (Gundel, 2003). Kurioserweise existieren dagegen im heimischen Europa große Zuchtstationen,

---

[1] Marshall, 1984; Schneider, 1987; Flux und Angermann, 1990; Nowak, 1991; Niethammer & Krapp, 2003

mit dem Ziel des Verkaufes der Hasen zur Wiederaussiedlung für die Jagd (Tocchini et al. 1999; CPPS Montalto, 2008).

2.1.2 Geschichte der Zucht des Feldhasen in menschlicher Obhut

Beim Studium der Literatur zum EFH ist festzustellen, dass Mitte des letzten Jahrhunderts in Europa eine Renaissance des wissenschaftlichen Interesses am EFH einsetzte. Dies begann mit der Etablierung der Hasenhaltung in Menschenhand durch Hediger (1948). Feldhasenhaltung galt als schwierig und auch bis heute existieren nur wenige etablierte Zuchten. Dennoch berichtete bereits Notini um 1880 (Schweden) von der Zucht von Feld- und Schneehasen in Käfigen mit Gitterböden (zitiert nach Hediger, 1948).

1940 begründete Hediger im Tierpark Dählhölzli in Bern eine EFH-Zucht. Er setzte damit entscheidende Richtlinien für die Haltung dieser Tierart. Als Hauptprobleme identifizierte er nicht etwa Probleme in der Fütterung (Rüben, Löwenzahn, Äpfel, hartes Brot, Weidenzweige, Hafer, Trockenkartoffeln u.ä), sondern die hohe Fluchttendenz der Tiere. Im Freien ist das plötzliche Flüchten der Tiere überlebenswichtig, doch in Gefangenschaft führte dieses Verhalten nicht selten zum Tod der Tiere durch Genick- oder Schädelbruch. Ein weiteres Problem stellte der hohe Parasitenbefall in Gefangenschaft dar. Das führte zur Entwicklung spiegelbildlich-symmetrischer Wechselkäfige. Dabei sind zwei spiegelbildlich identische Käfigseiten ein weiteres Mal in zwei Hälften geteilt. Durch Türen und Klappenmechanik kann ein Individuum auf entsprechende Kompartimente begrenzt werden, ohne dass eine Berührung notwendig ist. Wichtig dabei ist eine Höhe der Käfige von mindestens zwei Metern, damit sich die Tiere bei einem plötzlichen Sprung nicht schwere oder tödliche Verletzungen zuziehen. Hediger argumentierte, dass damit der Stress für die Tiere bei der Handhabung minimiert wird und Versteckmöglichkeiten geschaffen werden. Zum anderen ist eine regelmäßige Reinigung möglich und das Aufrechterhalten eines hohen Hygienestatus der Behausung kann gewährleistet werden. Diese zwei Faktoren - hohe Stressanfälligkeit der Tiere, sowie die parasitären Erkrankungen - beschrieb der Autor als die Hauptprobleme in der EFH-Zucht.

Diese Käfigbauweise dämmte die aufgeführten Probleme im Wesentlichen ein. Dadurch wurde es zum Beispiel zum ersten Mal möglich, durch Beobachtungen in der Zucht die genaue Trächtigkeitsdauer von 42 Tagen zu bestimmen. Weiterhin berichtete Hediger von der Aufzucht völlig zahmer „Stubenhasen". Dadurch konnten erstmalig Daten zu Paarungs- und Säugeverhalten sowie zur Gewichtsentwicklung erhoben werden. Soweit ersichtlich, orientierten sich die Haltungen seitdem weitestgehend an dem Prinzip der Vorgaben von Hedigers Käfigkonstruktion.

Die Haltung des EFH in Zoos und Wildparks ist selten. Derzeit ist in Deutschland der Tierpark Görlitz mit einem Individuum (pers. Mitteilung Herr A. Gebauer, Tierpark Görlitz, Februar 2008) der einzige bekannte Zoo mit Hasenhaltung. Innerhalb Europas halten die

Tierparks Langenberg (pers. Mitteilung Herr Dr. F. Göritz, IZW, Juni 2008) und Goldau (WAZA, 2008; Tierpark Goldau, 2008) in der Schweiz diese Tierart.

Ein wichtiger Grund für die gezielte Zucht von EFH war die wissenschaftliche Erforschung seiner Physiologie. Das hatte den Vorteil, dass im Vergleich zur Forschung an Individuen in der Wildbahn systematisch experimentelle Untersuchungsansätze durchgeführt werden konnten. Genutzt wurde dies bisher beispielsweise für die Erforschung der Reproduktionsbiologie, des Wachstums und der Entwicklung, der Ernährung und des Energiehaushaltes. In der Literatur spiegeln sich fünf Feldhasenzuchten (Schweiz, Frankreich, Israel, Slowakei, Österreich) mit hohem wissenschaftlichen Output in Form zahlreicher Veröffentlichungen in anerkannten Fachzeitschriften wieder.

Die Haltung von EFH als Versuchstier für wissenschaftliche Untersuchungen spielte ebenfalls eine Rolle. So wurden in Menschenhand gehaltene EFH genutzt, um chemische Präparate zur Wildschadensverhütung zu entwickeln und zu testen (Sackmann, 1977). Auch hier wurden Ergebnisse zur Fütterung und Stallhygiene sowie zur Reproduktionsbiologie publiziert. Eine andere Studie stellte Fütterungsversuche an in Gefangenschaft gehaltenen EFH zur Evaluierung von Wildverlusten durch ausschließliche Aufnahme von Doppelnullraps vor (Richter et al., 1991).

Ein weiterer Aspekt für die Zucht von EFH war die Wiederauswilderung zur Aufstockung des Wildbestandes, vorrangig zur jagdlichen Nutzung. Zuchten dieser Art existieren in der Slowakei (pers. Mitteilung Dr. Slamečka, Nitra, Juli 2004) und Sizilien (Tocchini et al., 1999; CPPS Montalto, 2008).

Immer wieder wurde von der künstlichen Aufzucht von Findelkindern und „Stubenhasen" berichtet. Hier existieren einige kurze Mitteilungen mit Hinweisen über Verhalten und Besonderheiten in der Aufzucht der Tiere, sowie entsprechende Gewichtszunahmen in den ersten Lebenswochen (Kummer, 1970; Töpfer, 1974; Neumann & Neumann, 1983). Teilweise wird von Anhänglichkeit und Zutraulichkeit der Tiere berichtet. Bemerkenswert ist, dass so wenig über das natürliche Aufzuchtverhalten der Tiere bekannt war, dass Handaufzuchten, angelehnt an die Aufzucht anderer Jungtiere, wie zum Beispiel Katzenwelpen, mit einer häufigen Fütterungsfrequenz von etwa 3 Stunden durchgeführt wurden. Aus der Wildbahn wurde jedoch beschrieben, dass Junghasen nur einmal täglich ungefähr 45 min nach Sonnenuntergang am Wurfplatz gesäugt werden (Broekhuizen & Maaskamp, 1980).

Trotz einiger Zuchterfolge kann bis dato nicht von einer Domestikation des EFH gesprochen werden. Die Tiere behielten weitestgehend ihr natürlich scheues Verhalten bei und eine Handhabung gestaltete sich schwierig. Es wurde vermutet, dass die zunehmend besseren Erfolge einer einmal etablierten Hasenzucht einer gewissen Habituation an Zuchtbedingungen sowie der günstigen Auswahl von Gründertieren Rechnung tragen (Harrison Matthews, 1956; Slamečka & Šebova, 1991). Insgesamt scheint bei genauer Betrachtung aller Fälle zumindest ein sehr intensiver, geregelter Kontakt zu den Tieren notwendig zu sein, um den natürlichen Fluchtreflex zu unterdrücken. Aus den Literaturquellen wird deutlich, dass das Gelingen der Zucht des EFH in Menschenhand ein wichtiger Schritt zur besseren Erforschung der Biologie dieser heimischen Tierart war. Die Möglichkeit der Durchführung vielfältiger gezielter Verlaufsuntersuchungen im Gegensatz zu oft schwierigen Einzeluntersuchungen in der Wildbahn schaffte die Grundlage, komplexe physiologische Prozesse besser beschreiben zu können.

2.2 Reproduktionsbiologie des Feldhasen

2.2.1 Einleitung

Der EFH (*Lepus europaeus* PALLAS 1978) gehört als Säugetier zur Ordnung der Hasentiere (Lagomorpha). Die Echten Hasen (*Lepus*) sind eine der elf Gattungen in der Familie der Hasen (Leporidae, Unterfamilie Leporinae)[1] (Flux & Angermann, 1990).

Die Verwandtschaft zum in unseren Breiten vorkommenden Wildkaninchen (*Oryctolagus cuniculus*) ist unverkennbar. Verwechslungen sind häufig, obgleich sich EFH und Wildkaninchen deutlich unterscheiden. Verallgemeinerungen sind schwierig, da große Unterschiede in Anatomie, Lebensgeschichte, Verhalten, Fortpflanzung und Aufzucht der Jungen vorliegen (Schneider, 1987). Im Gegensatz zum EFH waren Wildkaninchen bis zum Altertum endemisch auf der Iberischen Halbinsel und gelangten erst in der Frühen Neuzeit nach Deutschland (Rudolph & Kalinowski, 1982). Heute kommt es, im Gegensatz zum EFH, in domestizierter Form in verschiedensten Rasseausprägungen vor. Daher rührt das mannigfaltige Wissen über das Wild- bzw. Hauskaninchen im Vergleich zu dem eher auf Fachkreise beschränkten Wissen über den einheimischen EFH. In späteren Zeiten erlangten Kaninchen als gut handhabbares Modelltier immer mehr Bedeutung in der Versuchstierhaltung. Das brachte mit sich, dass besonders die Reproduktionsbiologie des Kaninchens genauer erforscht ist als die des EFH.

Die folgenden Abschnitte erläutern die grundsätzlichen Merkmale der Reproduktion beim EFH mit besonderem Augenmerk auf die Reproduktionsbiologie der weiblichen Tiere. In der waidmännischen Sprache ist ein spezifisches reproduktionsbiologisches Vokabular üblich (Zörner, 1981). So werden z.B. die Hoden des Rammlers als „Kurzwildpret" oder „Geschröt" und der Uterus als „Tracht" bezeichnet. Typisch für den EFH ist auch die Verwendung von „Setzen" für Werfen und dementsprechend „Satz" für einen Wurf Junghasen. Auf die Verwendung dieser jagdlichen Termini soll hier verzichtet werden.

2.2.2 Anatomische Merkmale

Der weibliche Genitaltrakt des EFH gleicht makroskopisch dem der übrigen Lagomorpha und entspricht im Allgemeinen demjenigen der Höheren Säuger (Eutheria). Er gliedert

---
[1]Eine komplette Übersicht über die Systematik der Hasentiere (Lagomorpha) gibt Tab. A.1, S.I

sich in Vestibulum, Vagina, Uterus (Zervix, Uterushörner), Eileiter und Ovarien (Bloch & Strauss, 1958; Strauss, 1964). Hervorzuheben ist die Ausprägung eines *Uterus duplex*. Das bedeutet, dass beide Uterushörner durch je eine Zervix in die Vagina münden und dadurch zwei räumlich völlig getrennte Kompartimente vorhanden sind. Die Reproduktionsorgane sind relativ groß im Verhältnis zur Körpergröße des Tieres. So entspricht nach den Daten von Zörner (1981) bei einer ausgewachsenen Häsin das Gewicht eines Ovars 0,03% der Körpermasse ausserhalb und bis 0,1% innerhalb der Zuchtsaison (ein bis vier Gramm bei etwa 4 kg Körpermasse). Im Vergleich entfallen beispielsweise bei Menschen oder Giraffen nur 0,003% bzw. 0,007% der Körpermasse auf ein Ovar in nicht tragenden Individuen (Koppen, 1952; Kayanja & Blankenship, 1973).

Die Anatomie des Reproduktionstraktes der männlichen Tiere ist prinzipiell ebenfalls dem aller Säuger ähnlich. Beim EFH finden sich vier akzessorische Geschlechtsdrüsen: die ungeteilte Samenblasendrüse *(Glandula vesicularis)*, die unpaarige Vorsteherdrüse/Prostata *(Glandula prostatica)* und die zweigeteilte Zwiebeldrüse *(Glandula bulbourethralis)*. Sie gruppieren sich dorsal um das Beckenstück der Urethra (Hellwag, 2003; Faßbender, 2004). Eine Besonderheit des EFH Rammlers ist die hakenförmig gebogene Penisspitze (Faßbender, 2004).

2.2.3 Saisonalität

Der EFH ist ein saisonal polyöstrisches Tier. Die Reproduktionssaison, gekennzeichnet durch das Auffinden trächtiger Häsinnen, dauert in Mitteleuropa etwa von Mitte Januar bis Anfang September (Stieve, 1952; Martinet et al., 1970; Möller, 1980; Ciberej, 1993). Die Bildung befruchtungsfähiger Spermien beginnt bereits im Dezember (Raczynski, 1964). Sprichwörtlich war lange Zeit die „March madness" oder der Märzenkoller (Lincoln, 1974). Das bedeutete die Phase höchster Aktivität im Sinne von häufig zu beobachtenden Deckakten im Zusammenhang mit gesteigerter Testosteronproduktion. Da die reproduktionsfähige Zeit pro Jahr im Gegensatz zu anderen Arten nicht nur für eine kurze Periode besteht, erschien Holley & Greenwood (1984) diese These unglaubwürdig und sie zeigten, dass der Märzenkoller ein Mythos ist. Die Verhaltensmuster sind während der ganzen Reproduktionssaison gleichbleibend. Beginn und Ende der Reproduktionssaison werden photoperiodisch über die Lichtintensität gesteuert. Die Dauer der Ausscheidung von Melatonin durch die Epiphyse signalisiert dem Organismus die Tageslänge und gibt damit das Grundsignal zur Steuerung physiologischer saisonaler Rhythmen (Arendt, 1998). Bei EFH auf der Südhalbkugel der Erde wurde in Zuchten (Bonino & Montenegro, 1997; de la Cruz et al., 1997) als auch in der Wildbahn (Flux, 1965) beobachtet, dass sich die Reproduktionssaison im Jahresverlauf dementsprechend verschiebt (Juli bis März). Unabhängig von den klimatischen Faktoren beginnt die Zuchtsaison jedoch unmittelbar nach dem kürzesten Tag. In einem klimatisch ungünstigeren Gebiet wie z.B. Kanada ist sie dann kürzer als in einem günstigeren Gebiet wie z.B. Australien (Flux, 1965). Es ist möglich, eine ganzjährige Reproduktion durch künstliches Lichtregime zu erzeugen (Martinet, 1976). Kürzlich wurden auch Hinweise darauf gefunden, dass auf Kreta/ Griechenland aufgrund der günstigen klimatischen Bedingungen die Reproduktion ganzjährig stattfindet (Antoniou et al., 2008). Zusätzlich wurde beobachtet, dass verschiedene Umweltbedingungen Einfluss auf Reproduktionsdauer und -erfolg haben (Stieve, 1952; Rieck, 1956).

Entsprechend dem saisonalen Rhythmus unterliegen die männlichen und weiblichen Gonaden einer jahreszyklischen Größen- und Aktivitätsveränderung mit einem Maximum im März (♂) bzw. April (♀) und einem Minimum im Oktober (♂) bzw. November (♀) in heimischen Breitengraden (Möller, 1980; Zörner, 1981; Faßbender, 2004). Angaben von Zörner (1981) ist zu entnehmen, dass das bei den Gonaden des EFH ein Unterschied von Maximal- zu Minimalgewicht von etwa dem Sechs- bis Siebenfachen beim männlichen und dem Vierfachen beim weiblichen Tier besteht. In unseren Breitengraden konnten in den Monaten Oktober und November keine fertilen Spermien gefunden werden (Lincoln, 1974). Es wurde gezeigt, dass ein inverses Verhältnis der Größe der Zirbeldrüse zur Größe der Hoden, zur Testosteron- sowie zur LH-Produktion besteht, was die Abhängigkeit vom Lichtregime verdeutlichte (Lincoln, 1976).

2.2.4 Brunstzyklus

Charakteristisch für den EFH ist das Fehlen eines Brunstzyklus im Sinne einer sequentiellen bzw. periodischen Anbildung sprungreifer Follikel. Versuche, über Vaginalabstriche eine Zyklusbestimmung durchzuführen, scheiterten und führten zu der Überlegung, dass nie ein hoher Östrogenspiegel vorhanden ist (Bloch et al., 1963). Obwohl Unterschiede in Anzahl und Größe der Follikel festgestellt wurden, konnte kein eindeutiges Muster in der Produktion von Östrogenen gefunden werden (Caillol & Martinet, 1981). Dennoch konnten Caillol & Martinet (1983) bei permanent zusammen gehaltenen Zuchtpaaren Brunstverhalten beobachten. Im Zusammenhang mit endokrinologischen Studien und Studien zur SF definierten sie vier verschiedene Zeitpunkte, an denen die Häsin deckwillig ist: (I) alle sieben Tage (ähnlich dem Kaninchen), (II) wenn gedeckt und nicht tragend nach 14 Tagen am Ende der Scheinträchtigkeit (s. nächstes Kap.), (III) kurz vor Ende der Trächtigkeit mit Höhepunkt um den 38. Tag (s. Kap. 2.3 zur SF), (IV) unmittelbar post partum.

Der EFH gehört ebenso wie das Kaninchen zu den induzierten bzw. provozierten Ovulierern (Stieve, 1952; Ottow, 1952; Bloch et al., 1963). Die Ovulation wird durch die Kopulation ausgelöst und erfolgt 10 Stunden später (Starck, 1995). Das bedeutet, dass eine neurogene Reizsummation im Laufe des Deckaktes die Stimulierung des Hypophysenvorderlappens bewirkt und eine verstärkte Hormonausschüttung den Follikelsprung zur Folge hat. Die zyklische hypophysäre Hormonausschüttung ist gewissermaßen nicht stark genug, neben der Follikelreifung auch die Ruptur desselben zu veranlassen (Ottow, 1952). Bei Untersuchung der endokrinologischen Regelkreise beim EFH hat man festgestellt, dass die basale Ausschüttung von LH durch die Hypophyse direkt saisonal abhängig ist und der Regulation der Photoperiode unterliegt: nicht detektierbar von Oktober bis Januar; Anstieg ab Februar mit Maximum im Juli; Abfall ab August (Caillol et al., 1986; Caillol et al., 1990b). Zusätzlich erfolgt zur basalen LH-Sekretion durch die Hypophyse eine Modulation durch GnRH. Die künstliche Applikation von LHRH führte zu dem Ergebnis, dass zu jeder Jahreszeit LH von der Hypophyse ausgeschüttet werden kann. Die LH-Antwort nach der Stimulation mit LHRH bestand im Zeitraum von September bis Dezember, also ausserhalb der Zuchtsaison, aus einem Maximum. Innerhalb der Saison von Januar bis August waren zwei Maxima (zweites ca. zwei Stunden nach dem ersten) messbar. Daraus wurde geschlossen, dass zwei verschiedene LH-Reservoire in der Zuchtsaison vorhanden sein müssen (Caillol et al., 1986). Die LH-Sekretion unterlag weiterhin dem negativen Rückkopplungsmechanismus des Ovars während der gesamten Zuchtsaison. Im Gegensatz dazu ist die basale FSH-Produktion nicht saison abhängig (Caillol et al., 1990b). Einem LH-Peak folgte ganzjährig unmittelbar (nach ca. 15 min) ein Progesteronpeak, welcher wahrscheinlich auf Reservoirs im interstitiellen Ovargewebe zurückzuführen sein soll (Caillol et al., 1986). Dafür sprach, dass dieser Peak bei älteren Tieren stärker ist als bei jüngeren. Der LH-Peak löste die Ovulation aus, was aber nur während der Zuchtsaison möglich war (Caillol et al., 1986).

2.2.5 Trächtigkeit

Nach der Ovulation erfolgt die Anbildung von Gelkörpern (C.ll). Im Falle einer Trächtigkeit nehmen diese an Größe zu und sind bis zur Geburt vorhanden. Dementsprechend erfolgt auch die Produktion von Progesteron (Caillol & Martinet, 1976; Stavy et al., 1978a; Semizorova et al., 1990; Šebova et al., 1992). Wird nach erfolgter Ovulation keine Trächtigkeit ausgebildet, so erfolgt eine Phase der Scheinträchtigkeit. Das heisst, die C.ll. bilden sich nach ca. 14 Tagen wieder zurück. Das Ende der Scheinträchtigkeit stimmt mit dem beobachteten Brunstverhalten (II, s. o.) überein (Caillol & Martinet, 1981). Korrespondierend zur Aktivität der C.ll. verhält sich die Progesteronproduktion mit steigenden bzw. sinkenden Werten am Beginn bzw. Ende der Scheinträchtigkeit (Caillol & Martinet, 1976). Die Dauer und Intensität der Scheinträchtigkeit und damit die Stärke der Ausbildung der lutealen Funktion nimmt im Verlauf der Zuchtsaison zu. Das wurde auf eine zu geringe LH-Sekretion am Anfang der Zuchtsaison zurück geführt, die ihrerseits eine schlechte Follikelreifung und verminderte Lutealfunktion zur Folge hat (Caillol et al., 1986). Der Nachweis von großen antralen Follikel ist während der ganzen Trächtigkeit möglich (Martinet, 1980). Das Östradiol dieser Follikel ist der bedeutendste luteotrophe Faktor während Trächtigkeit und Pseudoträchtigkeit. Die Kauterisierung großer Follikel in der Phase der Scheinträchtigkeit führte zur sofortigen Luteolyse. Zusätzlich führte dann die Applikation von Östradiolimplantaten zum Fortbestehen der Lutealfunktion. Die Phase der Scheinträchtigkeit konnte verlängert werden, so dass die C.ll. bis zu sechs Wochen erhalten blieben. Bei nach der Paarung hysterektomierten Häsinnen kam es ebenfalls zur sofortigen Luteolyse, wobei bei hysterektomierten Häsinnen mit Östradiolimplantaten die Progesteronsekretion wesentlich höher war als normal. Das deutete darauf hin, dass der Uterus sowohl luteotroph als auch luteolytisch wirken kann (Caillol et al., 1989a).

Die Etablierung der Trächtigkeit erfolgt wie bei anderen Lagomorpha durch Implantation um den siebenten Tag nach der Befruchtung relativ oberflächlich (superficiell) (Starck, 1995). Hinsichtlich der Plazentation gehört der Feldhase zu den Deciduata und besitzt somit eine Vollplazenta *(Placenta vera)*. Die Verteilung der Chorionzotten ist scheibenförmig *(Placenta discoidalis)*. Nach dem Aufbau der Plazentarschranke besitzt der EFH eine *Placenta haemoendothelialis*, so dass das fetale Endothel direkt mit dem mütterlichen Blut in Berührung kommt. Diese scheibenförmige Plazenta ist im Querschnitt grob durch eine Furche in zwei Wülste geteilt. Grundsätzlich gleicht die Plazenta des EFH der des Kaninchens (Strauss, 1957; Benirschke, 2008).

Die Trächtigkeitsdauer wird in früheren Literaturquellen mit 30 bis 42 Tagen angegeben (Zörner, 1981). Erst Hediger (1948) gelang es, die genaue Tragzeit von 42 Tagen zu bestimmen.

Aufgrund der anatomischen Gegebenheiten kommen uni- und bilaterale Trächtigkeiten vor, wobei angenommen wird, dass dadurch keine Wanderung befruchteter Eizellen zwischen den Hörnern erfolgen kann. Zörner (1980) beschrieb die Verteilung von uni- zu bilateraler Gravidität als 50:50, wobei 56,5% aller Embryonen im linken und 43,4% im rechten Horn lokalisiert waren. Der Anteil der bilateralen Graviditäten steigt in der Mitte der Zuchtsaison (April bis Juli), was hauptsächlich auf die erhöhte Wurfgröße zurückzuführen ist. Trotzdem kommen auch große Würfe (bis 5 Feten) bei nur einseitiger Trächtigkeit vor.

Gewöhnlich beträgt die Wurfgröße ein bis fünf Jungtiere (Zörner, 1980). Sechs oder sieben sind große Ausnahmen. Einer alten Literaturquelle zufolge soll jedoch auch eine Wurfgröße von 13 Jungtieren in einer Häsin gefunden worden sein (Diezel, 1903).

2.2.6 Geburt, Aufzucht und Entwicklung der Jungen

Die Jungtiere des EFH sind Nestflüchter. Die Junghasen sind bei der Geburt komplett behaart, haben die Augen geöffnet und können sich selbständig vom Wurfplatz fortbewegen (Schneider, 1987). Das Säugen erfolgt nur einmal täglich nach Sonnenuntergang für drei bis sieben Minuten am Wurfplatz. Das ist auch die einzige Zeit, in der das Muttertier die Jungen aufsucht. Insgesamt werden die Jungen mindestens 23 Tage gesäugt (Broekhuizen & Maaskamp, 1980). Feste Nahrung wird ab dem siebten bzw. zehnten Tag post partum aufgenommen (Sackmann, 1977; Broekhuizen & Maaskamp, 1980). Zur postnatalen Entwicklung existieren Angaben verschiedener Autoren, die von Bray et al. (2002) zusammengefasst wurden.

2.2.7 Reproduktionserfolg

Der Reproduktionserfolg hängt wesentlich von den ökologischen Bedingungen ab und unterscheidet sich regional erheblich (Möller, 1973). Untersuchungen zur Reproduktion des EFH wurden nahezu weltweit vorgenommen. Aufgrund verschiedener klimatischer Bedingungen und lokaler ökologischer Besonderheiten differieren die Ergebnisse über Zuchtsaisondauer und Reproduktionserfolg (detaillierte Angaben siehe Fassbender, 2004). Die Grundtendenzen sind dennoch ähnlich. Aufgrund einer günstigen Verbindung ökologischer Gegebenheiten werden beispielsweise in der Pampa Argentiniens im Mittel mehr Jungtiere pro Häsin in der Saison geboren als im nördlichen Mitteleuropa (Dietrich, 1985).

Um die Vergleichbarkeit zur vorliegenden Arbeit zu gewährleisten, werden die Umweltbedingungen berücksichtigt und hier Ergebnisse aus regionalen Untersuchungen (Brandenburg und andere Gebiete Ostdeutschlands) zitiert (Möller, 1980). Rechnerisch waren maximal sechs Würfe pro Zuchtsaison möglich. Die tatsächlich beobachteten Werte lagen im Schnitt bei drei bis vier Würfen pro Häsin. Insgesamt wurden ca. 9 Jungtiere pro Häsin in der Saison geboren. Das entsprach einer mittleren Wurfgröße von 2,9 Jungtieren. Das durchschnittliche Geburtsgewicht betrug 115 g. Das Geschlechterverhältnis war mit 1:1 ausgewogen.

2.3 DAS PHÄNOMEN DER SUPERFETATION

2.3.1 Theoretische Grundlagen

2.3.1.1 Begriffsdefinition

Der Begriff „Superfetation"[1] kommt von dem lateinischen Wort *superfetatio* und bedeutet übersetzt soviel wie „Überbefruchtung". Synonyme sind auch „Supergravidität, Nachbefruchtung" oder „Schachtelträchtigkeit". Damit wird der Zustand des Tragens von Würfen verschiedener Entwicklungsstadien im Uterus beschrieben (Kussmaul, 1859; Schneider, 1987; Wiesner & Ribbeck, 1991). Praktisch bedeutet dies eine erneute Konzeption während einer bereits bestehenden Trächtigkeit. Es werden also verschiedene Eizellen aus verschiedenen Ovulationsperioden zu einer Zeit, zu der bereits Keimlinge in Entwicklung begriffen sind, befruchtet (Starck, 1965). Für eine klare Abgrenzung zu anderen reproduktionsbiologischen Phänomenen sind hier die Fakten „bestehende Trächtigkeit" und „verschiedene Ovulationszyklen" hervorzuheben.

---

[1] In älterer Literatur findet man gelegentlich auch die Schreibweise „Superfötation" oder „Superfoetation" (Vergleich: Fetus, Fötus, Foetus). Viele der auf den folgenden Seiten zitierten Studien zur Superfetation wurden deutsch verfasst. In den meisten dieser Arbeiten sowie im aktuellen „Wörterbuch der Veterinärmedizin" (Wiesner & Ribbeck, 1991) wird der Begriff „Superfetation" verwendet. Dieser Schreibweise wird auch in dieser Arbeit gefolgt, da sie den lateinischen Wortursprung besser wiedergibt.

2.3.1.2 Voraussetzungen für Superfetation

Das Auftreten von SF in einer Spezies kann nur erfolgen, wenn mehrere reproduktionsbiologische Voraussetzungen erfüllt sind (Bloch, 1961):

(I) Spermien müssen am Ort der Befruchtung sein.

(I - I a) Das weibliche Tier duldet eine Kopulation während einer bestehenden Trächtigkeit.
Im natürlichen Paarungsverhalten von Säugetieren treten deutliche Unterschiede auf. Außer beim Menschen ist das gemeinhin für verschiedene Haussäugetiere (beispielsweise Maus, Ratte, Hamster und Kaninchen) (Krehbiel, 1952) für andere Primaten (Jones, 2005) und auch für Hyänen (East et al., 2003) bekannt. Andererseits ist bei Hündinnen die Duldung des Deckaktes ein sicheres Zeichen für den Östrus und kommt selten in anderen Zyklusphasen vor (Arnold, 2001).

(I - I b) Spermien müssen durch den tragenden Uterus zum Ort der Befruchtung in den Eileiter gelangen.
Der Durchtritt der Spermien durch den tragenden Uterus stellt ein mechanisches und immunologisches Problem dar. Bei Menschen und Mäusen beispielsweise verhindert ein Schleimpfropfen in der Zervix die Passage neuer Spermien (Blickstein, 2003). Theoretisch wurde deshalb bisher vermutet, dass bestimmte anatomische Gegebenheiten (einseitige Trächtigkeit bei zweihörnigem Uterus) oder der Zeitpunkt der Befruchtung (früh in der Trächtigkeit) die Entstehung einer SF nicht ausschließen (Ottow, 1952; Watzka, 1959).

(I - II) Als alternative Theorie wäre denkbar, dass der weibliche Körper die Spermien aus einem früheren Deckakt speichert, so dass kein neuerlicher Deckakt notwendig ist.
Die Möglichkeit der Spermienspeicherung im Genitaltrakt wird bei Säugetieren allgemein für Stunden bis Tage möglich gehalten (Töpfer-Petersen et al., 2004). Bei Fledermäusen wurde gezeigt, dass Sperma für längere Zeit, wahrscheinlich sogar für die Dauer eines Winters gespeichert werden kann (Sharifi et al., 2004).

(II) Eine Ovulation muss während bereits bestehender intakter Trächtigkeit auslösbar sein.
Es galt lange als feststehendes Gesetz, dass ein Vorhandensein eines Trächtigkeitsgelbkörpers das Follikelwachstum hemmt, so dass es in dieser Zeit nicht zu einer Ovulation kommen kann (Ottow, 1952; Watzka, 1959).

(III) Das Endometrium muss zusätzlich auch zur Aufnahme der Blastozysten bereit sein.
Das setzt ein bestimmtes hormonelles Milieu voraus, welches während der Trächtigkeit nur unterschwellig vorhanden ist und vorhanden sein kann.

Nur die sicher stattgefundene Befruchtung in einem trächtigen Weibchen, die genau einer Tragzeit entsprechende Zeitspanne von dieser Befruchtung bis zur zweiten Geburt und das entsprechende Alter der verschiedenen Generationen von C.ll. würden die Annahme einer SF erlauben (Bloch et al., 1967). SF grenzt sich von anderen reproduktionsbiologischen Phänomenen wie in Kap. 2.3.1.3 beschrieben ab.

2.3.1.3 Abgrenzung der Superfetation zu anderen Phänomenen

Superfecundation: Damit wird die Befruchtung verschiedener Eizellen durch verschiedene Vatertiere aus ein und demselben Ovulationszyklus bezeichnet. Es entstehen Zwillings- bzw Mehrlingsträchtigkeiten, die sich in einem identischen Entwicklungszustand befinden und zur gleichen Zeit geboren werden (Wiesner & Ribbeck, 1991). Die Möglichkeit dafür wurde bereits bei verschiedenen Haussäugetieren nachgewiesen (Starck, 1965).

Verzögerte Nidation: Hierbei handelt es sich um Konzeptus aus ein und demselben Ovulationszyklus, aber verschiedenen Zeitpunkten der Einnistung. Dadurch können verschiedene Entwicklungsstadien aufgefunden werden. Dies wurde im Zusammenhang mit „Split parturition" von Vandeplaasche (1969) für Zuchtsauen beschrieben.

Variable Trächtigkeitsdauer: Oft wird bei der Beobachtung von Geburtenintervallen, die kürzer sind als die typische Trächtigkeitsdauer, auf eine Konzeption vor der ersten Geburt und somit auf SF geschlossen. Diese Schlussfolgerung ist nicht korrekt, wenn bei einer Tierart eine Variation der Tragzeit möglich ist und auch nach einer kürzeren Trächtigkeitsdauer voll entwickelte Jungtiere geboren werden können. Beim Menschen wird beispielsweise zwar von einer regulären Schwangerschaft von 280 Tagen ausgegangen, die tatsächliche Länge variiert jedoch von 240 bis 331 Tagen (Milne, 1956).

Retardierte Entwicklung, Fruchttod und embryonale Resorption: Es werden Fälle in der Literatur beschrieben, in denen bei einer Sektion Jungtiere verschiedener Entwicklungsstadien gefunden werden und auf SF geschlossen wird. In Betracht gezogen werden muss hierbei aber, dass schwer feststellbar ist, ob die Jungtiere noch alle gelebt haben. Einzelne Konzeptus könnten eventuell schon früher abgestorben sein, so dass dadurch unterschiedliche Entwicklungszustände vorliegen (Kuntz, 1920; Corey, 1933). Weiterhin ist bekannt, dass auch bei Zwillings- bzw. Mehrlingsträchtigkeiten Unterschiede in der Entwicklung der Jungtiere auftreten können, welche meist andere pathologische Ursachen haben (Blickstein, 2003).

Konzeption bei bereits im Rückgang befindlicher Trächtigkeit: Im Falle eines embryonalen Fruchttodes wäre es denkbar, dass die reproduktiven Regelmechanismen soweit reagieren, dass bereits eine erneute Konzeption mit folgender Einnistung des Keimlinges möglich ist. So könnte es möglich sein, dass gering entwickelte Konzeptus neben weit entwickelten Konzeptus aufgefunden werden. Dabei würde zwar *per definitionem* eine Grundbedingung für SF (Befruchtung von Eizellen verschiedener Ovulationsperioden) zutreffen, jedoch handelt es sich dabei dann nicht um eine intakte Trächtigkeit (Knaus, 1967).

„Split parturition" (Geteilte Geburt): Dieses Phänomen wird von Sparrow (1977) für die Ratte beschrieben. Dabei werden Jungtiere aus einem Wurf in Intervallen mit größeren Zeitabständen geboren. Das kann ebenso zu einer fälschlichen Annahme von SF führen. Auch für das Schwein konnte dieses Phänomen beobachtet werden (Vandeplassche, 1969). Da es sich hier um Zuchttiere handelte, konnte eine zweiter Deckakt und somit SF definitiv ausgeschlossen werden. Vermutet wurde die Diapause und verspätete Nidation einiger befruchteter Eizellen.

2.3.2 Superfetation beim Europäischen Feldhasen

2.3.2.1 *Geschichtliches*

Schon die großen griechischen Gelehrten des Altertums berichteten in ihren Schriften über Superfetation. Aristoteles (384-322 v. Chr.), Herodot (485-425 v. Chr.), Hippokrates (460-375 v.Chr.), sowie Plinius *("Naturalis historiae")* erwähnen dieses Phänomen (zitiert nach Bloch et al., 1967). Aus den Schriften des sogenannten *„Corpus hippokraticum"* (verfasst ca. 400-100 v.Chr.) scheint die erste Erwähnung überliefert zu sein. Aristoteles beschreibt in der *„Historia animalium"* in einem ganzen Kapitel die möglichen Voraussetzungen für eine Superfetation und das Vorkommen selbiger beim Menschen und beim EFH. Er akzeptiert SF beim EFH bereits als natürliches Phänomen und entwickelt seine eigene Theorie dazu. Er hält die enorm hohe Fruchtbarkeit, die er an Merkmalen wie hohe Wurfgröße und extremer Haarigkeit festmacht, für die Ursache. Allerdings hält er auch SF beim Menschen für gut möglich (Aristoteles, zitiert nach Goold, 1979).

Der englische naturalist Robert Lovell (1661) bemerkte *„The hare is often troubled with superfetation."* und auch in Buffon's *„Natural History"* von 1797 ist über den EFH vermerkt, dass SF oft gefunden wird. Decken während der Trächtigkeit gehöre zum Normalen. Aufgrund der anatomischen Voraussetzung des doppelten Uterus sollen beide Seiten unabhängig voneinander funktionieren und auch tragend werden können. Deshalb soll SF häufig und bei Tieren ohne doppelte Ausbildung des Organes sehr selten sein. Auch in mehreren anderen historischen Quellen ist die Rede von SF (Lister, 1695; Manquest de LaMotte, 1718; Schurig, 1731; Cassan, 1826). Tschudi (1853) konnte SF beim EFH feststellen und war ähnlich Aristoteles der Ansicht, dass offensichtlich der starke Geschlechtstrieb dieser Tierart dafür verantwortlich sei. [1]

2.3.2.2 *Superfetation - ein wissenschaftlicher Streitpunkt*

SF ist beim EFH ein seit langem vermutetes Phänomen. Warum man überhaupt zu dieser Annahme kam, lag im Wesentlichen an zwei Beobachtungen. Diese unterscheiden sich in mehreren Facetten.

Erstens wurden bei Sektionen Feten verschiedener Entwicklungstadien im Uterus vorgefunden und daraus auf SF geschlossen. Diese Beobachtung stammt vorwiegend von Tieren aus der Wildbahn, die meistens im Rahmen jagdlicher Nutzung seziert wurden. Es sind meist Einzelbeobachtungen aus dem Kreise der Jägerschaft. Dieser Aspekt ist der historische Ansatz für die Annahme einer SF beim EFH und in verschiedenen Quellen belegt (s. voriges Kapitel).

---

[1] *„...Überbefruchtungen in der Weise, dass die Mutter beinahe ausgetragene und erst frisch gezeugte Embryonen inne hat, auch Missgeburten von sonderbarer Gestalt sind öfters gemeldet und bei dem starken und ungeregelten Geschlechtstrieb dieser Tiere nicht unerklärlich..."*

Erst seit Beginn der Zucht des EFH in menschlicher Obhut (s. Kap. 2.1.2) waren systematische Untersuchungen möglich. Dies führte zu der zweiten wichtigen Beobachtung, dass zwischen den Geburten kürzere Intervalle als die Trächtigkeitsdauer beträgt, auftreten. Diese Beobachtung wurde erstmalig von Hediger (1948) festgehalten und seitdem auch von anderen Autoren (s. S. 17) bestätigt.

Hediger (1948) gelang die Beobachtung von Deckakten der Rammler mit trächtigen Häsinnen zwei bis drei Tage vor der Geburt. Er schloss daraus, dass das Decken der hochtragenden Häsin ein bis fünf Tage vor der Geburt im Frühjahr und im Sommer die Regel darstellt. Nach seinen Beobachtungen kommt SF beim EFH, im Gegensatz zu seltenen Ausnahmefällen bei anderen Säugetieren, sehr häufig vor.

Stieve (1952) war ebenfalls der Ansicht, dass SF beim Hasen häufig vorkommt. Das sollten auch die vielen Angaben der Jäger beweisen, die bei trächtigen Häsinnen oft Jungtiere in verschiedenen Entwicklungszustand fanden. Stieve beschrieb eine tragende Häsin, bei der sich im linken Horn eine noch nackte Frucht von 63 mm Länge (8-12 Tage zur Geburt), und im rechten Horn drei Früchte im Morulastadium befanden. Weiterhin konnte er zugrunde gehende Samenfäden im äußersten Abschnitt des linken Hornes und im ganzen rechten Horn, vereinzelt im rechten Eileiter feststellen. Er schlussfolgerte auf das Vorhandensein von SF und dass ein erneutes Decken 14 Tage nach dem ersten Deckakt erfolgt sein musste. Da es sich um eine einseitige Trächtigkeit handelte, hielt er das für gut möglich. Er war der Meinung, dass Samenfäden niemals bis zu den Eierstöcken vordringen und befruchten können, wenn eine Häsin in beiden Hörnern Früchte trägt.

Im Herbst 1951 gründeten in der Schweiz vier Wissenschaftler die „Arbeitsgemeinschaft zur Erforschung der Fortpflanzungsbiologie des Feldhasen" (Bloch et al., 1961). Sie stellten die Vermutung auf, dass die Häsin einen präpartalen Östrus hat, da in diesem Zeitraum gehäuft Deckakte beobachtet wurden. Sie verwiesen auf die Schwierigkeiten der Erforschung des Phänomens und baten um Zusammenarbeit mit anderen Zuchtstationen und um Zusendung von Material aus der Wildbahn. Daraufhin veröffentlichten sie eine detaillierte Grundlagenstudie zum Reproduktionstrakt des weiblichen EFH (Bloch & Strauss, 1958).

Den „Befürwortern" der SF stellte Knaus (1966) entgegen: „Als genauer Kenner der Physiologie der Fortpflanzung des Kaninchens und des Menschen, überraschte mich die von H.Hediger im Jahr 1948 mitgeteilte Beobachtung, nach der die Feldhäsin in der letzten Woche ihrer 42 Tage dauernden Schwangerschaft, also noch in Gegenwart der fast ausgetragenen Feten, schon wieder empfangen könne. So erstaunlich die naturwissenschaftlich sensationelle Mitteilung an sich schon war, wurde sie noch überboten durch die kritiklose Anerkennung von seiten der ganzen Jägerschaft. Es scheint mir daher an der Zeit zu sein, gewichtige Bedenken gegen die von Hediger, Bieger, Stieve, Müller, Strauss, Bloch u.a. angeblich nachgewiesene Besonderheit in der Fortpflanzung des Feldhasen anzumelden." Er führt verschiedenen Gründe auf, warum SF beim EFH nicht vorkommen kann. „SF kann beim Feldhasen nicht vorkommen, weil das Corpus luteum hormonell ein Springen der

Eibläschen während der Trächtigkeit verhindert." Dieses Argument wird untermauert von der Ansicht, dass die Geburt abhängig ist vom Stillstand der Funktion der C.ll. Dies tritt aber erst in den letzten 24 Stunden vor der Geburt ein und enthemmt die Tätigkeit des Gebärmuttermuskels und der Eierstöcke. Er führt an, dass ein Deckakt nicht gleich eine Befruchtung nach sich zieht. Der Fund unterschiedlich großer Jungtiere in der Gebärmutter kann damit erklärt werden, dass der EFH nicht genug Uteruskapazität und eigentlich nur Platz für zwei bis drei Jungtiere hat, woraus es zum auffallenden Zurückbleiben von Jungtieren kommt.

Bloch et al. (1967) argumentierten mit neuen Ergebnissen dagegen und befanden, dass dieses viel erörterte Problem nun tatsächlich eine bewiesene Lösung gefunden hat. Sie fanden bei einer Häsin im rechten Horn eine Frucht von 107 g, sowie im rechten Eileiter zwei und im linken Eileiter ein Ei im Vier-Zell-Furchungsstadium. Weiterhin wurden C.ll. in verschiedenen Entwicklunsstadien nachgewiesen und histologisch bestätigt. In der Mucusschicht, die die befruchteten Eizellen im Eileiter beim EFH umgibt, wurden Spermien gefunden, woraus geschlossen wurde, dass Spermien den trächtigen Uterus passiert haben müssten. Diese Fakten führten sie zum eindeutigen Nachweis der SF vor. Da nach damaliger Ansicht die Tubenwanderung bei allen Säugetieren drei bis fünf Tage dauert, würde demnach die Nidation und Decidualisierung der Schleimhaut erst nach der Geburt erfolgen.

Ein weiteres Mal hält Knaus (1967) dagegen, dass zwar gewisse Aspekte des seltenen Eintretens von SF erfüllt sind, aber deswegen keineswegs als eine alltägliche Erscheinung angesehen werden kann. Zum einen hielt er es für fragwürdig, ob denn der gefundene Fetus zur Zeit der Opferung seiner Mutter noch gelebt hat, da eine abgestorbene Frucht das hormonelle Geschehen verändert. Außerdem hält er die Behauptung, dass die Spermien den trächtigen Uterus passiert haben müssen, nicht für haltbar, da er die transabdominale Wanderung der Eizellen für möglich erachtet: „Die vier Nichtkliniker dieser Arbeitsgemeinschaft hätten sich doch vom Geburtshelfer ihres Teams beraten und sich erklären lassen sollen, dass beim Menschen in unzähligen Fällen von Miss- und Doppelbildungen des Uterus Schwangerschaften beobachtet wurden, die nur durch eine transabdominale Überwanderung der Keimzellen von der einen Seite auf die andere zustande gekommen sein konnten."

Auch Rieck (1956) kann Hedigers Schlussfolgerung, dass SF die Regel ist, nicht zustimmen und denkt, dass dies eher Folge der Gefangenschaftshaltung ist. Auch in Auswertung anderer Literaturangaben schlussfolgert er, dass es zwar eine bemerkenswerte Erscheinung ist, aber für die Vermehrung der jährlichen Würfe nicht ins Gewicht fällt und für die Fortpflanzungsquote in der freien Wildbahn keine Bedeutung hat. Ebenso war Raczynski (1964) der Ansicht, dass Fälle von SF nur sporadisch gefunden werden und deshalb keine wichtige Rolle für die Reproduktion des Feldhasen spielen können.

Flux (1967) machte Untersuchungen an EFH in Neuseeland und verglich seine Daten mit denen der Europäer. Er verzeichnet SF unter dem Kapitel *„Abnormalities"*, beschreibt jedoch, dass in drei Fällen sich neu entwickelnde C.ll. in einem Ovar gleichzeitig mit geburtsreifen Feten im gegenüberliegenden Horn gefunden wurden. Dies bezeichnet er als SF. Setzt man diese drei Fälle in Relation zu 24 gefundenen Fällen mit Feten von jeweils über 100 g (ausgetragen) bedeutet das 13%, bezogen auf zwei von 11 Fällen mit Feten über 120 g sogar 18% aller möglichen Fälle. Diese Rechnung bezog sich auf ein Gesamtuntersuchungsmaterial von 428 EFH. Er war der Ansicht, dass SF wohl in der Wildbahn auftreten kann, es sich dabei aber nur um eine minimale Verschiebung des post partalen Östrus handelt. Das Auffinden von Embryonen verschiedener Entwicklungsstadien aufgrund von SF in der Wildbahn erschien ihm ungewöhnlich. Möglich wäre es in Gefangenschaft, weil die Häsin nicht vor dem Rammler flüchten kann.

Auch Broekhuizen & Maaskamp (1981) untersuchten EFH aus der Wildbahn und stellten fest, dass sie keinen Hinweis auf SF fanden und diese somit keinen Einfluss auf die Produktion von Nachkommen haben könne.

2.3.2.3 Superfetation - Methodische Ansätze des Nachweises

Bisherige Studien zur SF beim EFH wurden vorrangig an Sektionsmaterial, seltener an lebenden Tieren oder aus einer Kombination aus beiden durchgeführt.

Untersuchungen an Sektionsmaterial: Die ursprüngliche Annahme einer SF entstand zumeist aus dem Auffinden verschieden großer Feten in utero bei Einzeltieren (Lienhardt, 1940; Stieve, 1952; Raczynski, 1964). Weiterhin spielte das Kriterium des Auffindens unterschiedlich entwickelter C.ll. eine Rolle. Das wurde in einem (Bloch et al., 1967), zwei (Raczynski, 1964) bzw. drei (Flux, 1967) Fällen gezeigt. Weiterhin wurden Häsinnen kurz vor Trächtigkeitsende getötet und durch Eileiterspülungen mehrzellige Embryonenstadien nachgewiesen (Bloch et al., 1967 *(n=1)*; Martinet et al., 1970 *(n=1)*).

Kombination aus Untersuchungen an lebenden Tieren und Sektionsmaterial: In Zuchtstationen wurden mehrere Methoden kombiniert, um Ergebnisse zu erhalten. So wurde von Martinet & Raynaud (1972, 1973) eine tragende Häsin mit bekanntem Trächtigkeitsstatus mit einem vasektomierten Rammler gezielt gedeckt, um die Theorie der Spermienspeicherung zu überprüfen. Nach der Geburt wurden die Eileiter gespült und Embryonen gewonnen. Histologisch konnte evaluiert werden, dass Sperma in den Uterindrüsen der Uterushornspitzen vorhanden war und somit gespeichert wurde.

Untersuchungen an lebenden Tieren: Ein wichtiger Hinweis für das mögliche Auftreten der SF in Zuchtpopulationen war die Feststellung verkürzter Wurfintervalle (Hediger, 1948; Martinet et al., 1970; Bürger, 1973; Slamečka & Šebova, 1991). Dabei betrug der Anteil der Wurfintervalle, die kürzer als die Trächtigkeitsdauer von 42 Tagen waren 66 % (Martinet et al., 1970; Slamečka & Šebova, 1991). Stellten Martinet et al. (1970) eine Verkürzung auf 38 Tage fest, verkürzte sich das Geburtenintervall nach Bürger (1973) bis auf 34 Tage und bei Slamečka & Šebova (1991) sogar bis auf 24-27 Tage. Letztere Autoren postulierten, dass die Häufigkeit der SF mit den Zuchtjahren progressiv zugenommen hatte und dadurch bis zu sechs Würfe jährlich produziert werden konnten. Tocchini et al. (2000) beschrieben Wurfintervalle von 39 Tagen und kalkulierten das Auftreten einer SF in 39,2 % der Fälle. Auch Sackmann (1977) beschrieb Wurfintervalle von 32 bis 39 Tagen mit einem Minimum von 25 Tagen. Dagegen konnten Stavy & Terkel (1992) in ihrer EFH Zucht keine verkürzten Wurfintervalle beobachten. Sie räumten ein, dass die Arten L.europaeus und L.capensis schwierig zu differenzieren sind, gingen jedoch davon aus, dass ihre Zucht aus L.europaeus besteht. Trotzdem versuchten sie als einzige die experimentelle Auslösung der SF durch Einsatz von künstlicher Besamung (KB) (s. Kap. 2.4.2), was jedoch nicht gelang. Die KB vor der Geburt bewirkte eine verfrühte Niederkunft. Sie erklärten damit die verkürzten Wurfintervalle in anderen Zuchten.

Eine weitere Bewertung der Funktionsweise der SF wurde über die Untersuchung endokrinologischer Vorgänge versucht. Caillol & Martinet et al. (1976, 1981, 1983, 1986, 1989, 1990a,b, 1991a,b) gingen aufgrund der Beobachtung verkürzter Geburtenintervalle in verschiedenen Zuchten (Hediger, 1948; Bloch, 1967; Martinet, 1970) von dem Vorhandensein von SF aus. Daraufhin versuchten sie endokrinologische Regelkreise beim EFH zu erforschen, um die Möglichkeit eines Deckaktes und der Ovulation bei einer tragenden Häsin zu erklären. Sie stellten nicht nur verkürzte Geburtenintervalle fest, sondern beobachteten auch in Verhaltensstudien eine erhöhte Deckbereitschaft der Häsin ab dem 34. Graviditätstagtag mit einem Maximum um den 38.Tag (Caillol & Martinet, 1976; Martinet, 1980; Caillol & Martinet, 1983). Kopulationen fanden auch vor der Geburt statt, wenn der Serumprogesteronspiegel noch nicht abgefallen war (Martinet, 1980). Weiterhin wiesen sie nach, dass sprungreife Follikel während der gesamten Trächtigkeit vorhanden sind, jedoch gehäuft im Zeitraum vor dem Setzen auftreten (Martinet, 1980; Caillol & Martinet, 1981). Eine künstliche Ovulationsauslösung mittels hCG gelang während der ganzen Trächtigkeit. Zwischen dem 14. und 28. Graviditätstag wurde dadurch jedoch ein Abort ausgelöst (Martinet, 1980). Versuche mit LHRH-Applikation an tragenden Tieren zeigten, dass damit auch während der ganzen Trächtigkeit eine Ovulation ausgelöst werden konnte. Das bewies, dass also nicht nur das Ovar, sondern auch die Hypophyse sensitiv für eine Ovulation ist (Caillol et al., 1991b). Im Widerspruch dazu standen aber die Beobachtungen, dass mittels natürlicher Kopulation eine Ovulationsauslösung maximal ab dem 34. Graviditätstag möglich war, da Paarungsbereitschaft und -verhalten seitens der Häsinnen erst in diesem Zeitraum auftrat (Martinet, 1980). Daher wurde geschlussfolgert, dass erst die vermehrte Anbildung sprungreifer Follikel vor der Geburt eine vermehrte Östrogensekretion zur Folge hat, welche für Brunstverhalten verantwortlich gemacht werden kann. Diese vermehrte Paarungsbereitschaft ist notwendig, um die Hypothalamus-Hypophysen-Achse soweit zu stimulieren, dass der hypothalamische Block überwunden wird und es zur Ovulation kommt (Caillol et al., 1991a). Unklar blieb dabei, welcher Mechanismus bei einem Deckakt vor dem Setzen den hypothalamischen Block überwindet und zur LHRH-Sekretion führt, um eine Ovulation und damit die SF zu ermöglichen (Caillol et al., 1991b). Weiterhin wurde im Zeitraum vor der Geburt beobachtet, dass unabhängig von einem stattgefundenen Deckakt eine Erhöhung der Prolactinproduktion (Caillol et al., 1990a) und des FSH-Spiegels erfolgt (Caillol et al., 1991a). Wenn ein Deckakt vor dem Setzen stattfand, folgte diesem ein LH- und ein Progesteronpeak (Caillol et al., 1991a).

2.3.2.4 Kriterien für Superfetation beim EFH - aktueller Stand

Anhand der Kriterien für das Auftreten von SF (s. Kap. 2.3.1.2) soll der aktuelle Stand der Kenntnisse zur SF beim EFH verdeutlicht werden:

(I) Deckakt während bestehender Trächtigkeit: Dass Deckakte auch bei tragenden Häsinnen stattfinden, wurde in der Literatur diskutiert (Diezel, 1903), jedoch erstmalig von Hediger (1948) und in der Folge auch von Bloch et al. (1961) mit Sicherheit beobachtet. Des weiteren beschreiben auch Caillol & Martinet et al. (1976, 1983) häufige Deckakte vor dem Setzen. Andere Literaturangaben lassen nur über den Hinweis auf verkürzte Wurfintervalle (s. voriger Abschnitt) auf Deckakte vor dem Setzen schliessen, wobei jedoch eine variable Trächtigkeitsdauer oder andere Phänomene nicht ausgeschlossen werden konnten.

(II) Ovulation während bereits bestehender Trächtigkeit: Auch als verschiedene Autoren (Stieve, 1952; Bloch, 1961) schon relativ eindeutige Hinweise auf eine präpartale Ovulation beschrieben hatten, wurde für den EFH die Möglichkeit einer SF vehement abgelehnt, weil die Ovulation während bestehender Trächtigkeit aufgrund der Aktivität der C.ll. als völlig ausgeschlossen betrachtet wurde (Knaus, 1966). Die Kritik lag im Wesentlichen darin, dass nur Einzelfälle beschrieben wurden und anhand des Sektionsmaterials nicht eindeutig geklärt werden konnte, ob die bestehende Trächtigkeit als physiologisch anzusehen war. In den folgenden Jahren wurde jedoch gezeigt, dass Follikelwachstum beim EFH während der ganzen Trächtigkeit auftritt und insbesondere vor der Geburt vermehrt Graafsche Follikel herangebildet werden (Martinet, 1980). Auch der Nachweis von C.ll. verschiedenen Alters kurz vor dem Setzen bestätigte stattgefundene Ovulationen (Raczynski, 1964; Bloch et al., 1967; Flux, 1967).

(IIIa) Spermientransport durch den tragenden Uterus zum Ort der Befruchtung: Anatomisch erfüllt der EFH die Voraussetzung eines Uterus bicornis, infolgedessen etwa die Hälfte der Trächtigkeiten nur einseitig sind (Flux, 1967; Zörner, 1980). Somit bleibt in diesen Fällen das zweite Horn theoretisch für den Durchtritt der Spermien frei und eine SF wäre möglich (Watzka, 1959). Bei Vorliegen einer bilateralen Trächtigkeit konnte bis jetzt kein schlüssiger Nachweis erbracht werden, dass Spermien den Uterus passieren können. Wenn Morulastadien im gleichen Horn gefunden wurden (Bloch, 1967), wurde dies durch intraabdominalen Transport der befruchteten Eizellen erklärt (Knaus, 1967). Ebenso steht die Ansicht, dass nur in einem frühen Stadium der Trächtigkeit eine SF entstehen kann (Watzka, 1959) im Widerspruch zu den Beobachtungen, dass eine SF beim EFH erst kurz vor der Geburt auftritt.

(IIIb) Spermienspeicherung aus einem früheren Deckakt: Martinet & Raynaud (1972) versuchten die These der Spermienspeicherung mittels der Anpaarung einer hochträchti-

gen Häsin mit einem vasektomierten Rammler zu belegen. Sie konnten nach dem Werfen Morulae aus den Eileitern spülen und folgerten daraus eine Spermienspeicherung von mindestens 30 Tagen. Es wurden jedoch keine Angaben über die chirurgische Sterilisationstechnik gemacht um den Erfolg der Methode bewerten zu können, und es handelte sich um einen Einzelfall. In einer Folgestudie fertigten sie histologische Schnitte von Uteri gedeckter Häsinnen an und konnten bis zum 17. Trächtigkeitstag Spermien in den Uterindrüsen nachweisen (Martinet & Raynaud, 1973). Ob diese noch befruchtungsfähig gewesen wären, konnte nicht bewertet werden.

2.3.3 Superfetation bei anderen Tierarten

2.3.3.1 Superfetation bei anderen Lagomorpha

Die verschiedenen Gattungen der Lagomorpha zeigen erhebliche Unterschiede in der Biologie der Fortpflanzung (Starck, 1995). Dabei ist der EFH der bisher einzige Vertreter, für den die SF als reguläres Phänomen vermutet wird.

Zur Gattung *Lepus* (Echte Hasen)[1] in der Familie der Hasen (Leporidae) gehören über 30 Arten, die in allen Klimazonen und - durch die Einschleppung des EFH - heutzutage auf allen Kontinenten mit Ausnahme der Antarktis verbreitet sind (Flux & Angermann, 1990). Die Echten Hasen *(Lepus)* lassen sich durch einige grundlegende Merkmale der Reproduktion zu den anderen Gattungen der Familie der Hasen (allgemein als Kaninchen bezeichnet) abgrenzen. So sind sie die einzige Gattung, die ihre Jungtiere als Nestflüchter zur Welt bringen und benötigen eine längere Tragzeit (40-50 Tage) als Kaninchen (bis 30 Tage) (Niethammer & Krapp, 2003).

Allen Hasen gemeinsam ist, dass die Ovulation erst durch den Deckakt ausgelöst wird (Schneider, 1987). Hasen sind saisonal polyöstrisch. Die Photoperiode beeinflusst die funktionelle Entwicklung der Gonaden. Abhängig vom Breitengrad und Habitattyp bedeutet das, dass bei *Lepus*-Arten zum Beispiel nur ein bis zwei Würfe pro Jahr, wie beim Schneehasen *L. timidus* (Niethammer & Krapp, 2003), geboren werden oder die Reproduktion ganzjährig stattfinden kann wie beim Sardischen Hasen *L. capensis mediterraneus* (Afrika und Arabische Halbinsel) (Niethammer & Krapp, 2003) oder beim Schwarznackenhasen *L. nigricollis dayanus* (Indien) (Prakash & Taneja, 1969). Bei einem Großteil der *Lepus*-Arten ist jedoch wenig bis gar nichts über die Reproduktionsbiologie bekannt und nur wenige Arten wurden in Menschenhand gezüchtet. Beispielsweise wurde in Japan eine Unterart des Japanischen Hasen *Lepus brachyurus angustidens* in gehalten, um Reproduktionsparameter zu erheben (Otsu, 1973). Bei selbigen wurden auch zweimal verkürzte Geburtenintervalle von 33 und 34 Tagen bei beobachteter Trächtigkeitsdauer von 43 bis 45 Tagen festgestellt und Superfetation vermutet (Takeda et al., 1994). Die Tragzeit betrug 42-44 Tage, es wurde aber nicht erwähnt, ob Hinweise auf SF gefunden wurden. Relativ umfangreiche Studien zur

---

[1]Eine komplette Übersicht über die Systematik der Hasentiere gibt Tab.A.1 im Anhang

Reproduktionsbiologie existieren über den Schneehasen *L.timidus* (Küderling et al., 1979; Iason, 1990), den Schneeschuhhasen *L. americanus* (Bookhout, 1965; Vaughan & Keith, 1980), den Schwarznackenhasen *L. nigricollis* (Prakash & Taneja, 1969), den Kaphasen oder Sardischen Hasen *L. capensis* (Niethammer & Krapp, 2003), den Iberischen Hasen *L. granatensis* (Alves et al., 2002), den Eselhasen (bekannt als *Jackrabbit*) *L. californicus* (Bronson & Tiemeier, 1958; Lechleitner, 1959; French et al., 1965) und den Alaskahasen *L. othus* (Anderson & Lent, 1977). In keinem der Fälle wurde das Auftreten von SF erwähnt. Beim Eselhasen (Lechleitner, 1959) und beim Iberischen Hasen (Alves et al., 2002) wurde explizit darauf hingewiesen, dass keine Anzeichen für SF vorhanden seien. Arten wie der Alaskahase oder der Polarhase gebären teilweise pro Saison nur einen Wurf (Anderson & Lent, 1977), so dass SF zumindest in manchen Breitengraden gar nicht möglich wäre. Müller (1992) gibt an, dass er SF beim Schneehasen für möglich hält, sofern er mehr als einen Wurf pro Saison produziert, was vom Breitengrad abhängig ist. Dabei wird nicht beschrieben, anhand welcher Daten diese Erkenntnis erlangt wurde.

Die Reproduktion der Kaninchenarten (alle anderen Gattungen der Familie der Hasen *Leporidae*) ist im Detail ebenso wenig erforscht wie die der Echten Hasen *(Lepus)*. Der besterforschteste Vertreter ist das Wildkaninchen *Oryctolagus cuniculus* bzw. seine domestizierte Form. Obgleich Einzelfälle beschrieben wurden, ist auch von dieser Spezies nicht bekannt, dass SF regulär vorkommt (Anghi et al., 1978; Stieve-Miegel, 1955). Pickard (1928) beobachtete bei einem Kaninchenweibchen Deckakte acht Tage vor der Geburt und 23 Tage nach dieser Geburt wurden weitere Jungtiere geboren. Beide Würfe waren gesund. Mayer & Klein (1946) induzierten mittels Verabreichung von Östrogen Rezeptivität bei einem trächtigen Kaninchenweibchen 12 d p.c. und verpaarten es mit einem fertilen Bock. Bei einer Sektion neun Tage später wurde festgestellt, dass die frischen Embryonen zwar implantiert, aber die Konzeptus aus der ersten Befruchtung abgestorben waren und sich in Resorption befanden. Stieve (1952) beobachtete ein Kaninchenweibchen, das im 14-tägigen Abstand zwei voll entwickelte Würfe zur Welt brachte. Er war der Meinung, dass SF beim Kaninchen häufig vorkommt. Nach Bloch (1952) wurde bereits in den 30-iger Jahren die experimentelle Auslösung der SF beim Kaninchen versucht, was nicht gelang.

Über die zweite Familie der Hasentiere - die Pfeifhasen oder Pikas *Ochotonidae* - liegen wenige wissenschaftliche Erkenntnisse vor. Daten zur Reproduktion wurden bei 6 der 19 Arten erfasst (Nowak, 1991), wobei über den Amerikanischen Pfeifhasen *Ochotona princeps* relativ detaillierte Angaben vorliegen (Millar, 1973 und 1974). In keinem Fall erfolgte jedoch die Erwähnung des Vorkommens der SF für diese Familie.

2.3.3.2 Superfetation bei anderen Säugetierarten

SF wird in der taxonomischen Gruppe der Höheren Säuger (Eutheria) eher selten beobachtet. In der Literatur wird immer wieder von Einzelfällen und gezielten Untersuchungen zur SF an einzelnen Tierarten berichtet. Differenzierte anatomische und reproduktionsbiologische Besonderheiten der einzelnen Spezies spielen eine Rolle im Bezug auf die potentielle Möglichkeit des Auftretens der SF. Demnach ist für manche Arten SF theoretisch „wahrscheinlicher" als für andere (s. Kap. 2.3.1.2, S. 12), jenachdem ob die Grundvoraussetzungen erfüllt sind. Tab. 2.2 gibt einen Überblick über die Resultate der Literaturrecherche zur SF bei Höheren Säugern und kurze Hintergrundinformationen zum Wesen der entsprechenden Studie. Es sind sieben Ordnungen mit insgesamt 31 Arten vertreten.

Beobachtungen zur SF bei Höheren Säugetieren stammen meist von in Gefangenschaft gehaltenen Individuen. Oft handelt es sich nur um kurze Fallbeschreibungen, bei denen Jungtiere bzw. Feten verschiedener Entwicklungsstadien bei Geburten oder Sektionen gefunden wurden. Im Nachhinein wurde dann die Möglichkeit einer erneuten Begattung während der Trächtigkeit überprüft bzw. bestätigt und in Zusammenhang zum Entwicklungsgrad der Jungen gesetzt. Dann kam man zu der Schlussfolgerung, dass es sich höchstwahrscheinlich nur um das Vorliegen von SF handeln kann. In den meisten beschriebenen Fällen ist SF eine pathologische Erscheinung und die „jüngeren" oder auch alle Feten wurden nicht lebensfähig geboren. Nur wenige Autoren schrieben von der Geburt lebensfähiger Jungtiere im Zyklusabstand wie Matter (1965) beim Karakulschaf, Bartmann (1971) beim Esel und Nottle (1976) beim Schwein. Teilweise war zum Beispiel eine verzögerte Nidation eines Keimlings nicht auszuschließen (Bartmann, 1971 für den Weisswedelhirsch, *Odocoileus virginianus*; Nottle, 1976 für das Rind). Die Beschreibung von Gitlin & Adler (1968) eines Falles des parallelen Auftretens von abdominaler und uteriner Trächtigkeit in verschiedenen Entwicklungsstadien beim Chinchilla zieht ebenfalls den Schluss einer möglichen SF.

In einigen Studien wurden über längere Zeiträume bestimmte Tiergruppen im Hinblick auf ihre Reproduktionsphysiologie und das Auftreten der SF untersucht. Hervorzuheben sind hierbei die Untersuchungen am Reproduktionstrakt der Bisamratte von Stieve-Miegel (1955) sowie zur Reproduktionsphysiologie des Bibers von Zurowski & Doboszynska (1975). Hier wurden nicht nur Jungtiere verschiedener Entwicklungsstadien nachgewiesen, sondern histologisch auch C.ll. verschiedener Qualität und Alters analysiert und detailliert beschrieben. Hansson (1947) untersuchte die Reproduktion von Nerzen und konnte SF nachweisen.

---

[1] gleichzeitige Geburt zweier lebender Junge mit Altersunterschied im Zyklusabstand
[2] Abort/Geburt zweier verschieden entwickelter Jungtiere
[3] mehrere Fälle von SF in gezielter Studie gefunden
[4] fertiler Östrus vor Geburt beobachtet
[5] verschieden entwickelte Jungtiere intrauterin und intraabdominal
[6] Gelbkörper verschiedener Stadien nachgewiesen
[7] kürzere Geburtenintervalle als speziesspezifische Trächtigkeitsdauer beobachtet
[8] bei Sektion Konzeptus zweier verschiedener Entwicklungsstadien gefunden
[9] Uterus bicornis, verschieden entwickelte Konzeptus in kontralateralen Hörnern
[10] gleichzeitige Geburt zweier (toter) Jungtiere mit Altersunterschied im Zyklusabstand
[11] Superfetation durch ART (KB, ET)
[12] deutlich verlängerte Trächtigkeit mit zwischenzeitlichem Wechsel des Trächtigkeitsbefundes
[13] Anzeichen für einen präpartalen Östrus

Tabelle 2.1 – Superfetation bei nicht-Lagomorphen Säugetierarten. Angaben über Literaturstellen und deren inhaltliche Essenz (s. Fussnoten). Q=Anzahl weiterer Verweise innerhalb der Quellen

Deutscher Name	Lateinischer Artname	Trächtigkeitsdauer	Quelle	(Q)
Ordnung: Primaten	**(Primates)**			
Husarenaffe	Erythrocebus patas	170 d	Leakey (1969)[7]	
Mensch	Homo sapiens sapiens	280 d	Bonnard (1865), Milne (1956)[12], Hartel (1958)[8], Fontana and Gilles (1970)[2], Scrimgeour & Baker (1974)[2], Walter et al. (1975)[2], Honore & Nickerson (1977)[2], Soudre et al. (1992)[1], Tuppen et al. (1999)[1], Singhal et al. (2003)[2], Harrison et al. (2005)[2], Baijal et al. (2007)[1]	(7)
Schimpanse	Pan troglodytes	230 d	Friedl (1967) (zit. v. Bartikova, 1978)	
Ordnung: Nagetiere	**(Rodentia)**			
Bisamratte	Ondatra zibetica	30 d	Stieve (1952)[8], Stieve-Miegel (1955)[3]	
Casiragua/Igelratte	Proechimys guairae	61-64 d	Weir (1974)[4]	
Chinchilla	Chinchilla lanigera	111 d	Gitlin & Adler (1968)[5]	
Europäischer Biber	Castor fiber	107 d	Zurowski & Doboszynska (1975)[6]	
Gundi	Ctenodactylus gundi	69-79 d	Gouat (1985)[13]	
Maus	Mus musculus	21 d	Stowell (1941)[8], Rollhäuser(1949)[8], Littleford & Gysin (1944)[7], Edwards & Fowler (1958)[11], Léonard & Linden (1972)[7], Barnett & Munro (1970)[7]	(4)
Ratte	Rattus norvegicus domesticus	22 (20-24) d	Slonaker (1934), Weichert (1942)[9], Sparrow (1977)[8]	(3)
Ordnung: Fledertiere	**(Chiroptera)**			
Indischer Falscher Vampir	Megaderma lyra		Ramaswami & Anand Kumar (1963)[8]	
Hufeisennasenfledermaus	Rhinolophus rouxi		Gopalkrishna & Ramakrishna (1977)[8]	
Flughund	Carollia spp.		De Bonilla & Rasweiller (1974)[8]	
Flughund	Peropteryx kappleri		Rasweiler (1982)[8]	
Indischer Flughund	Rousettus leschenaulti	125 d	Karim & Gupta (1986)[8]	

Anmerkung: Erklärung der numerischen Indizes siehe vorherige Seite; [a] eD=embryonale Diapause

Tabelle 2.2 – Superfetation bei nicht-Lagomorphen Säugetierarten, Fortsetzung.

Deutscher Name	Lateinischer Artname	Trächtigkeitsdauer	Quelle	(Q)
Ordnung: Raubtiere	**(Carnivora)**			
Amerikanischer Nerz	Mustela vison	40-80 d (mit eD)[a]	Shackelford (1952)[3], Hansson (1947)[3], Johansson & Venge[3] (1951), Enders (1952)[3]	(2)
Europäischer Dachs	Meles meles	7-8 Monate (mit eD)[a]	Yamaguchi et al. (2006)[3]	
Hauskatze	Felis catus	63 d	Harman (1917)[9], Hunt (1919)[2], Markee & Hinsey (1935)[7], Hoogeweg & Folkers (1970)[8,9], Berman (1986)	(7)
Kalifornischer Seelöwe	Zalophus californianus	342-365 d	Wandrey (1977)[1]	
Löwe	Panthera leo	4 Monate	Dathe (1961)[7]	
Salzkatze	Leopardus geoffroyi	74-76 d	Bartíková (1978)[7]	(2)
Panther (Leopard/Jaguar)	Panthera pardus/onca	90-105 d	Anghi et al. (1978)[8]	
Ordnung: Unpaarhufer	**(Perissodactyla)**			
Esel	Equus asinus asinus	12 Monate	Short (1964)[10]	
Pferd	Equus caballus	363 d	Arbeiter (1965)[2], Egberts & Fontyne (1977)[11], Hinrichs & Watson (1988)[11]	(6)
Ordnung: Paarhufer	**(Artiodactyla)**			
Büffel	Bubalus bubalis	340 d	Rao et al. 1987	(1)
Karakulschaf	Ovis gmelini aries	150 d	Matter (1965)[1]	
Rind	Bos primigenius domesticus	280 d	Hall (1919)[2], Dalrymple & Jenkins (1951), Nottle (1976)[1], Hall (1987), Carter (2002)[11]	(11)
Schaf	Ovis orientalis aries	150 d	Scanlon (1960)	(5)
Schwein	Sus scrofa domestica	114 d	Larivee (1972), Nottle (1976)[7]	(14)
Weisswedelhirsch	Odocoileus virginianus	196-210 d	Bartmann (1971)[7]	
Ziege	Capra hircus	150 d	Kroon (1829)	(1)
Ordnung: Rüsseltiere	**(Proboscidea)**			
Elefant		660 d	Schütt (1908) (zit. v. Stieve-Miegel, 1955)	
Ordnung: Tenrekartige	**(Afrosoricida)**			
Großer Tenrek	Tenrec ecaudatus	58-64 d	Poduschka (1996)[7]	

Anmerkung: Erklärung der numerischen Indizes siehe vorherige Seite; [a] eD=embryonale Diapause

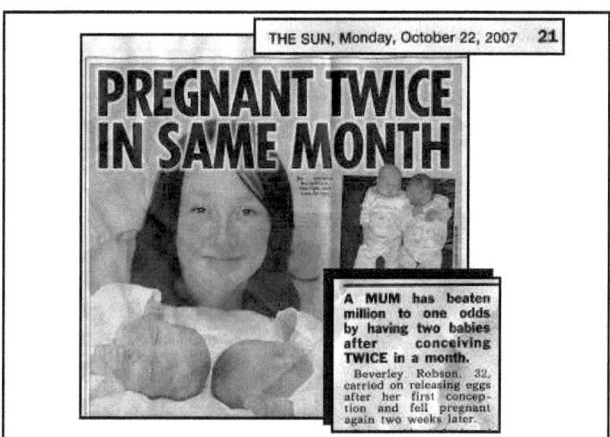

Abbildung 2.1 – Superfetation beim Menschen. Artikel aus der englischen Tageszeitung „THE SUN" vom 22.10.2007: „ZWEIMAL SCHWANGER IM GLEICHEN MONAT. ..Beverley Robson, 32, setzte nach ihrer ersten Befruchtung weiter Eizellen frei und wurde zwei Wochen später wieder schwanger."

Nerze sind induzierte Ovulierer. So sollen, wenn eine zweite Begattung nicht weniger als fünf Tage nach der ersten Begattung erfolgt, wieder Ovulationen stattfinden, aus denen auch befruchtete Eizellen hervorgehen. Insgesamt folgerte er aus seinen Beobachtungen, dass SF beim Nerz nicht selten vorkommt, aber auch nicht die physiologische Regel darstellt.

Von besonderem Interesse in der Erforschung der SF war die Maus. Eine umfangreiche Studie von Bloch (1952) baute auf einem experimentellen Ansatz zur Überprüfung der These der SF bei der Maus auf. Eine experimentelle Auslösung gelang nicht. Die Ergebnisse zeigten aber, dass der Embryo im Blastozystenstadium eine lange Zeit ohne Implantation im Uteruslumen überleben konnte, ohne Schaden zu nehmen. Die Autorin interpretierte dies als mögliche Ursache für den Fehlschluss der SF. Edwards & Fowler (1958) hingegen gelang die experimentelle Auslösung der SF. Der Altersunterschied der Feten betrug 2,5 bis 3 Tage.

Verschiedene Ansichten im Hinblick auf die Möglichkeit des Auftretens einer SF gibt es auch in der Humanmedizin. Hier herrscht die Meinung vor, dass es im Prinzip nicht möglich ist. Einerseits wird die Ovulation nach einer Befruchtung durch die Progesteronproduktion unterdrückt. Andererseits wird es als unwahrscheinlich angesehen, dass Sperma den Mucuspfropfen in der Zervix durchdringt (Blickstein, 2003). Es gibt jedoch Hinweise, dass teilweise auftretende vierwöchige Regelblutungen während der Schwangerschaft durchaus im Zusammenhang zu vorhergegangenen Ovulationen stehen und diese somit nicht unterdrückt werden (Watzka, 1959). Auch Eberle (1958) hält SF beim Menschen sehr wohl für möglich und beweisbar. Jedenfalls erscheinen erstaunlich viele Berichte über mögliche Fälle von SF (s. Tab. 2.2) - anders lässt sich offenbar beim Menschen das Auftreten nachweisbar verschieden alter Feten im Uterus nicht erklären. Erst kürzlich erregte in England ein Fall Aufmerksamkeit, bei dem eine Frau angeblich nachweislich (Ultraschalluntersuchung) innerhalb eines Monats zweimal schwanger wurde und zwei lebende Kinder mit Größenunterschied zur Welt brachte (s. Abb. 2.1[1]). Die Geburt zweier lebender Kinder mit 4-wöchigem Altersunterschied beschrieben auch Tuppen et al. (1999) und Soudre et al. (1992), wobei Soudre et al. die Schwangerschaft ultrasonografisch verfolgten. Sehr erstaunlich ist ein Bericht von Hartel (1958), in dem eine doppelseitige extrauterine (tubale) Gravidität beschrieben wird. Es herrschten dabei solch verschiedene Größenverhältnisse vor, dass auch hier eine SF nicht ausgeschlossen wurde. Allerdings könnten Größen- und Gewichtsunterschiede bei Zwillingsgeburten ihre Ursache auch in unterschiedlichen Ernährungsbedingungen durch Sitz und Größe der Plazenta oder durch plazentare Gefäßanastomosen haben. So beschrieb Rosenberg (1954) einen Fall, in dem ein gesundes lebendes und ein unterentwickeltes totes Kind geboren wurden, was durch eine Verwicklung der Nabelschnur zustande gekommen war. Blickstein (2003) postulierte, dass SF Fälle beim Menschen wohl eher eine falsche Schlußfolgerung aus diversen pathologischen Erscheinungen ist. Nance et al. (1978) analysierten einen Datensatz zum familiären Auftreten von Zwillingsschwangerschaften, um anhand von Gewichtsunterschieden das erbliche Auftreten von SF statistisch zu belegen. Obgleich ihm das nicht gelang, blieb er überzeugt, dass dieses Phänomen für einige Fälle von familiären Zwillingsschwangerschaften verantworlich ist. Insgesamt ergibt sich, dass die Möglichkeit einer SF im Einzelfall beim Menschen wohl nicht ausschließbar ist, aber nicht zum physiologischen Normalfall zählt.

Das Auftreten von SF als Nebeneffekt bei assistierten reproduktionsmedizinischen Techniken (ART) wird sowohl in der Human- als auch in der Tiermedizin beschrieben (Egberts & Fontyne, 1977; Steck & Bussen, 1997). So wurde eine umfassende experimentelle Studie von Carter (2002) durchgeführt, um SF bei Rindern auszulösen. Schlug die KB mit Ovulationsinduktion in trächtigen Kühen fehl, gelang es jedoch, Sieben-Tage Embryos per Embryotransfer bis zum 16. Tag erfolgreich in den Uterus einer trächtigen Kuh zu verbringen und so eine asynchrone Zwillingsträchtigkeit auszulösen.

Als besonderes Phänomen ist das gekoppelte Auftreten von SF mit embryonaler Diapause herauszustellen. Allgemein bedeutet das, dass in einem ersten Ovulationszyklus mehrere Oozyten von Spermien potentiell mehrerer Männchen (Superfecundation) befruchtet werden. Diese befruchteten Eizellen gehen dann in ein Ruhestadium (embryonale Diapause) über. Während dieser Phase erfolgt ein weiterer Ovulationszyklus in dem wieder mehrere Oozyten potentiell von verschiedenen Männchen befruchtet werden (Superfetation). Alle befruchteten Eizellen, die aus dem ersten und zweiten Ovualtionszyklus, werden aber am

---

[1] auch wenn diese Quelle wenig wissenschaftliche Relevanz hat, illustriert es doch anschaulich die Fragestellung des potentiell möglichen Auftretens der SF beim Menschen

Ende zur gleichen Zeit implatiert, so dass sich der Unterschied im Entwicklungsstadium aufhebt. Dies wurde bisher nur für den Europäischen Dachs *Meles meles* (Yamaguchi et al., 2006) und für den Amerikanischen Nerz *Mustela vison* (Shackelford, 1952) beschrieben. Erstaunlicherweise wurde beim Eurpäischen Nerz *Mustela lutreola* weder embryonale Diapause noch Superfetation festgestellt.

Auch wenn aus den Grundsätzen der Reproduktionsphysiologie leicht abgeleitet werden kann, welche praktischen Voraussetzungen gegeben sein müssen, damit SF überhaupt entstehen kann (s. Kap. 2.3.1.2, S. 12)), verliert sich in den meisten Publikationen die Diskussion über die tatsächliche Funktionsweise in Spekulationen. Völliger Unglauben tritt meist dem Fakt gegenüber auf, dass Spermien durch den tragenden Uterus zum Ort der Befruchtung in den Eileiter kommen sollen. Ullman (1976) gelang es bei der Maus, Spermienspeicherung von mindestens 23 Tagen nachzuweisen, so dass dadurch eine spätere Befruchtung von weiteren Eizellen möglich sein könnte. Günstigere Voraussetzungen sind durch die anatomische Gegebenheit eines zweihörnigen Uterus geschaffen, bei dem in der ersten Begattung ein Horn frei bleibt. Hoogeweg & Folkers (1970) beschreiben einen Fall der SF bei der Katze. Die Art der Plazentation lässt bei bestehender Trächtigkeit tatsächlich keine Durchgängigkeit des Uterus zu. Da aber die „älteren" zwei Feten nur in einem Horn lokalisiert waren, bleibt im zweiten Horn die Möglichkeit des Spermienpassage erhalten.

Abgesehen von der Diskussion um den EFH ist soweit keine Tierart unter den Höheren Säugetieren bekannt, bei der SF vermutlich zur regulären reproduktiven Physiologie gehört. Allerdings spielt SF bei der Säugetierüberordnung der Methateria eine Rolle. In Sumpfwallabies *(Wallabia bicolor)* ist die Exisenz eines präpartalen Östrus vermutet (Marshall, 1984; Paplinska et al., 2006). Eine funktionelle Parallele zum Phänomen der SF bei Eutheria wäre im Sinne der asynchronen Laktation bei Marsupialiern, wie z.B. beim Tammar Wallaby *Macropus eugenii*(Nicholas, 1988), diskutierbar. Da sich hier die anatomischen und reproduktionsphysiologischen Voraussetzungen erheblich von denen der Höheren Säuger unterscheiden, soll darauf nicht näher eingegangen werden.

Der Vollständigkeit halber sei erwähnt, dass SF bei Wirbeltieren außerhalb der Klasse der Säugetiere sehr wohl zur normalen Reproduktionsphysiologie gehören kann. Bei verschidenen Arten von lebengebärenden Zahnkärpflingen *(Poeciliidae)*, insbesondere z. B. beim Zwergkärpfling *Heterandria formosa* (Turner, 1937; Travis et al., 1987) und bei *Poeciliopsis turrubanensis* (Reznick et al., 2007; Zúñiga-Vega et al., 2007) ist SF die Regel.

2.4 Neue Untersuchungsmethoden in der Feldhasenforschung

2.4.1 Sonografie

Das bildgebende Verfahren der Ultrasonografie hat in der Veterinärmedizin große Bedeutung erlangt. Seit etwa zwei Jahrzehnten setzt man Ultraschalldiagnostik auch erfolgreich bei Zoo- und Wildtieren ein (DuBoulay & Wilson, 1988; Kähn, 1992; Göritz, 1996; Hildebrandt & Göritz, 1999). Dabei erfordern unterschiedliche Größen- und spezielle anatomische Verhältnisse der Tierarten spezielle technische Lösungen. So wurden zum Beispiel sowohl Strukturen bei Ratten (Faßbender et al., 2007) als auch bei Elefanten und Nashörnern (Hildebrandt, 2000b,c & 2006) ultrasonografisch untersucht. Erweist sich die transkutane Untersuchung als ungeeignet, können mit speziell angefertigten Sondenadaptern Untersuchungen auch transrektal durchgeführt werden (Göritz et al., 1997; Hermes et al., 2000; Göritz et al., 2006; Hildebrandt et al., 2006).

Das Prinzip der Ultraschalltechnik beruht auf der Emission eines Ultraschallsignales, welches abhängig von der Beschaffenheit der Gewebearten unterschiedlich reflektiert wird (Goddard, 1995). Dieses Reflexionsmuster wird vom Ultraschalltransmitter empfangen und in ein Bild umgewandelt. Rein physikalisch lassen sich Ultraschallwellen mittels einer Wellenlänge, Frequenz und Amplitude charakterisieren. Dabei verhält sich die Frequenz umgekehrt proportional zur möglichen Eindringtiefe der Ultraschallwelle ins Gewebe. Das bedeutet, je höher die Frequenz der Ultraschallwelle desto geringer ist die Eindringtiefe ins Gewebe. Gleichzeitig verringert sich damit die Wellenlänge und ermöglicht so eine höhere Auflösung. Die Auflösung der entstehenden Bilder ist auch an die Leistungsfähigkeit der verarbeitenden Software gebunden. Bei relativ kleinen Tieren wie dem EFH wären demnach für die Auswahl der zu ververwendenden Ultraschalltechnik eher höhere Frequenzen zugunsten einer optimalen Auflösung kleiner Strukturen zu bevorzugen.

Ultraschalldiagnostik beim EFH wurde bisher vorrangig zur Bewertung des reproduktiven Status genutzt. Die Technik wurde erstmals durch die Forschungsgruppe Reproduktionsmanagement des IZW eingesetzt. In Untersuchungen im Freiland wurde die Reproduktionsfähigkeit verschiedener Populationen in Nordrhein-Westfalen, Deutschland beurteilt. Dabei wurde ein standardisierter Untersuchungsgang der Reproduktionsorgane etabliert, sowie erstmalig die ultrasonografische Darstellbarkeit von Strukturen beim EFH beschrieben (Blottner et al., 2001; Göritz et al., 2001; Faßbender, 2004). Hackländer et al. (2003) führten eine ultrasonografische Studie zum Gestationsalter beim EFH durch und verglichen die gemessenen SSL-Daten mit vorhandenen Daten in der Literatur. Daraus kalkulierten sie mittels Regressionsanalyse eine pränatale Wachstumskurve. Eine ähnliche Studie wurde für den Schneeschuhhasen *(L. americanus)* veröffentlicht (Griffin et al., 2003).

2.4.2 Elektroejakulation, Kryokonservierung von Sperma und künstliche Besamung

ART haben in der Human- und in der Veterinärmedizin große Bedeutung erlangt. An erster Stelle steht hier sicherlich die KB. Seit bereits 80 Jahren wird KB in der Milchviehzucht kommerziell genutzt (Vishwanath, 2003). Auch in der Zoo- und Wildtiermedizin wurde KB vorrangig für eine Reihe von als bedroht geltende Spezies erfolgreich etabliert. Beispiele hierfür sind Schimpanse (Kusunoki et al., 2001), Asiatischer Elefant (Brown et al., 2004), Delfin (Robeck et al., 2005), Gazellen (Roldan et al., 2005) und Nashorn (Hildebrandt et al., 2007b). Die Praxis zeigt indessen, dass eine routinemäßige Anwendung der KB für jede Spezies nicht einfach so möglich ist. Jede Tierart hat ihre eigenen anatomischen, physiologischen und reproduktionsbiologischen Besonderheiten und nicht zuletzt auch artspezifische und individuelle Verhaltensmuster. All diese Aspekte müssen in Betracht gezogen und gegebenenfalls neue Techniken und Hilfsmittel entwickelt und verifiziert werden, damit sich der Erfolg einstellt. Zusätzlich stellt sich das Problem des Handlings und der Akzeptanz gerade bei Zoo- und Wildtieren. Eine Allgemeinanästhesie des Individuums ist deshalb häufig notwendig, einhergehend mit einem Narkoserisiko. Die Alternative sind langwierige Trainingsmethoden, um eine Akzeptanz gegenüber Untersuchungsmethoden seitens der Tiere zu erreichen.

Auch für den EFH und andere *Lepus*-Arten wurden Studien zur Etablierung der KB durchgeführt. In allen bisher beschriebenen Untersuchungen wurde Nebenhodensperma genutzt. Das erforderte die Kastration oder gar die Tötung eines Tieres (Yamane & Egashira, 1924; Adams, 1957; Chang et al., 1964; Gustavsson & Sundt, 1965; Stavy et al., 1978b). Da der EFH ein nicht-domestiziertes Tier ist, ist die Handhabung in Menschenhand nicht immer einfach. Für die Methodik der Spermagewinnung via künstlicher Vagina, wie sie üblicherweise beim Kaninchen benutzt wird (Schlolaut, 1995), ist eine minimale Kooperation notwendig und deshalb beim EFH nicht durchführbar. Eine weitere Methode, Sperma von lebenden Tieren zu gewinnen, ist die Elektroejakulation. Der Versuch, diese Methode auch für die Spermagewinnung beim EFH zu etablieren, scheiterte jedoch in der Vergangenheit (Stavy et al., 1978b). Erst die Entwicklung einer Elektroejakulationssonde speziell für den EFH erlaubte die Gewinnung von frischem Sperma von lebenden Tieren unter Allgemeinnarkose (Hildebrandt et al., 2000a). Diese Methode wurde genutzt, um Referenzdaten zu Spermaparametern von freilebenden EFH zu erheben und die Reproduktionsfähigkeit zu bewerten (Blottner et al., 2001). In einer anderen Studie wurde EFH-Sperma per Elektroejakulation zur Tiefgefrierkonservierung gewonnen, um in Zukunft eine Gen-Bank zu etablieren (Kozdrowski et al., 2005). Sie liefert vielversprechende Ergebnisse zum konventionellen Einfrieren von Sperma, wobei Techniken, welche für das Kaninchen etabliert sind, benutzt wurden. Eine umfassende Studie, in dem vom lebenden Tier frisch gewonnenes oder kryokonserviertes Sperma versamt wurde, wurde für den EFH bis dato noch nicht publiziert.

Ein weiterer Grund zur Durchführung der KB in *Lepus*- Arten war in der Vergangenheit die Untersuchung interspezifischer Inkompatibilität in Kreuzungsexperimenten. Schon 1924 versuchten Yamane & Egashira experimentell die reziproke Befruchtung zwischen dem Kaninchen und dem Schneehasen. Dieselbe Absicht wurde von anderen Autoren verfolgt, die den Schneeschuhhasen und das Kaninchen (Adams, 1957; Chang et al., 1964) kreuzen wollten. All diese Versuche schlugen fehl. Gustavsson & Sundt (1965) versuchten die Kreuzung mittels KB zwischen *Lepus*- Arten (EFH und Schneehase). Dies hatte Erfolg, während das gleiche durch natürliches Züchten nicht gelang. Adams (1957) untersuchte experimentell, ob eine Kreuzung zwischen EFH und Kaninchen möglich ist. Er befruchtete weibliche Kaninchen mit Nebenhodensperma von männlichen EFH. Er konnte eine Entwicklung bis zum Blastozystenstadium verfolgen ohne abzusichern, ob männliches Erbmaterial daran beteiligt war.

Um eine KB erfolgreich durchzuführen, ist es notwendig, den optimalen Besamungszeitpunkt zu bestimmen. Das ist beim EFH nicht einfach. Obgleich in Vaginalabstrichen kein östrischer Zyklus festgestellt werden konnte (Bloch et al., 1963), wurde zu bestimmten Zeitpunkten östrisches Verhalten beobachtet (Caillol & Martinet, 1981) (s. Kap. 2.2.4). Auf jeden Fall ist es für die Durchführung einer KB nützlich, die follikuläre Entwicklung zu kontrollieren. So kann neuerdings durch den Einsatz der Ultrasonografie die Ovaraktivität in weiblichen EFH verfolgt werden (Göritz et al., 2001; Hildebrandt et al., 2003). Da die Ovulation durch den Deckakt induziert wird, ist es notwendig, diesen Mechanismus im Fall von KB gezielt auszulösen. Für das Kaninchen wurden drei Möglichkeiten beschrieben (Morrell, 1995), von denen zwei bisher auch für den EFH benutzt wurden: (i) Anpaarung mit einem vasektomierten Rammler (Yamane & Egashira, 1924) oder (ii) Administration von hCG (Adams, 1957; Chang et al., 1964; Gustavsson & Sundt, 1965; Stavy et al., 1978b). (iii) Die Administration eines GnRH-Analogons (z.B. Buserelin) wurde für den EFH bisher nicht durchgeführt.

Beim Kaninchen wird KB routinemäßig schon seit den 20er Jahren eingesetzt und erzeugt gleiche oder sogar bessere Zuchtergebnisse als der natürliche Deckakt (Morrell, 1995). Bei der Kaninchenproduktion in Großbetrieben kommt der KB erhebliche Bedeutung zu. Von einem Rammler kann so viel Sperma gewonnen werden, dass - mit entsprechender Verdünnung - pro Jahr 25 000 bis 30 000 Nachkommen erzeugt werden können (Schlolaut, 1995).

KB beim EFH als Zucht- und experimentelle Methode wurde zum ersten Mal von Stavy et al. (1978b) benutzt. Sie empfahlen die Methode als Routinetechnik in Zuchtpopulationen. Ihr Protokoll benötigte auch die Kastration eines männlichen Tieres. Das begrenzte die Einführung dieser Technik im großen Rahmen. Ein Hauptziel ihrer Forschung war die Untersuchung von grundlegenden reproduktiven Mechanismen beim EFH, insbesondere der SF. Die experimentelle Auslösung der SF schlug fehl und SF wurde in ihrer Zuchtpopulation in Israel nicht beobachtet. Darum kamen sie zu dem Schluss, dass dieses Phänomen sehr selten bei EFH in Gefangenschaft und auch in der Wildbahn ist (Stavy & Terkel, 1992). Allerdings räumten sie ein, dass Unklarheit darüber bestand, ob es sich bei den Zuchttieren um *L. europaeus* oder *L. capensis* handelte.

Zusammenfassend lässt sich hervorheben, dass auf dem Gebiet der Erforschung der Reproduktionsbiologie seit einigen Jahren neue *in vivo*- Techniken und Untersuchungsmethoden zur Verfügung stehen. Diese ermöglichen einen neuen experimentellen Ansatz zur Untersuchung des Phänomens der Superfetation beim EFH.

3 MATERIAL UND METHODEN

3.1 Materialien

Im Folgenden sind alle verwendeten Materialien im Detail aufgelistet. Diese werden in den entsprechenden Kapiteln mit den angegebenen Kürzeln im Text aufgeführt.

3.1.1 Technische Geräte (TG)

Lfd.Nr.	Gerät	Bezeichnung	Firma	Land
TG 1	4-Kanal-Digital-Videorecorder	DVR 40/ 60 GB	Soligor	Deutschland
TG 2	4-Kanal-SW-Alarmsystem	VAS 2412-4 Q	Soligor	Deutschland
TG 3	Digitaler Fotoapparat für Mikroskop	Prog Res C 10	Jenoptik, Jena	Deutschland
TG 4	Digitaler Videorecorder	GV-D 900/ E	Sony	Deutschland
TG 5	Einfriergerät	HarmonyCryoCare, MTG 516	IMT Ltd., Ness Ziona	Israel
TG 6	Elektroejakulator	Seager Electrostimulation Power Unit	Dalzell Medical Systems	USA
TG 7	Kaltlichtquelle für Sterilbank	KL 1500 LCD	Carl Zeiss, Jena	Deutschland
TG 8	Lichtmikroskop (Embryonen)	Axiovert 100	Carl Zeiss, Jena	Deutschland
TG 9	Lichtmikroskop (Ausstriche)	Standard 25	Carl Zeiss, Jena	Deutschland
TG 10	Lupenmikroskop (Sterilbank)	Stemi 2000-C 10x23	Carl Zeiss, Jena	Deutschland
TG 11	Messgerät zur Hodenvermessung	Orchometer	Seager Inc.	USA
TG 12	Narkosegerät	VMC-Anesthesia Machine	Matrx Medical Inc.	USA
TG 13	Pipetten	(10-1000 ml)	Pipetman Gilson	Frankreich
TG 14	Ultraschallgerät	Diasus	Dynamic Imaging[1]	Scotland, UK
TG 15	Universalzentrifuge	Universal 16	Hettich	Deutschland
TG 16	Waage für Körpermasse	Neigungsschaltwaage 10kg/5g	Wartburg Schnellwaagenfabrik A.Eberhard KG, Eisenach	Deutschland
TG 17	Wärmeplatte			
TG 18	Wasserbad	HarmonyCryoCare™	IMT Ltd., Ness Ziona	Israel

[1]Firma bei Abschluss der Arbeit nicht mehr existent

3.1.2 Verbrauchsmaterialien (VB)

Lfd.Nr.	Verbrauchsmaterial	Bezeichnung	Firma	Land
VB 1	Blutröhrchen: EDTA			
VB 2	Blutröhrchen: Serum			
VB 3	Braunüle (grün)	1,3x45mm	B.Braun AG	Deutschland
VB 4	Deckgläschen	18x18mm	Menzel GmbH & Co KG	Deutschland
VB 5	Einmaluntersuchungshandschuhe (unsteril)		HLZ Logistik GmbH	Deutschland
VB 6	Glasmantelgefäße (Spermakryokonservierung)	HollowTubes™ 2 ml	IMT Ltd., Ness Ziona	Israel
VB 7	Gleitgel (Klistier)	Embryosol	Serumwerk Bernburg AG	Deutschland
VB 8	Inseminationskatheder		Minitüb Abfüll- und Labortechnik GmbH & Co KG	Deutschland
VB 9	Kanülen (div. Größen)		BSN medical GmbH & Co KG	Deutschland
VB 10	Krankenhausfertigrasierer		Wilkinson Sword	Deutschland
VB 11	Mini DVs	DVM 60 PR 3	Sony	Deutschland
VB 12	Objektträger, geschnitten		Menzel GmbH & Co KG	Deutschland
VB 13	OP- Handschuhe (steril)		Unigloves	Deutschland
VB 14	Perfusionsbesteck (0,8x19mm)	Ecoflo	Dispomed Witt oHG	Deutschland
VB 15	Petrischale aus PS	Rotilabro	Carl Roth GmbH & Co KG	Deutschland
VB 16	Pipettenspitzen 1-200ml/1000ml		Carl Roth GmbH & Co KG	Deutschland
VB 17	Reaktionsgefäße	Safe lock tubes	Eppendorf	Deutschland
VB 18	Einwegspritzen 0,1 - 20 ml		BSN medical GmbH & Co KG	Deutschland
VB 19	Sterile Röhrchen 15 ml	Cellstar tubes	Greiner Bio-One GmbH	Deutschland
VB 20	Steriles synthetisches resorbierbares Nahtmaterial	Surgicryl, USP 2-0 (2.5 metric)	Smi AG	Belgien
VB 21	Ultraschallgel	Aquasonic 100	Parker Laboratories Inc.	Deutschland
VB 22	Vaseline			
VB 23	Vier-Loch-Platte für Zell- und Gewebekultur		nunc™	Dänemark
VB 24	Wattestäbchen, steril		Heinz-Herenz	Deutschland

3.1.3 Pharmaka (Ph)

Lfd.Nr	Anwendungsgruppe	Wirkstoff	Bezeichnung	Firma
Ph 1	Allgemein-Anästhetikum	Ketaminhydrochlorid	Ketamin 10%	Essex
Ph 2	Antibiotika	Penicillin-Kombination	Tardomyocel	Bayer
Ph 3	Atemstimulanz	Doxapramhydrochlorid	Doxapram-V	Albrecht
Ph 4	Augentropfen	Na-hyaluronat	Omnipet	Riemser-Arzneimittel AG
Ph 5	Entzündungshemmer	Flunixin-Meglumin	Finadyne 1%	Essex
Ph 6	Euthanasie	Pentobarbital-Natrium	Eutha 77	Essex
Ph 7	Kreislaufmittel	Etilefrinhydrochlorid	Effortil	Boehringer Ingelheim
Ph 8	Narkosemittel	Isofluran	Isoflo	Essex
Ph 9	Sedativum, Anagetikum und Muskelrelaxans	Xylazinhydrochlorid	Rompun 2%	Bayer
Ph 10	Synthetisches Gonadotropin-Releasinghormon	Buserelinacetat	Receptal	Hoechst Roussel Vet
Ph 11	Synthetisches Releasinghormon für LH und FSH	Choriongonadotropin	Ovogest 1500	Intervet

3.1.4 Sonstige Hilfsmittel (HM)

Lfd.Nr.	Bezeichnung
HM 1	Allg. Chirurgieausrüstung
HM 2	Augenbesteck
HM 3	Chirurgiebesteck
HM 4	Klistier

3.1.5 Verbrauchslösungen und Chemikalien (VL)

Lfd.Nr.	Verbrauchsmaterial	Bezeichnung	Firma	Land
VL 1	Alkohol	Ethanol vergällt mit Petroläther 70 %	Alkohol Handelskontor, Berlin	Deutschland
VL 2	Fixationsspray für die Zytodiagnostik	Merckofix	Merck KGaA, Darmstadt	Deutschland
VL 3	Flüssiger Stickstoff			
VL 4	Fixationslösung	Formaldehyd 4%		Deutschland
VL 5	Färbeset für die Mikroskopie	Hemacolor	Merck KGaA, Darmstadt	Deutschland
VL 6	NaCL-Lösung, 0,9%, steril		B.Braun	Deutschland
VL 7	Nährlösung für die Zellzucht	Dulbecco's phosphate buffered saline (PBS) SIGMA 500 ml	Sigma Aldrich Company, Ltd Invine	UK

3.1.6 Software (SW)

Lfd.Nr.	Anwendung	Bezeichnung	Firma
SW 1	Adobe Photoshop CS 8.0.1	Bildbearbeitung und Präsentation	Adobe Systems Inc., USA
SW 2	Analysis	Nachbewertung von Ultrasonogrammen	
SW 3	DV Gate Plus 2.2	Videobearbeitung	Sony Corp.
SW 4	HOST 4CH	Kamerasystemsteuerung	Soligor
SW 5	Miktex 2.5	Textverarbeitung	(Freeware)
SW 6	MS Excel	Datenverarbeitung	Microsoft Corp., USA
SW 7	MS Power Point	Bildbearbeitung und Präsentation	Microsoft Corp., USA
SW 8	SPSS 15.0	Statistische Auswertung	SPSS Inc., Chicago, Illinois, USA

3.2 Untersuchungsplan

Die vorliegenden Untersuchungen wurden im Zeitraum von Juni 2004 bis Juni 2007 durchgeführt. Damit wurden zur Datenerhebung drei vollständige Reproduktionszyklen genutzt. Der experimentelle Ablauf gliederte sich in drei Phasen und ist im Folgenden mit den Hauptschritten im Überblick aufgelistet. Die einzelnen Schritte sind genauer im Ergebnisteil dargestellt.

(I) Erfassung von Indizien für SF:

- permanente Anpaarung der Zuchtpaare
- Charakterisierung des grundsätzlichen Ablaufes der Reproduktion
- Feststellen, ob Hinweise für das Auftreten von SF in der Zuchtpopulation vorliegen
- häufige ultrasonografische Untersuchungen an tragenden Häsinnen

(II) Nachweis der SF und Klärung der Funktionsweise:

- gezielte temporäre Anpaarung der Zuchtpaare, um Zeiträume für Deckakte einzugrenzen
- Einsatz der Videotechnik zur Beobachtung von Deckakten und Geburten
- Sterilisation von Rammlern und Anpaarung mit Häsinnen
- gezielte ultrasonografische Untersuchungen am Beginn und Ende der Trächtigkeit
- Eileiterspülung am Wurftermin (kurz vor bzw. unmittelbar nach der Geburt)

(III) Experimentelle Auslösung der SF:

- Etablierung der künstlichen Ovulation und der künstlichen Besamung beim EFH
- KB an tragenden Häsinnen
- Ultrasonografische Verlaufskontrolle des Erfolges der KB mit und ohne SF

3.3 Tiere

3.3.1 Zuchttiere

Für experimentelle Untersuchungszwecke wurde eine Feldhasenzucht auf der Feldstation des IZW in Niederfinow (52°44'Nord, 13°50'Ost) etabliert. Die Gründung der Zucht erfolgte durch Einkauf von zwei Zuchtpaaren aus dem Forschungsinstitut für Tierproduktion in Nitra (Slowakei) im Dezember 2002. Im Juli 2004 wurden fünf weitere Zuchtpaare zur Erweiterung der Gründerpopulation erworben. Zum Ende der Untersuchungen bestand eine sich selbst erhaltende eigenständige Zucht.

3.3.2 Haltung

Die Tiere wurden in Paaren in 2x2 m² großen „spiegelbildlich symmetrischen Wechselkäfigen" (Hediger, 1948) gehalten, welche eine häufige Reinigung bei weitestgehend stressarmem Umgang ermöglichten (s. Abb. 3.1 a, b). Die Fütterung erfolgte einmal täglich mit

MATERIAL UND METHODEN: 3.3

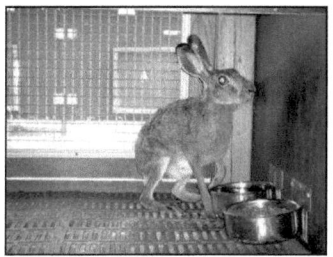
(a) weiblicher EFH, vorderer Teil Box

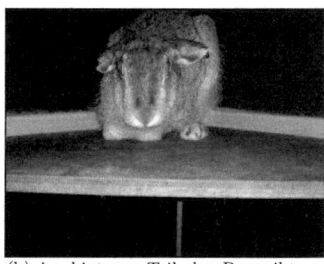
(b) im hinteren Teil der Box gibt es Versteckmöglichkeiten

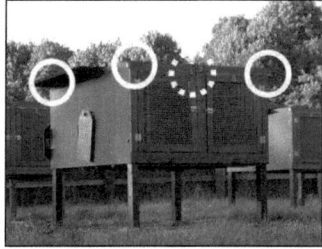
(c) Ausstattung der Box mit Kameras zur vollständigen Überwachung

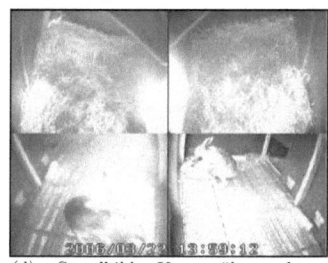
(d) Standbild Kameraüberwachung (Kopulation)

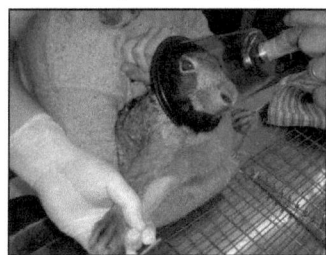
(e) Inhalationsnarkose mit Atemmaske

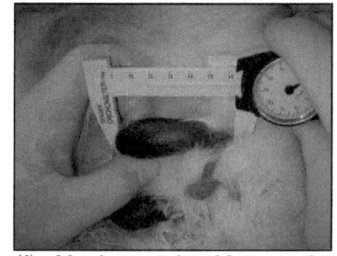
(f) Morphometrische Messung der Hoden

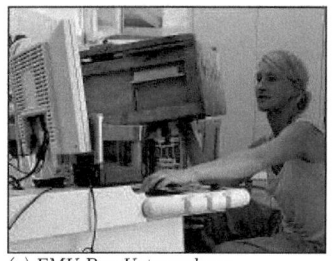
(g) EMU-Box-Untersuchung

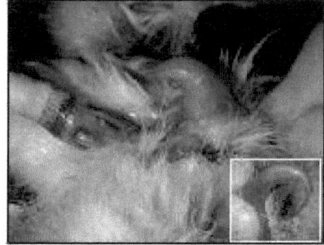
(h) Elektroejakulation-erigierter Penis

Abbildung 3.1 – Haltung und Methoden. Darstellung der Haltungsbedingungen und verschiedener angewandter Methoden.

kommerziell erhältlichen Pellets für die Kaninchenzucht mit zusätzlicher Vitaminisierung (Firma Reikanin), frischem Heu und Wasser ad libitum. Für Jungtiere bis zum Absetzen (28 Tage) wurden Haferflocken zugefüttert. Die Käfige befanden sich in ausreichendem Abstand für genügend Lichteinfall gruppiert in einer Aussenanlage. Der vordere Zugang war mit Gitter versehen und nach Süden ausgerichtet. Damit waren die Tiere der natürlichen Sonneneinstrahlung, den klimatischen Bedingungen und Lichtverhältnissen ausgesetzt. Der gesamte Käfig war aus unbehandeltem, beschichtetem Holz gefertigt. Der Boden des vorderen Teiles war mit herkömmlichen Ferkelrosten versehen, so dass die Exkremente einfach durchfallen konnten (s. Abb. 3.1 a-d). Die mechanische Reinigung der Käfige erfolgte einmal wöchentlich komplett, sowie nach Bedarf. Zweimal jährlich wurde eine komplette Desinfektion der Anlage durchgeführt. Die Haltungsform ist an aktuell geltende Mindestanforderungen für Lagomorpha angelehnt (BMELV, 2008).

3.3.3 Management

Während der Dauer des Projektes hatte das Management der Feldhasenzucht drei Ziele. Zum einen sollte eine langfristig gesunde, sich selbst erhaltende Zucht aufgebaut werden. Grundlage dafür waren die regelmäßigen tierpflegerischen Arbeiten und optimale Haltungsbedingungen. Dazu gehörten auch eine gezielte Auswahl der Zuchttiere, Auswahl der Paarungspartner (Inzuchtvermeidung) und häufige Gesundheits- und Hygienekontrollen. Um Individuen sicher unterscheiden zu können, wurden alle Tiere ab einem Alter von ca. drei Monaten mit einer Ohrmarke versehen. An allen Käfigen war eine flexible Beschilderung angebracht. Das ermöglichte auch bei einem häufigen Wechsel des Käfigbesatzes die eindeutige Identifikation der Tiere. Pro Käfighälfte wurde jeweils ein Tier bzw. ein Muttertier mit Jungtieren gehalten. Durch eine einfach zu entfernende Trennwand in der Mitte war es möglich, den ganzen Käfigraum für beide Tiere zugänglich zu machen, so dass Zuchtpaare je nach Bedarf entweder getrennt oder zusammen gehalten werden konnten.

Als zweites stand ein gutes Allgemeinbefinden der Individuen im Vordergrund. Dieses wurde täglich individuell kontrolliert. Der EFH ist ein Wildtier und Symptome gestörten Allgemeinbefindens waren häufig schwierig und erst spät erkennbar. Deshalb wurde für jeden Käfig das Futter täglich abgewogen, um gestörtes Fressverhalten aufgrund herabgesetzten Allgemeinbefindens möglichst früh zu bemerken. Gegebenenfalls wurden tierärztliche Maßnahmen (Einzel- oder Bestandsbehandlungen) durchgeführt. Zur Beurteilung der Kondition einzelner Tiere wurden Messungen des Körpergewichtes herangezogen (TG 16). Diese wurde regelmäßig bei Untersuchungen mit Narkose und gezielt bei Junghasen und Einzeltieren durchgeführt.

Als drittes sollten während der Zuchtsaison Trächtigkeiten erzeugt werden. Dabei wurde darauf geachtet, dass die Belastung für die Tiere minimal gehalten wurde. Negative Einflüsse auf das Wohlergehen der Tiere und den Trächtigkeitsverlauf wurden weitestgehend ausgeschlossen. Ausserdem blieb immer die störungsfreie Aufzucht der Jungtiere gewährleistet.

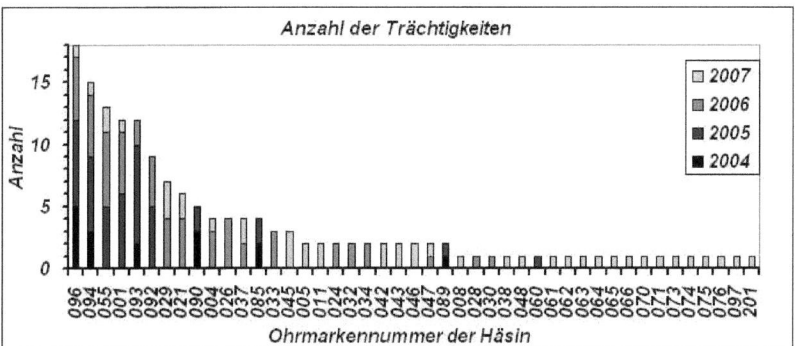

Abbildung 3.2 – Trächtigkeiten pro Häsin. Gleichzeitig spiegelt die Grafik die Altersstruktur der untersuchten Population wieder. Die ersten Trächtigkeiten pro Individuum wurden in der Saison nach dem Geburtsjahr beobachtet. Ausnahme bildeten die Häsinnen 047 und 094, welche im Geburtsjahr ihren ersten Wurf zur Welt brachten.

3.3.4 Videoüberwachung

Vier der Käfige waren mit einem Kamerasystem (TG 2) zur permanenten vollständigen Überwachung des Käfiginnenraumes ausgestattet (s. Abb. 3.1 c). Jeweils vier Kameras, angebracht in den vier oberen Käfigecken, generierten ein vollständiges Bild auf einem Bildschirm (siehe Abb. 3.1 d). Dieser war mit einer digitalen Festplatte mit einem Aufnahmevolumen von 60 GB verbunden (TG 1). Damit wurde (abhängig von der eingestellten Aufnahmequalität) eine Rund-um-die-Uhr-Überwachung und Aufzeichnung bis zu drei Wochen ermöglicht. Mit Hilfe einer speziellen Software (SW 4) war die Nachbewertung der Aufnahmen möglich. Zur Bildgeneration bei Dunkelheit waren Infrarotquellen installiert. Die Überwachung wurde vorwiegend zur Beobachtung von Deckakten und Geburten genutzt. Damit konnten Deck- und Geburtszeitpunkte bestimmt, der Trächtigkeitsstatus genau errechnet und zu den Untersuchungsergebnissen korreliert werden. Weiterhin konnte nach einem beobachteten Deckakt gezielt das Zuchtpaar getrennt werden, um weitere Deckakte ausschließen zu können.

3.3.5 Untersuchungsdaten - Häsinnen ♀

Pro Trächtigkeit wurden im Schnitt zwei bis drei Untersuchungen (s. Kap. 3.4, S. 45)durchgeführt. Damit wurden die Belastungen für die Tiere minimal gehalten. Bei besonderen Fragestellungen erhöhte sich die Untersuchungsfrequenz bis auf maximal sieben Untersuchungen pro Trächtigkeit. Die Auswahl der Untersuchungszeitpunkte erfolgte individuell abgestimmt auf das Zuchtmanagement und auf vorherige Diagnosen. Der Zeitpunkt der Konzeption konnte relativ genau bestimmt werden (Videoüberwachung (s. S. 39), zeitlich begrenzte Zusammenführung der Zuchtpaare (1-2 Tage) bzw. künstliche Besamung (s. S. 56)). So war genau bekannt, in welchem Trächtigkeitsstadium sich ein weibliches Indiviuum befinden konnte.

Tabelle 3.1 – Anzahl Ultraschalluntersuchungen pro Häsin im Jahr ♀

Ohrmarken Nr. (Geb.jahr)	Jahr				Gesamt pro Häsin
	2004	2005	2006	2007	
001 (2004)	4	22	17	7	50
004 (2005)			20	5	25
005 (2006)			2	6	8
008 (2006)				4	4
011 (2006)				7	7
020 (2005)		2	2		4
021 (2005)		2	17	6	25
024 (2005)			8		8
026 (2005)			13		13
027 (2005)		1			1
028 (2005)			3		3
029 (2005)			15	10	25
030 (2005)			5		5
032 (2005)			10		10
033 (2005)			9		9
034 (2005)			12		12
037 (2005)			10	6	16
038 (2006)				4	4
042 (2006)				9	9
043 (2006)				4	4
045 (2006)				10	10
046 (2006)			2	6	8
047 (2006)			2	5	7
048 (2006)				4	4
054 (2004)	2	9			11
055 (2004)	2	21	26	7	56
060 (2004)	1	4			5
061 (2006)				5	5
062 (2006)				7	7
063 (2006)				3	3
064 (2006)				2	2
065 (2006)				1	1
066 (2006)				3	3
070 (2006)				3	3
071 (2006)				7	7
072 (2006)				2	2
073 (2006)				3	3
074 (2006)				2	2
075 (2006)				2	2
076 (2006)				2	2
085 (2003)	5	12			17
088 (2003)	4	6			10
089 (2003)	6	6			12
090 (2003)	6	6			12
091 (2003)	5	4			9
092 (2003)	5	18	1		42
093 (2003)	5	19	9		33
094 (2003)	6	21	19	5	51
095 (2004)	4	6			10
096 (2003)	5	24	17	5	51
097 (2003)				6	6
098 (2003)	5	3			8
099 (2003)	5	2			7
100 (2003)	5	2			7
201 (2004)				3	3
Gesamt pro Jahr	76	190	237	161	Total: 663

Ziel war es, möglichst viele Trächtigkeiten zu untersuchen. Zu Vergleichszwecken wurden auch Untersuchungen gezielt an nicht-trächtigen Tieren generiert. Hier spielte die Kontrolle des Ovarstatus und des postpartalen Zeitraumes eine Rolle. Auch wurden Untersuchungen zur Absicherung eines früheren Befundes, ausserhalb der Zuchtsaison oder zum Aufdecken von Pathologien gezielt durchgeführt.

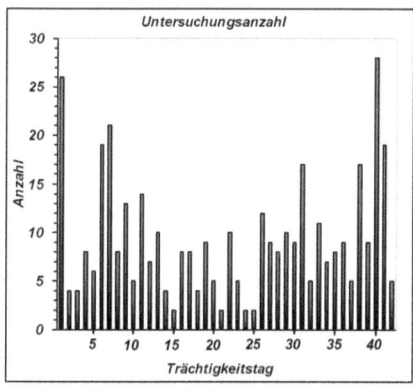

Abbildung 3.3 – **Anzahl der Ultraschalluntersuchungen pro Trächtigkeitstag.** (n=375; nInd=45; 159 Trächtigkeiten)

Insgesamt wurden 663 Ultraschalluntersuchungen an 55 Häsinnen durchgeführt (s. Tab. 3.1). Die Untersuchungen konzentrierten sich auf die Hauptzuchtsaison (s. Tab. A.2). In 375 Fällen war die Häsin trächtig. So wurden insgesamt 159 Trächtigkeiten bei 45 verschiedenen Häsinnen analysiert (s. Abb. 4.16). Jede Trächtigkeit wurde im Mittel 2,4 ± 1,3 Mal untersucht. Pro Trächtigkeitstag fanden im Mittel 9,2 ± 6,3 Untersuchungen statt (s. Abb. 3.3). Insgesamt wurden 131 Trächtigkeiten (nInd=41) bis zur Geburt ausgetragen und 325 Junghasen (JH) geboren. Die ersten Würfe des Jahres wurden Ende Januar und die letzten Ende September bis Anfang Oktober geboren (s. Tab. A.4). Die Wurfgröße variierte von ein bis fünf, in einem Fall sechs JH.

Durchschnittlich wurden 2,5 ± 1,2 JH geboren.

Im März 2008 wurden nach dem Ende der Datenaufnahme weitere zehn Trächtigkeiten bei fünf verschiedenen Häsinnen untersucht. Dies war zur Überprüfung der Vaterschaften bei SF Trächtigkeiten notwendig, da die Vaterschaftsanalyse bei den Trächtigkeiten im Probenzeitraum aus organisatorischen Gründen nicht durchführbar war. Nähere Erläuterungen s. Kap. 3.8.5.

3.3.6 Trächtigkeitsparameter

Zu jeder diagnostizierten Trächtigkeit wurden folgende Parameter so detailliert wie möglich festgehalten: Muttertier, Vatertier, Datum des Deckaktes, Datum der Geburt bzw. Ende der Trächtigkeit, Anzahl und Datum der Untersuchungen, alle relevanten Diagnosen (s. Tab. 3.5 zum sonografischen Untersuchungsgang), Anzahl ovulierter Follikel, beobachtete Fruchtresorptionen, Paarungen während der Trächtigkeit, Wurfgröße, Geschlecht der Nachkommen, Hormonbestimmungen (P4 und E2), sonstige Maßnahmen.

Da der exakte Deckzeitpunkt nur teilweise bekannt war, wurde der Tag der Insemination

(Deckakt bzw. KB) als voller Trächtigkeitstag erfasst und als Tag eins definiert. Dementsprechend werden die folgenden Trächtigkeitstage im Text mit der Abkürzung „Tag p.c." bezeichnet. Gleichbedeutend wird das Gestationsalter (oder auch: Alter) mit „d" abgekürzt. Der erwartete Tag der Geburt konnte errechnet werden, so dass in diesem Zeitraum (ab vier Tage vorher) vermehrt vorsichtige Kontrollen in den Käfigen durchgeführt bzw. Geburten per Videoüberwachung (s. Kap. 3.3.4) erfasst wurden. Auch wenn von einigen Deckakten und Geburten genaue Uhrzeiten bekannt waren, spielte für die Datenauswertung nur das Datum eine Rolle. Dementsprechend wurde nur die ganzahlige Dauer der Trächtigkeit erfasst. Erfolgte am 42. Tag p.c. die Geburt, so betrug die Trächtigkeitsdauer 42 Tage. Zur Berechnung der Geburtenintervalle zählte der Tag nach der Geburt als Tag eins nach der Geburt. Erfolgte am 38. Tag danach eine weitere Geburt, so betrug das Geburtenintervall 38 Tage.

Die stattgefundenen Trächtigkeiten wurden im Rahmen der Datenauswertung nach verschiedenen Kriterien gruppiert:

Gruppe A: Zur Bestimmung der Trächtigkeitsdauer (s. Kap. 4.1.1, S. 60) wurden Trächtigkeiten ausgewählt, die folgenden Bedingungen genügten: Der genaue Deck-, sowie der genaue Wurfzeitpunkt mussten bekannt sein, Insemination und Ovulation waren auf natürlichem Weg durch einen fertilen Rammler ausgelöst und vor dem Werfen konnte kein erneuter Deckakt stattgefunden haben. Es gab 35 solcher Trächtigkeiten bei 24 verschiedenen Häsinnen. Die Verteilung der Trächtigkeiten im Jahresverlauf ist in Abb. B.7 im Anhang dargestellt.

Gruppe B: Die permanente Anpaarung von Zuchtpaaren erfolgte in 27 Trächtigkeiten (nInd=10). Das bedeutete, dass Rammler und Häsin permanent in einem Doppelkäfig zusammen gehalten wurden, so dass Deckverhalten zu jedem beliebigen Zeitpunkt möglich war. Diese Methode wurde zur Ermittlung der natürlichen Geburtenintervalle verwendet.

Gruppe C: Die temporäre Anpaarung wurde durchgeführt, um genauer zu untersuchen, ob fertile Deckakte vor der Geburt stattfinden. Das bedeutete, dass Rammler und Häsin nur während des Zeitraumes 36. bis 41.Tag p.c. vor der errechneten Geburt angepaart wurden. Damit wurde sichergestellt, dass Deckaktivitäten nur vor der Geburt und nicht nach der Geburt stattfinden konnten. Diese Methode wurde für 33 Trächtigkeiten (nInd=18) angewendet.

Tabelle 3.2 – Untersuchungsanzahl (Ultraschall und Spermatologie) Rammler ♂

Ohrmarken Nr. (Geb.jahr)	2004	2005	2006	2007	Gesamt pro Rammler
004 (2004)			1		1
011 (2002)	3	6		2	11
021 (2005)		2	3		5
023 (2005)			2	1	3
026 (2005)		2	3		5
029 (2005)		1			1
031 (2005)				1	1
036 (2005)			1		1
037 (2005)			1		1
043 (2006)				2	2
045 (2006)				3	3
052 (2004)			2	3	5
053 (2004)	1	4	3	2	10
054 (2004)	2	1			3
055 (2004)	1	7	3		11
057 (2004)	1	3			4
058 (2004)	1	2			3
059 (2004)	1	3			4
060 (2004)	1				1
063 (2003)	3	2			5
075 (2006)				1	1
076 (2006)				1	1
077 (2006)				1	1
085 (2004)	2	6	4		12
086 (2004)	2	2			4
087 (2004)	2	2			4
090 (2004)	2	8	2		12
091 (2004)	2	5		2	9
092 (2004)	2	7	4		13
093 (2004)	1				1
095 (2003)	3	5			8
097 (2003)	3	4		2	9
098 (2003)	3				3
100 (2003)	3	2			5
Gesamt pro Jahr	39	74	29	21	Total: 163

3.3.7 Untersuchungsdaten - Rammler ♂

3.3.7.1 *Zuchtpopulation* ♂

Insgesamt wurden 163 Untersuchungen (Ultraschall sowei Spermatologie) an 34 männlichen Zuchttieren durchgeführt (s. Tab. 3.2 und A.3). Die Untersuchungszeitpunkte bei den männlichen Tieren wurden einerseits auf den Bedarf an Sperma für die künstliche Besamung ausgerichtet. Andererseits wurden vorwiegend in der ersten Zuchtsaison monatliche Untersuchungen an allen Rammlern durchgeführt, um den Status der Zuchttiere zu kontrollieren.

Tabelle 3.3 – Externe Rammler. Aufgelistet sind die Individuen aus Wildpopulationen in Nordrhein-Westfalen, von denen Sperma nach der hier beschriebenen Methode zur Kryokonservierung gewonnen und in der vorliegenden Arbeit verwendet wurde. Andere Zuchttiere (untere Reihe): Zwei Rammler entstammten einer Zuchtpopulation in der Slowakei. Die Körpermassen verdeutlichen, daß es sich um erwachsene Zuchtrammler handelte.

Lfd.Nr.	Datum	Fanggebiet/ Herkunft	Gewicht (kg)
486	02.04.2003	Heimertzheim, Deutschl.	3,57
490	02.04.2003	Heimertzheim, Deutschl.	3,30
495	02.04.2003	Heimertzheim, Deutschl.	3,42
497	02.04.2003	Heimertzheim, Deutschl.	3,28
520	04.04.2003	Bedburg, Deutschl.	3,30
522	04.04.2003	Bedburg, Deutschl.	3,51
530	05.04.2003	Bedburg, Deutschl.	3,40
532	04.04.2003	Bedburg, Deutschl.	2,97
zo40/04	14.07.2004	Nitra, Slowakei	3,45
zo66/04	14.07.2004	Nitra, Slowakei	3,15

3.3.7.2 Wildtiere ♂

Für die künstlichen Besamung (s. S. 56) wurde auch Tiefgefriersperma aus einer Wildpopulation verwendet. Freilebende Tiere wurden im Rahmen einer Studie zur Reproduktionsleistung des EFH von 1998 bis 2003 unter Mitarbeit des IZW untersucht. Die Untersuchungen fanden in Nordrhein-Westfalen, Deutschland statt. In dieser Studie wurden die speziellen Untersuchungsmethoden, die auch in dieser Arbeit angewandt werden, das erste Mal für den EFH etabliert. Der Fang der Tiere erfolgte mit Spiegelnetzen. Nach der Untersuchung wurden die Individuen am Fangplatz zurück in die Wildbahn entlassen.

Das hier verwendete Sperma wurde im Jahre 2003 von männlichen EFH gewonnen (Tab. 3.3). Für ausführliche Informationen zu Versuchsdurchführung, Fangtechnik und Ergebnissen der Studie wird auf die Dissertation von Faßbender (2004), sowie die Veröffentlichungen von Blottner et al. (2001) und Göritz et al. (2001) verwiesen. Die Methode der Kryokonservierung von Sperma ist im Kap. 3.8.4, S. 54 erläutert.

3.3.7.3 Zuchttiere ausserhalb der Feldstation des IZW ♂

Tiefgefrorenes Sperma zur KB wurde auch von zwei männlichen Individuen aus der Zuchtpopulation in Nitra, Slowakei, verwendet, von der auch ursprünglich die Tiere zur Zucht erworben wurden (s. Tab. 3.3). Im Rahmen einer Kooperation zwischen den Instituten wurden im Juli 2004 in Nitra männliche und weibliche Tiere untersucht. Die dort gegebenen Haltungs- und Zuchtbedingungen entsprachen denen auf der Feldstation des IZW. Die Untersuchungen wurden mit den hier beschriebenen Methoden durchgeführt.

3.4 Untersuchungsablauf

Der Ablauf einer Untersuchung erfolgte nach einem festgelegten Schema, das in Tab. 3.5 aufgeführt ist. Die einzelnen Abschnitte konnten je nach Ziel und konkreten Umständen der Untersuchung abgeändert werden. Alle Verfahren werden im Detail in den folgenden Abschnitten erläutert.

Tabelle 3.4 – **Allgemeiner Untersuchungsgang**

Weibliche Tiere ♀	Männliche Tiere ♂
○ Einfangen (s. Kap. 3.5.1)	○ Einfangen (s. Kap. 3.5.1)
○ Immobilisation (s. Kap. 3.5.2 und Abb. 3.1 e)	○ Immobilisation (s. Kap. 3.5.2)
○ Rasur (s. Kap. 3.6.1)	○ Rasur (s. Kap. 3.6.1)
○ Blutentnahme (s. Kap. 3.7.1)	○ Blutentnahme (s. Kap. 3.7.1)
○ Sonografie (s. Kap. 3.6.3 und Abb. 3.1 g)	○ Sonografie (s. Kap. 3.6.3)
○ Künstliche Besamung (s. Kap. 3.11)	○ Elektroejakulation (s. Kap. 3.7.3 und Abb. 3.1 h)
○ Künstliche Ovulationsinduktion (s. Kap. 3.11.3)	○ Orchimetrie (s. Kap. 3.6.3 und Abb. 3.1 f)
○ Wiegen	○ Wiegen
○ in Box verbringen/Aufwachphase (s. Kap. 3.5.2)	○ in Box verbringen/Aufwachphase (s. Kap. 3.5.2)

3.5 „Handling" und Immobilisation

3.5.1 „Handling" und Fangen der Tiere

Der EFH ist ein Wildtier und auch unter Zuchtbedingungen sehr stressempfindlich. Deshalb war in jedem Fall ein ruhiger und vorsichtiger Umgang mit den Tieren notwendig. Im Zuchtmanagement und bei tierpflegerischen Maßnahmen konnte anhand der Haltungsbedingungen ein direkter Kontakt weitestgehend vermieden werden. Zum „Handling", für Käfigwechsel oder direkte Untersuchungen wurden die Tiere vorsichtig aus dem Käfig in spezielle Fangboxen getrieben. Aus diesen konnten sie dann schonend per Hand gegriffen werden. Für alle direkten Untersuchungen war zumindest eine mechanische Ruhigstellung oder auch eine Narkotisierung erforderlich.

3.5.2 Immobilisationsmethoden

3.5.2.1 *Immobilisation mit Narkose*

Einige Prozeduren wurden grundsätzlich nur unter Allgemeinanästhesie durchgeführt. Das betraf die Ultraschalluntersuchungen der Rammler, sowie die Elektroejakulation, die chirurgische Sterilisation und einen großen Teil der Ultraschalluntersuchungen der Häsinnen. Insgesamt wurden 461 Untersuchungen an weiblichen und alle 163 Untersuchungen an männlichen Tieren mit dieser Immobilisationsmethode durchgeführt.

Die Methode der Wahl war die Inhalationsnarkose (TG 12) mittels Isofluran (Ph 4) und Atemmaske (siehe Abb. 3.1 e). Der EFH wurde manuell von zwei Personen an den Vorder- und Hinterpfoten sowie am Kopf fixiert. Die Größe der Atemmaske war passend auf den Kopfumfang des Tieres abgestimmt, so dass der Austritt von Narkosegas minimiert wurde. Das Narkosegas wurde so direkt per Atemmaske von einer dritten Person verabreicht. Die Einleitung der Narkose erfolgte mit 5 Vol% Isofluran und einer Sauerstoffflussrate von 2 l/min. Zur Aufrechterhaltung der Narkose war eine Sauerstoffflussrate von 1,0-1,5 l/min mit 1,0-1,5 Vol% Isofluran ausreichend. Diese Art der Narkose zeichnete sich durch relativ kurze Einschlaf- und Aufwachphasen (2-5 min) und eine gute Steuerbarkeit aus. Darüber hinaus eignete sie sich sehr gut zur schonenden Anwendung bei tragenden Tieren. Während der Narkose wurden Atem- und Herzfrequenz des Tieres sowie die Farbe und kapilläre Füllungszeit der Schleimhäute bis zum vollständigen Erwachen regelmäßig überprüft. Es wurden Augentropfen zum Feuchthalten der Cornea verwendet. Notfallmedikamente für den Fall des Atemstillstandes oder Herz-Kreislaufversagens waren einsatzbereit (Ph 3, Ph 7).

3.5.2.2 *Immobilisation ohne Narkose*

Verlaufsuntersuchungen an tragenden Tieren verlangten in relativ kurzen Zeitabschnitten wiederholte Untersuchungen am gleichen Tier. Um das Narkoserisiko sowie die Belastung mit Narkosemittel für die Tiere und den Untersucher zu verringern, wurden Methoden entwickelt, Untersuchungen am nicht narkotisierten Tier durchzuführen.

Eine Variante war die manuelle Fixation. Bei zeitlich sehr kurzen Untersuchungen (z.B. Überprüfen des Trächtigkeitsstatus) wurde mit zwei Personen der EFH jeweils an den Vorder- und Hinterextremitäten und an den Ohren fixiert. Das Tier war soweit ruhig gestellt, dass eine kurze Ultraschalluntersuchung (maximal 5 Minuten) gut durchführbar war. Diese Methode wurde in 21 Fällen angewendet.

Weiterhin wurde eine Methode entwickelt, bei der es einer einzelnen Person möglich war, eine Ultraschalluntersuchung an weiblichen EFH inklusive Blutentnahme durchzuführen (s. Abb. 3.1g, S. 37). Das entsprechende Hilfsmittel war eine Holzbox in „Hasengröße", eine sogenannte Ein-Mann-Untersuchungs (EMU)-Box (s. Abb. 3.4, B.1 - B.3). Nachdem die Häsin in die Box verbracht war, wurde sie mittels eines horizontal einschiebbaren Brettes

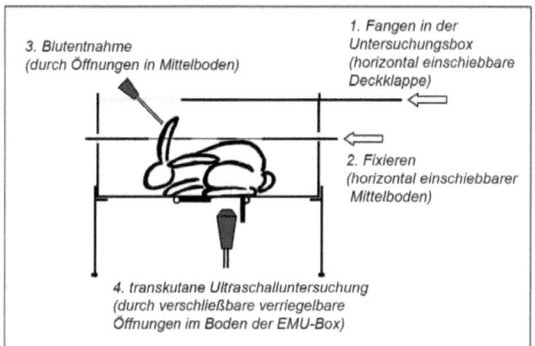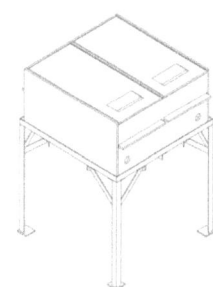

Abbildung 3.4 – EMU-Box. Holzbox für ultrasonografische Untersuchung eines EFH ohne Narkose durch nur eine einzelne Person. Links: funktionelle Übersicht. Rechts: räumliche Ansicht[1]. Detaillierte Beschreibung s. Abb. B.1 - B.3.

räumlich fixiert. In diesem Brett befanden sich drei versetzte Öffnungen. Je nach Sitzstellung des Tieres konnte durch eine der Öffnungen ein Ohr vorgelagert werden, so dass eine Blutentnahme möglich war. An der Unterseite der Box waren zwei verriegelbare Klappen mittig angebracht. Durch diese konnte man den Ultraschallkopf in der entsprechenden abdominalen Region platzieren und eine Standard-Ultraschalluntersuchung durchführen. Diese Methode wurde 181 Mal durchgeführt.

3.6 SONOGRAFIE

3.6.1 Vorbereitung der Tiere

Alle Ultraschalluntersuchungen wurden transkutan durchgeführt. Für eine optimale Ankopplung war es daher notwendig, die Tiere an den entsprechenden Stellen zu rasieren (VB 10) (weibliche Tiere - *Regio abdominalis*, männliche Tiere - *Testes*). Es wurden 70 % Ethanol (VL 1) und Ultraschallgel (VB 21) benutzt, um eine artefaktfreie Schallkopfankopplung zu gewährleisten. Wenn möglich, wurde bei jeder Untersuchung eine Blutserumprobe genommen. Weiteres Untersuchungsmaterial wurde bei Bedarf wie in Kap. 3.7 beschrieben gewonnen.

3.6.2 Ultraschallsystem

Zur besonders detailgenauen Darstellung von Strukturen wurde für alle Ultraschalluntersuchungen ein hochauflösendes B-Mode-Ultraschallsystem (TG 14) verwendet. Dieses ermöglichte die Differenzierung von Strukturen bis minimal 0,05 mm Größe. Es war mit

---

[1]Zeichnung nach Vorgaben freundlicherweise angefertigt von Dipl.-Ing. A.Röllig.

vier verschiedenen Linearschallköpfen ausgestattet, die in verschiedenen Frequenzbereichen (5-10, 8-16, 10-22, 16-28 MHz) arbeiteten. Für die Standarduntersuchung wurde der 8-16-MHz-Linearschallkopf benutzt, um die Vergleichbarkeit der Befunde zu gewährleisten. Zur Differenzierung besonders kleiner bzw. großer Strukturen wurde zusätzlich der 10-22- bzw. 5-10-MHz Linearschallkopf eingesetzt. Aus den verschiedenen Messmethoden, die das Gerät anbietet, wurde nur die einfache streckenförmige Messung verwendet. Der Wert wird vom Gerät in Millimetern bis auf zwei Kommastellen genau angegeben. Messwerte wurden in dieser Form aufgenommen und in die Auswertung einbezogen.

3.6.3 Sonografischer Untersuchungsgang

Außer bei Verwendung der EMU-box (hockende Haltung des Tieres) befanden sich bei allen Ultraschalluntersuchungen die Tiere in Rückenlage. Der Ultraschalluntersuchungsgang lief stets nach demselben Schema ab. Damit wurde die Vergleichbarkeit und Vollständigkeit der Befunde gewährleistet. Die Reihenfolge des Untersuchungsganges zeigt Tab. 3.5. Die Größe und Anzahl der Organe bzw. Strukturen wurde gemessen und zusätzlich das qualitative ultrasonografische Erscheinungsbild (z.B. Textur) beurteilt.

Tabelle 3.5 – Ultrasonografischer Untersuchungsgang

Weibliche Tiere ♀	Männliche Tiere ♂
Linkes Ovar (Größe, C.ll., Foll.)	Linker Hoden (Durchmesser, Rete testis)
Rechtes Ovar (Größe, C.ll., Foll.)	Linker Nebenhoden (NH-schwanz, -körper, -kopf)
Uterushörner (Durchmesser, Endometrium)	Rechter Hoden (Durchmesser, Rete testis)
Uterusinhalt (Konzeptus, Flüssigkeit, u.a.)	Rechter Nebenhoden (NH-schwanz, -körper, -kopf)
Andere abdominale Organe (Nieren, Darm, Blase)	Akzessorische Geschlechtsdrüsen

Bei den männlichen Tieren erfolgte zusätzlich zur ultrasonografischen auch eine morphometrische Vermessung der Keimdrüsen (TG 11). Gemessen wurde die Länge, Breite und Höhe des Hodens, sowie die Dicke des Scrotums (s. Abb. 3.1f, S. 37) in Zentimetern bis auf zwei Kommastellen genau.

3.6.4 Dokumentation der Ultraschallbefunde

Alle Daten und Ergebnisse wurden in Untersuchungsprotokollen schriftlich festgehalten (s. Abb. B.4 und B.5). Dazu erfolgte eine Aufzeichnung aller Ultraschalluntersuchungen mit einem digitalen Videorecorder (TG 4) auf digitalen Videokassetten (VB 11). Dadurch war eine retrospektive Beurteilung der Untersuchungsergebnisse und eine weitergehende Datenauswertung der Befunde möglich. Mit Hilfe der Computersoftware konnten einzelne Sequenzen digitalisiert sowie Standbilder generiert und nachbewertet werden (SW 2, SW 3). Die in dieser Arbeit verwendeten Bilder wurden mit einem weissen Balken versehen, der eine Länge von 10 mm repräsentiert.

3.6.5 Biometrische Parameter

Während der sonografischen Untersuchung wurden folgende Messungen (in mm, s. Kap. 3.6.2) abhängig vom Trächtigkeitsstatus erhoben: Durchmesser der Keimblase bzw. Fruchthöhle (FB), Scheitel-Steiss-Länge (SSL), Biparietaler Abstand (BPA), Thoraxdurchmesser (TH), Femurlänge (FL), Herzdurchmesser (HD), Augendurchmesser (AD), Linsendurchmesser (LD) und embryonaler Nierendurchmesser (ND):

FB: Der Durchmesser der Keimblase bzw. Fruchthöhle (FB) wurde ermittelt, solange die Fruchthöhle im Gesamten sonografisch darstellbar war (s. Abb. 3.5a). Ihr Querschnitt nahm im Sonogramm eine kreisrunde bis elliptoide Form an. Dementsprechend wurde entweder der maximale Durchmesser bzw. der Mittelwert aus Maximal- und Minimaldurchmesser als Durchmesser der FB definiert. Eventuell vorhandene plazentare sowie embryonale Strukturen als Inhalt der Fruchthöhle wurden in die Messung mit eingeschlossen.

SSL: Die Scheitel-Steiss-Länge (SSL) beschreibt die Maximalausdehnung des Konzeptus. Anfangspunkt der Messung waren die äussersten Kopfstrukturen und Endpunkt der Messung die äussersten Steissstrukturen (s. Abb. 3.5b). Die Messung erfolgte entweder in lateraler oder horizontaler Ansicht. Es wurde eine einfache streckenförmige Messung durchgeführt. Mit zunehmender Größe war eine genaue Darstellung des gesamten Fötus nicht mehr möglich. Hier wurden teils zweigeteilte Messungen (Kopf-Thoraxeingang-Steiss) vorgenommen. Entsprechende Messungen wurden nicht in die Kalkulation der Wachstumskurven mit einbezogen. Zur Bestimmung des Endpunktes der Wachtumskurve wurden postnatal Linealmessungen an lebenden Jungtieren vorgenommen. Diese Messungen wurden nur in die Kalkulation der sigmoidalen Wachstumskurve zur Beschreibung des Wachstums über die ganze Trächtigkeit mit einbezogen.

BPA: Der biparietale Abstand (BPA) war bis zur beginnenden Verknöcherung als der größte Kopfdurchmesser definiert. Mit beginnender Darstellbarkeit der Schädelknochen wurde der sagittale Abstand des jeweils äussersten Randes der parietalen Knochen gemessen (s. Abb. 3.5c).

FL: Ultrasonografisch sind nur verknöcherte Knochenstrukturen gegenüber dem umliegenden Weichteilgewebe abgrenzbar. Deshalb ist die Femurlänge im eigentlichen Sinne als die Länge des Verknöcherungszentrums der Diaphyse zu sehen (s. Abb. 3.5d).

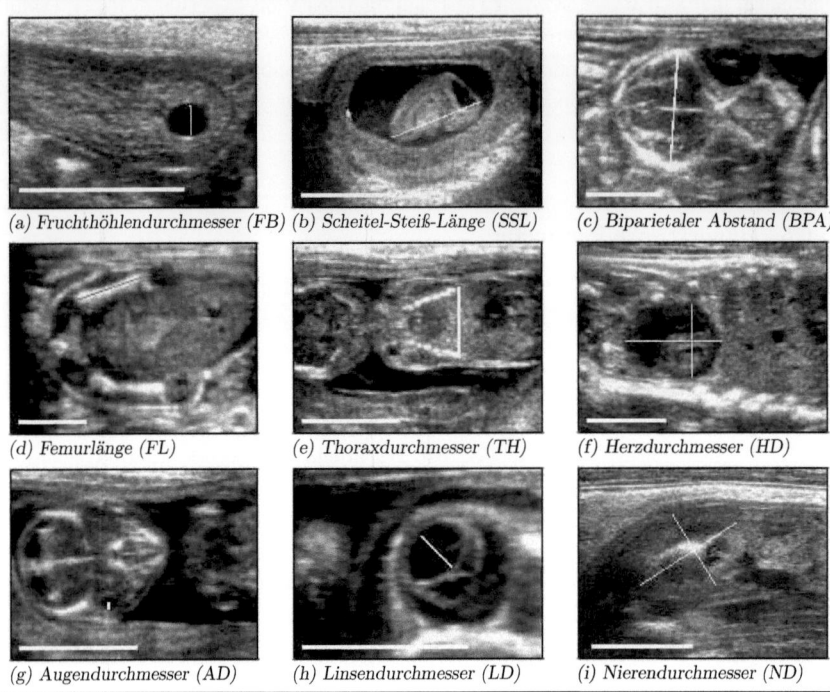

(a) Fruchthöhlendurchmesser (FB) (b) Scheitel-Steiß-Länge (SSL) (c) Biparietaler Abstand (BPA)

(d) Femurlänge (FL) (e) Thoraxdurchmesser (TH) (f) Herzdurchmesser (HD)

(g) Augendurchmesser (AD) (h) Linsendurchmesser (LD) (i) Nierendurchmesser (ND)

Abbildung 3.5 – Wachstumsparameter. Darstellung der ultrasonografisch bestimmten biometrischen Parameter. Der weisse Balken am unteren Bildrand entspricht einer Länge von 10 mm. Die Linien in den Ultrasonogrammen verdeutlichen die Messmethode. Gemessen wurden jeweils die Maximalausdehnungen.

TH: Der Thoraxdurchmesser (TH) war durch den maximalen Durchmesser der letzten Rippenbögen in sagittaler Ansicht definiert (s. Abb. 3.5e).

HD: Die maximale Ausdehnung des Herzes wurde in einer sagittalen Thoraxebene sonografisch dargestellt. Eine Messung erfolgte während der Diastole in der maximalen Ausdehnung einerseits von der Herzbasis bis zur Herzspitze und andererseits senkrecht dazu vom linken bis zum rechten äussersten Rand (s. Abb. 3.5f). Aus diesen beiden Messwerten wurde der Mittelwert als mittlerer Herzdurchmesser gebildet.

AD: Die Augenanlage stellte sich im Verlauf ihrer Entwicklung als im Querschnitt kreisrunde bzw. elliptoide symmetrische Struktur dar. Es wurden der Maximaldurchmesser bzw. der Mittelwert aus Maximal- und Minimaldurchmesser als Augendurchmesser (AD) definiert (s. Abb. 3.5g). Eine Messung erfolgte im sagittalen Anschnitt. In späteren Stadien waren die Orbita und die Grenze des Bulbus differenzierbar. Hier wurden die Grenzen des Augapfels vermessen. Bei weiterer Ausdifferenzierung der Augenanlage wurden augeninterne Strukturen detektierbar. Diese wurden in die Messung mit einbezogen.

LD: Der Linsendurchmesser (LD) war als Abstand zwischen dem äussersten und innersten Linsenrand im sagittalen Anschnitt definiert (s. Abb. 3.5h).

ND: Der Nierendurchmesser (ND) wurde im sagittalen elliptoiden Querschnitt der Niere bestimmt. Der mittlere Durchmesser wurde aus gemessenem maximalen und minimalen Durchmesser errechnet (s. Abb. 3.5i). Der ND war nicht von Anfang an als Parameter zur Bestimmung des Gestationsalters vorgesehen. Er wurde erst in der Nachbewertung der ultrasonografschen Daten als geeignet eingestuft. Die Werte wurden deshalb teilweise erst im Nachhinein durch Messung an Standbildern erhoben.

3.6.6 „Sechs-Tage-Untersuchung"

Um das definitive erste Auftreten von sonografisch nachweisbaren Gelbkörperstrukturen sowie der Keimblase bewerten zu können, wurden sogenannte Sechs-Tage-Untersuchungen vorgenommen. Das bedeutete, dass ab dem Tag des Deckaktes täglich bis zum 6. Tag p.c. eine vollständige standardisierte Ultraschalluntersuchungen durchgeführt wurde. Diese erfolgten am nicht-narkotisierten Tier in der EMU-Box. Besonderes Augenmerk wurde auf mögliche vorhandene C.ll. sowie FB gelegt. Um die Genauigkeit zu erhöhen, wurde hier gegebenenfalls ein besonders hoch auflösender Schallkopf (11-22 MHz) verwendet.

3.7 PROBENGEWINNUNG

Folgende Methoden wurden zur Probengewinnung angewendet:
- Blutentnahme: Vollblut oder Blutserumprobe
- Vaginalabstrich: Zytologische Probe
- Elektroejakulation: vollständiges Ejakulat
- Gewebeprobeentnahme: Hautteile

Details werden in den folgenden Abschnitten erläutert.

3.7.1 Blutentnahme

Für die Blutentnahme wurden folgende venöse Zugänge gewählt:
- am narkotisierten Tier: *V. femoralis*
- am nicht narkotisierten Tier:
  EMU-Box: *V. auricularis* (Ohrvene)

Soweit möglich wurde bei jeder Untersuchung eine Blutserumprobe gewonnen. Priorität hatten allerdings die Minimierung der Prozedur zur Stressminimierung für das Tier und die vollständige Durchführung einer Ultraschalluntersuchung. Daher wurde bei der manuellen Fixation auf eine Blutentnahme verzichtet.

Zur Blutserumgewinnung wurden jeweils 0,5 bis 2 ml Vollblut entnommen (VB 2,3,9,14). Bei Erstuntersuchung wurde von jedem Individuum gleich im Anschluss einmalig eine 1 ml Vollblutprobe im EDTA-Röhrchen (VB 1) zur DNA-Extrahierung gewonnen. Die gewonnenen Proben wurden langsam auf -4 °C heruntergekühlt. Danach wurden die Proben zur Blutserumgewinnung bei 3000 U/min für 10 min zentrifugiert (TG 15). Das Serum wurde abpipettiert (TG 13, VB 16) und in Eppendorfgefäße (VB 17) überführt. Die Serumproben sowie die EDTA-Blutproben wurden bis zur weiteren Bearbeitung bei -20 °C tiefgefroren gelagert.

3.7.2 Vaginalabstrich

Zuerst wurde der Vulvabereich mit steriler physiologischer Kochsalzlösung (VL 6) und einem sterilen Tupfer gründlich gereinigt. Dann wurde ein steriler Vaginaltupfer (VB 24) mit steriler physiologischer Kochsalzlösung angefeuchtet. Die Häsin wurde von einer zweiten Person fixiert. Vorsichtig wurde der angefeuchtete Tupfer zuerst in dorsokranialer Richtung und dann in kranialer Richtung ca. 3 cm tief in die Vagina eingeführt. Der Tupfer wurde einmal gedreht und dann vorsichtig wieder herausgezogen. Der Tupfer wurde auf zwei bereit liegenden beschrifteten Objektträgern (VB 12) abgerollt und der Ausstrich sofort mit Fixationsspray (VL 2) fixiert und an der Luft getrocknet.

3.7.3 Elektroejakulation

Die Elektroejakulation diente der Gewinnung von nativem Ejakulat (s. Abb. 3.1h, S. 37). Sie wurde ausschließlich am narkotisierten Tier durchgeführt. Sie schloss sich an eine gründliche allgemeine Untersuchung inklusive Ultraschalluntersuchung an. Zur Gewinnung diente eine speziell für den EFH entwickelte Elektroejakulationssonde, die an die anatomischen Besonderheiten (s. Kap. 2.2.2) angepasst war (Hildebrandt et al., 2000).

Die Penisspitze wurde vorverlagert und gründlich mit steriler physiologischer Kochsalzlösung (VL 6) gereinigt. Das Rektum wurde mittels eines Klistiers (VB 7, HM 4) mit handwarmen Wasser ausgespült. Die Elektroejakulationssonde wurde mit Vaseline (VB 21) umhüllt vorsichtig in das Rektum eingeführt, bis die Kontakte über den aksessorischen Geschlechtsdrüsen lagen. Mit langsam steigender Intensität wurden die Geschlechtsdrüsen stimuliert (24A, 4-6 Volt) (TG 6). Es erfolgten im Durchschnitt drei bis vier Stimulationen. Das Ejakulat wurde fraktioniert aufgefangen (VB 19) und sofort einer spermatologischen Untersuchung unterzogen.

3.7.4 Gewebeproben

Für genetische Untersuchungen wurden Gewebeproben gewonnen. Ohne zusätzlichen Aufwand oder Stress für das Tier zu erzeugen, wurden folgende Probearten gewählt:

- Blutzellen: EDTA-Blut im Rahmen der Blutabnahme (s. Kap. 3.7.1)
- Hautstanze: ein ca. 5x5 mm^2 großes Hautstück aus einer wenig durchbluteten Region am Ohr
- sonstige Körperteile: im Rahmen einer Sektion

Die Proben wurden in entsprechenden Gefäßen bei -20 °C tiefgefroren gelagert.

3.8 Probenbearbeitung

3.8.1 Endokrinologie

Die Bestimmung der Konzentration von Östrogen (17 ß -Estradiol, E2) und Progesteron (P4) im Blutserum erfolgte mit Hilfe eines Enzymimmunoassays (EIA) (Prakash et al., 1987). Diese Analysen wurden freundlicherweise von der Forschungsgruppe Reproduktionsbiologie des IZW (Fr. Dr. Jewgenow, Fr. Rohleder, Fr. Paschmionka) durchgeführt.

3.8.2 Zytologische Färbung

Die Anfärbung der Vaginalausstriche zur weiteren Beurteilung erfolgte mit einer Standardfärbung von Merck (VL 5). Die Ausstriche wurden lichtmikroskopisch bei zehnfacher Vergrößerung beurteilt (TG 9) und generell nur zur Übersicht eingesetzt, um das Vorhandensein von Spermien als Bestätigung einer erfolgten Insemination zu belegen.

3.8.3 Spermatologie

Die Beurteilung des Ejakulates gliederte sich in die makroskopische und mikroskopische Beurteilung (VB 4, 12) nach standardisierten Methoden der Spermatologie (Weitze, 2001):

- Makroskopische Beurteilung: Farbe
  Geruch
  Volumenbestimmung (auf 0,1 ml genau)
  Beimengungen und Verunreinigungen (z.B. Urin)

- Mikroskopische Beurteilung: Bewegungsaktivität der Spermatozoen (Motilität)
  Dichte Spermatozoen pro Milliliter Ejakulat
  Gesamtzahl der Spermien im Ejakulat
  Anteil morphologisch veränderter Spermien

Die Bestimmung des Anteiles morphologisch veränderter Spermien erfolgte mit Hilfe einer modifizierten Färbung nach Kovács-Foote (Kovács et al., 1992; Nagy et al., 1999; Kútvölgyi et al., 2006). Damit konnte die Vitalität und Integrität der Spermien in einer Färbung beurteilt werden. Die Beurteilung der Ausstriche erfolgte unter dem Lichtmikroskop (TG 9) bei 100xfacher Vergrößerung durch Auszählung von 200 Spermien. Die Spermien wurden in lebende (Kopfmembran intakt) und tote (Kopfmembran defekt) kategorisiert. Die Akrosomen wurden als intakt oder beschädigt klassifiziert. Zusätzlich wurden lebende und akrosomenintakte Spermien in motile (Schwanz intakt) und immotile (Schwanz defekt) kategorisiert.

3.8.4 Kryokonservierung von Sperma

Zur Verdünnung des Spermas wurde der Tris-TES-Eigelb-Verdünner verwendet, der bei mehreren Wildtierarten erfolgreich eingesetzt wird (Blottner, 1998; Hermes et al., 2005). Dieser wurde vorerwärmt auf 38 °C. Damit wurde die Konzentration des Spermas vor dem Einfrieren auf $100*10^6$ Spermatozoen/ml eingestellt und dann in speziellen doppelwandigen Glasmantelgefäßen (Fassungsvolumen: 2 ml) portioniert (VB 6).

Zum Einfrieren wurde die *directional freezing technique* verwendet (Arav, 1999). Damit konnten größere Volumina im Vergleich zur konventionellen Technik eingefroren werden. Beim Einfrierprozess bewegt sich das Glasmantelgefäß in einem dreikammerigen Einfriergerät (TG 5) mit gleichbleibender Geschwindigkeit (1 mm/s) über einen Temperaturgradienten von 4 °C bis -50 °C (33 °C/min). Die Technik ist im Detail von Si et al. (2006) beschrieben. Die Lagerung der Proben erfolgte in Containern mit flüssigem Stickstoff (VL 3).

3.8.5 Genetische Analysen

Genetische Untersuchungen an Gewebeproben zum Zweck des Vaterschaftsnachweises wurden mit Hilfe der Mikrosatellitenanalyse durchgeführt. Die Ausführung der Analysen wurde freundlicherweise von der Forschungsgruppe Evolutionäre Genetik, IZW (Herr Dr. J. Fickel, Frau T. Noventa) durchgeführt (Fickel et al., 1999; Fickel et al., 2005). Es wurden Amplifikationen von folgenden sechs Mikrosatellitenloci durchgeführt: D7UTR1 (Korstanje er al., 2003); Sat2, Sat3, Sat8 (Mougel et al., 1997); OCELAMB, OCL1 (Van Haeringen et al., 1997).

3.9 Vasektomie zur Kontrazeption

Die Vasektomie zur Konrazeption wurde angewandt, weil die Libido des Tieres erhalten, aber die Insemination verhindert werden sollte. Dieser Eingriff wurde nur unter Allgemeinanästhesie durchgeführt.

Die Vorbereitung für den chirurgischen Eingriff erfolgte nach den allgemein üblichen Methoden der Chirurgie (VB 13, HM 1,2,3). Mit einem Skalpell wurde 1 cm kranial des Hodens ein 2 cm langer medianer Hautschnitt gesetzt. Durch stumpfe Präparation wurde der *Ductus deferens sinister* identifiziert und ein Stück vorgelagert. Im Abstand von 2 cm wurde jeweils eine Ligatur angebracht (VB 20). Das dazwischen befindliche Stück des Samenleiters wurde entfernt. Die verbleibenden Enden wurden wieder zurückverlagert. Die gleiche Prozedur wurde für den *Ductus deferens dexter* angewendet. Danach wurde die Operationswunde nach den Regeln der allgemeinen Chirurgie verschlossen und versorgt. Zur Nachversorgung wurden dem Tier antibiotisch wirkende Medikamente und Entzündungshemmer *lege artis* appliziert (Ph 2,5).

3.10 Eileiterspülung

Mit der Spülung der Eileiter sollte nachgewiesen werden, dass bei SF kurz vor Ende einer ausgetragenen Trächtigkeit Embryonen im Eileiter auffindbar sind. Um die Versuchszahlen bei optimalen Ergebnissen minimal zu halten, wurde diese Prozedur am toten Tier durchgeführt. Damit war eine einwandfreie Durchführung der Spülung gewährleistet und systematische Fehler konnten weitestgehend ausgeschlossen werden. Diese Methode wurde sechsmal durchgeführt. Zusätzlich wurde die Durchführbarkeit der Methode im Vorfeld an einem frisch tragenden toten Tier ohne SF getestet.

3.10.1 Vorbereitung

Eine erfolgreiche Spülung der Eileiter setzte folgende Schritte voraus:
- Anpaarung einer (hochtragenden) Häsin mit einem fertilen Rammler (Videoüberwachung) (s. Kap. 3.3.4)
- Nachweis des erfolgten Deckaktes durch Nachweis von Spermien im Vaginalabstrich (s. Kap. 3.7.2)
- Tägliche ultrasonografische Kontrolle der Ovarien (ohne Narkose) bis zum Nachweis von frischen C.ll. (s. Kap. 3.6.3)

Erst wenn sichergestellt war, dass eine Insemination sowie eine Ovulation erfolgt war, wurde die eigentliche Prozedur begonnen.

3.10.2 Isolierung der Eileiter

Die schonende Euthanasie der Häsin erfolgte im Rahmen der letzten Ultraschalluntersuchung (s. Kap. 3.6.3), bei der mit Sicherheit frische Gelbkörper auf den Ovarien detektiert wurden, so dass sicher gestellt war, dass eine Ovulation stattgefunden hatte. Das Tier wurde mittels Injektionsanästhesie (6 mg Ketaminhydroclorid und 8 mg Xylazinhydrochlorid in einer Mischspritze i.m.) schonend in Narkose verbracht (Ph 1,9). Final wurden 2 ml eines Mittels zur Euthanasie von Tieren (Ph 6) intravenös per Venenkatheder (VB 3) appliziert. Nach negativer Auskultation der Herztöne wurde das Tier geöffnet und die Reproduktionsorgane entnommen (HM 1). Wenn sich voll entwickelte Feten im Uterus befanden, wurden diese vermessen, geschlechtsbestimmt, gewogen und konserviert (4% Formaldehyd). Die Eileiter und 1 cm der Uterushornspitze wurden abpräpariert (HM 2) und in einer Nährlösung (VL 7) gekühlt (4 °C) max. 24 h zwischengelagert.

3.10.3 Spülung der Eileiter

Die Prozedur der Eileiterspülung wurde unter lupenmikroskopischer Kontrolle auf einer Sterilbank durchgeführt (TG 7,10). Zuerst wurden die präparierten Eileiter je in eine Petrischale (VB 15) überführt. Eine 10 ml-Spritze (VB 18) wurde mit Nährlösung (VL 7) gefüllt und mit einem Venenkatheter (VB 3) versehen. Die Spitze des Venenkatheters wurde vorsichtig in das mit einer kleinen Pinzette fixierte Infundibulum eingeführt. Dann wurde vorsichtig mit sanftem Druck die Nährlösung durch den Eileiter gespült. Nach jeder Spülung wurde die ganze Petrischale nach befruchteten Eizellen durchmustert. Teilweise waren zwei bis drei Spülungen für den Erfolg notwendig. Auch die retrograde Spülung erwies sich als praktikabel.

Die Embryonen wurden mittels eines Silikonschlauches mit Ansaugspitze vorsichtig in einem Tropfen Medium in Vierlochplatten (VB 23) überführt. Unter einem Stereomikroskop wurden sie unter 20-facher Vergrößerung nach Form, Integrität und Entwicklungsstadium beurteilt und fotografiert (TG 3,8).

3.11 KÜNSTLICHE BESAMUNG

3.11.1 Vorbereitung der Insemination - Spermagewinnung

3.11.1.1 *Nativsperma*

Ein männlicher EFH wurde nach den oben beschriebenen Methoden narkotisiert. Nach der Ultraschalluntersuchung des Reproduktionstraktes wurde die Elektroejakulation (s. Kap. 3.7.3) durchgeführt. Das gewonnene Ejakulat wurde nach den oben beschriebenen Methoden beurteilt. Bei hoher Konzentration des Ejakulates wurde es mit Tris-TES-Eigelbverdünner auf eine Konzentration von $100 * 10^6$ Spermatozoen pro ml verdünnt und auf mehrere Portionen für mehrere Besamungen aufgeteilt. Es wurden 2 ml und somit $200 * 10^6$ Spermien pro KB versamt.

3.11.1.2 Tiefgefrorenes Sperma

Zum Auftauen wurde eine ausgewählte Spermaprobe dem Tiefgefriermedium (-196 °C) entnommen. Diese wurde dann für etwa 1 min bei Raumtemperatur und weiteren 30 s im Wasserbad (38 °C) erwärmt (TG 17,18) und dann der spermatologischen Untersuchung (s. voriges Kap.) unterzogen. Alle inseminierten Spermaproben hatten eine Motilität von mindestens 50%. Bis zur Insemination wurde die Probe bei 37 °C gelagert.

3.11.2 Vorbereitung der weiblichen Tiere

Wenn die Spermaprobe als tauglich eingestuft wurde, wurde zügig die Häsin zur Insemination vorbereitet. Die Häsin wurde nach der Standardmethode narkotisiert bzw. ohne Narkose (durch manuelle Fixation) dem üblichen Ultraschalluntersuchungsgang unterzogen. Dabei stand die Beurteilung der detektierten Follikel im Vordergrund. Der Vulvebereich wurde mit physiologischer Kochsalzlösung (VL 6) gründlich gereinigt und von Haaren befreit. Die Häsin wurde in Rückenlage mit leicht erhöhtem Beckenbereich gelagert.

3.11.3 Ovulationsinduktion

Zur künstlichen Auslösung der Ovulation wurde der entsprechenden Häsin 0,5 ml des Präparates des synthetischen Gonadotropin-Releasinghormones (Ph 10) bzw. des synthetischen Releasinghormones für LH und FSH (Ph 11) zum Zeitpunkt der KB subkutan appliziert.

3.11.4 Insemination

Die Spermaprobe wurde mit Hilfe einer 2 ml-Spritze (VB 18) in den Inseminationskatheter (VB 8) aufgezogen. Der Katheter wurde vorsichtig in die leicht mit den Fingern gespreizte Vagina erst in dorsokranialer Richtung, dann in kranialer Richtung bis zur Zervix eingeführt. Die Spermaprobe wurde vaginal vor den Zervixöffnungen deponiert und der Katheter langsam herausgezogen. Nach der künstlichen Ovulationsauslösung (s. voriger Abschnitt) wurde die Häsin vorsichtig in ihre Box verbracht und die folgenden Stunden kontrolliert.

3.11.5 Kontrolle des Erfolges der künstlichen Befruchtung

Sechs bis zehn Tage nach der Insemination wurde die künstlich besamte Häsin auf das Vorliegen einer Trächtigkeit untersucht. Hier wurde nach der üblichen Routine des sonografischen Untersuchungsganges (s. Kap. 3.6.3) vorgegangen.

3.12 Datenaufarbeitung und statistische Auswertung

Alle anfallenden Daten wurden in speziell entworfene Datenbanken eingegeben (SW 6). Die statistische Auswertung erfolgte mit dem Statistikprogramm SPSS 15.0 (SW 8), die Zusammenstellung der Daten und die Erstellung von Diagrammen mit Microsoft Excel (SW 6). Die Signifikanzgrenze für alle statistischen Tests lag bei $p = 0,05$.

Die Berechnung der Wachstumskurven wurde mit linearer und nicht-linearer Regressionsanalyse mit Hilfe des Statistikprogrammes SPSS 15.0 (SW 8) durchgeführt. Für die lineare Regressionsanalyse werden als Kennwerte R^2, der F-Wert und die Irrtumswahrscheinlichkeit (p), dass die Steigung der Geraden nicht von Null verschieden ist, angegeben. Die Durchführung der nichtlinearen Regressionsanalyse benötigte die Abschätzung von Startwerten für die benötigten Parameter. Diese wurden durch Probieren mit Microsoft Excel (SW 6) abgeschätzt. Als Kennwert wird R^2 angegeben.

Alle Abbildungen und Tabellen sind nach dem Schema x.y durchnummeriert, wobei x die entsprechende Kapitelnummer und y die laufende Nummer innerhalb des Kapitels bezeichnet.

Folgende statistische Verfahren wurden zur Analyse der angegebenen Daten und Zusammenhänge angewandt:

Mittelwert (MW) und Standardabweichung (SD)
Trächtigkeitsdauer; Geburtenintervalle; Mittelwerte der ultrasonografischen Messwerte (biometrische Parameter, Gelbkörper, Follikel) an einzelnen Trächtigkeitstagen; Mittelwerte der Konzentrationen P4 und E2; Spermatologische Parameter; Ovulations- und Wurfgrößen

Sperman-Rang-Korrelations-Koeffizient (ϱ)
Zusammenhang Trächtigkeitsdauer und Wurfgröße ; Anzahl der ultrasonografisch detektierten Follikel un der Serumprogesteronöstrogenkonzentration ; Gesamtdurchmesser der detektierten Follikel pro Häsin und E2; Geburtsgewicht und Wurfgröße; Geburtenintervall und Trächtigkeitsdauer; Geburtenintervalle untereinander; morphologische Spermaparameter untereinander

Lineare Regressionsanalyse
Trächtigkeitstag zu FB, BPA, TH, FL, HD, AD, ND

Nichtlineare Regressionsanalyse
Sigmoidale Modelle zur Bestimmung der SSL-Wachstumskurve; Gelbkörperentwicklung während der Trächtigkeit

Multiple lineare Regression
Zusammenhang der biometrischen Parameter TH, FL und BPA zum Trächtigkeitstag

Kovarianzanalyse
Abhängigkeit der Steigung der linearen Regressionsgeraden der Wachstumskurven von der Wurfgröße

Mann-Whitney-Test gegen Testwert U
Unterschiede von Parametern bei trächtigen und nicht trächtigen Häsinnen (Follikelanzahl und -durchmesser, P4, E2); mittlere Ovulationsgrößen; mittlere Wurfgrößen

Einweg-Varianzanalyse (EVA)
mittleres P4 und die Trächtigkeitstage; mittleres E2 und die Monaten; mittleres E2 und die Anzahl der ultrasonografisch detektierten Follikel; mittleres E2 und die Trächtigkeitstage; morphologische Spermaparameter

Fisher's Exakt Test (zweiseitig)
Konzeptionsraten; Geburtenraten; Verhältnis der Seitigkeit der Trächtigkeiten; Geschlechterverteilung mit und ohne SF; absolute pränatale Verluste

Binomialtest
Geschlechterverhältnis

4 ERGEBNISSE

4.1 CHARAKTERISIERUNG DES TRÄCHTIGKEITSVERLAUFES

4.1.1 Die Trächtigkeitsdauer

Die mittlere Trächtigkeitsdauer (Gruppe A, n=35, nInd=24; s. Kap. 3.3.6, S. 41) betrug 41,9 ± 0,9 Tage (Minimim=40, Maximum=43, Median=42). Die mittlere Wurfgröße in diesen Trächtigekeiten war 2,4 ± 1,2 Jungtiere (Minimum=1, Maximum=6). Es gab keine signifikante Korrelation zwischen Trächtigkeitsdauer und Wurfgröße *(Spearman-Rang-Korrelation, ϱ = -0,020, p=0,910)*.

4.1.2 Das pränatale Wachstum

Insgesamt wurden 1027 Einzelmessungen in die Auswertung einbezogen. Messungen an embryonalen Strukturen waren erstmalig ab dem 6. Tag p.c. möglich. Ab dem 11. Tag p.c. war der Embryo sichtbar, so dass die Größe als SSL bestimmbar war. Ab dem 16. Tag p.c. war die Differenzierung des Embryos so weit fortgeschritten, dass weitere Parameter bestimmbar waren. Die Mittelwerte der Messungen der biometrischen Parameter an den einzelnen Trächtigkeitstagen sind in Tab. A.5 aufgelistet. Es wurde der Zusammenhang zwischen den gemessenen biometrischen Parametern und dem Gestationsalter (d) untersucht. Ausser für den LD erschien für alle Parameter ein lineares Modell zur Beschreibung der Wachstumsrate während der Trächtigkeit geeignet. Dafür wurde jeweils eine lineare Regressionsanalyse durchgeführt. In Abb. B.6 sind die relativen Residuen dargestellt.

4.1.2.1 Keimblasen- bzw. Fruchthöhlendurchmesser (FB)

Am 6. Tag p.c. war erstmalig der ultrasonografische Nachweis einer FB möglich. Diese lag als kreisrunde anechogene Struktur im Uteruslumen eingebettet. Ab dem 8. Tag p.c. war der Querschnitt der Fruchthöhle teils ellipsoid. Ab hier wurde der FB aus der gemessenen maximalen und minimalen Ausdehnung bestimmt. Ab dem 8. Tag p.c. waren plazentare Strukturen und ab dem 11. Tag p.c. auch der Embryo innerhalb der FB sichtbar. Dadurch definierte sich der mittlere FB als mittlerer Durchmesser der gesamten Fruchtanlage. Im gemessenen Intervall vom 6. bis 13.Tag p.c. (n=153) betrug der mittlere FB 1,13 ± 0,32 mm (n=33) bis 18,36 ± 1,29 mm (n=3) (s. Abb. 4.1 a). Die lineare Regressionsanalyse ergab folgende Abhängigkeit:

$$FB = 2,939 * d - 16,838 \qquad R^2 = 0,902; F(1,151) = 1388,28; p < 0,001 \qquad (I)$$

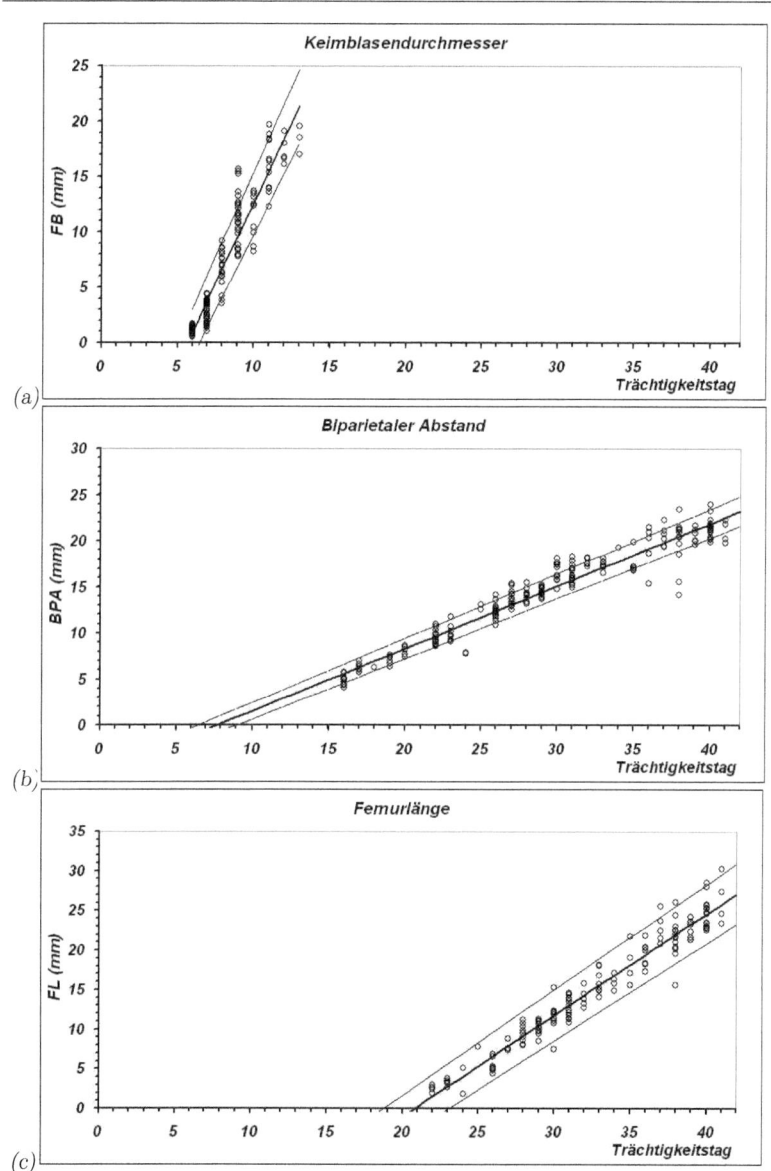

Abbildung 4.1 – Pränatales Wachstum des EFH. Dargestellt sind die Streudiagramme der Messwerte (mm) zum FB, BPA und FL sowie die berechneten linearen Kurvenmodelle zusammen mit den 95%-Konfidenzintervallen in Abhängigkeit vom Trächtigkeitstag.

4.1.2.2 Biparietaler Abstand (BPA)

Eine Abgrenzung von Kopfstrukturen war ab dem 13. Tag p.c. möglich. Jedoch konnte eine praktikable Messung erst ab dem 16. Tag p.c. durchgeführt werden. Die mittlere BPA betrug dann 4,85 ± 0,52 mm (n=11) (s. Abb. 4.1 b). Dieser Parameter war bis zum Ende der Trächtigkeit sehr gut darstell- und bestimmbar und betrug vor der Geburt am 41.Tag p.c. 21,06 ± 1,08 mm (n=6). Es wurden n=223 Messwerte in die lineare Regressionsanalyse einbezogen.

$$BPA = 0,678 * d - 5,234 \qquad R^2 = 0,941; F(1,221) = 3553,61; p < 0,001 \qquad (II)$$

4.1.2.3 Femurlänge (FL)

Die FL verdeutlichte die darstell- und messbare Kalzifizierung des Femurknochens. Diese konnte im Intervall vom 22. Tag p.c. bis zur Geburt mit 143 Messwerten bestimmt werden (s. Abb. 4.1 c). Die FL wuchs in diesem Intervall von 2,52 ± 0,41 mm (n=4) auf 26,43 ± 3,08mm (n=4).

$$FL = 1,280 * d - 26,668 \qquad R^2 = 0,946; F(1,141) = 2460,66; p < 0,001 \qquad (III)$$

4.1.2.4 Thoraxdurchmesser (TH)

Die Darstellung und Messung des TH (n=106) erfolgte erstmalig am 18. Tag p.c. (6,50 mm, n=1) und hatte am 22. Tag p.c. eine Größe von 8,08 ± 0,35 mm (n=7) erreicht (s. Abb. 4.2 a). Am Ende der Trächtigkeit (41. Tag p.c.) betrug der TH 23,45 ± 0,56 mm (n=2).

$$TH = 0,773 * d - 7,714 \qquad R^2 = 0,778; F(1,104) = 363,89; p < 0,001 \qquad (IV)$$

4.1.2.5 Herzdurchmesser (HD)

Am 11. Tag p.c. war der Herzschlag des Embryos erstmalig ultrasonografisch nachweisbar. Jedoch war zu diesem Zeitpunkt eine sichere Abgrenzung und Messung der Herzstruktur nicht möglich. Dies konnte erst ab dem 17. Tag p.c. realisiert werden. Der HD betrug dann 2,32 ± 0,21 mm (n=4) (s. Abb. 4.2 b). Am Ende der Trächtigkeit (41. Tag p.c.) erreichte der HD eine Größe von 13,86 ± 1,18 mm (n=13). Insgesamt erwies sich der HD als geeigneter Parameter zur Charakterisierung des pränatalen Wachstums.

$$HD = 0,503 * d - 6,437 \qquad R^2 = 0,880; F(1,77) = 566,75; p < 0,001 \qquad (V)$$

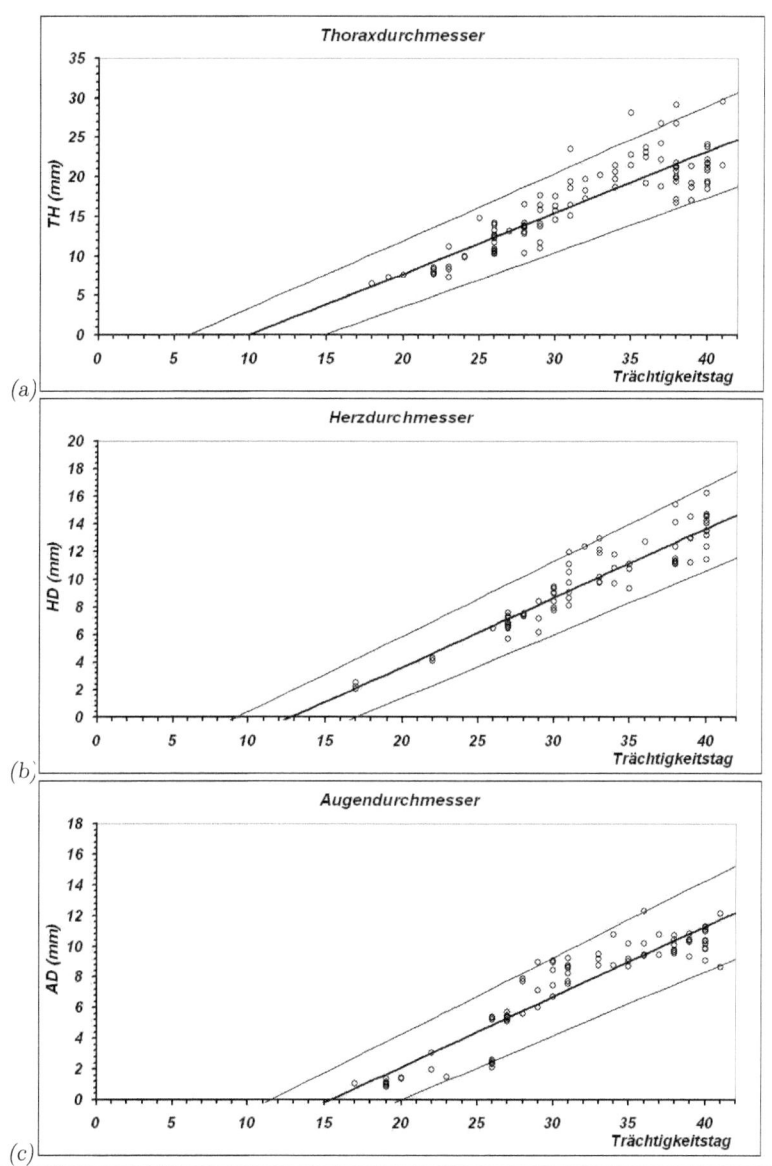

Abbildung 4.2 – Pränatales Wachstum beim EFH. Dargestellt sind die Streudiagramme der Messwerte (mm) zu TH, HD und AD sowie die berechneten linearen Kurvenmodelle zusammen mit den 95%-Konfidenzintervallen in Abhängigkeit vom Trächtigkeitstag.

4.1.2.6 Augendurchmesser (AD)

Ab dem 19. Tag p.c. war die Anlage der Augenbläschen ultrasonografisch darstellbar. Diese erschien als kreisrunde anechogene Struktur laterofrontal im sagittalen Kopfquerschnitt. Es wurde der einfache Durchmesser bestimmt, welcher am 19. Tag p.c. 1,07 ± 0,17 mm (n=6) betrug (s. Abb. 4.2 c). Bei weiterer Ausdifferenzierung der Augenanlage, wurden augeninterne Strukturen differenzierbar. Das gesamte Auge wurde möglichst im sagittalen Anschnitt dargestellt. Ab dem 26. Tag p.c. nahm der AD eine elliptoide Form an. In diesem Zeitraum wurde der mittlere aus dem maximalen und minimalen Durchmesser bestimmt. Er betrug 3,69 ± 1,57 mm (n=9). Der AD in fortgeschrittenen Trächtigkeitsstadien wurde definiert durch den Abstand des äussersten Hornhautrandes bis zum tiefsten Punkt der Augenhöhle, sowie dem dazu senkrechten Abstand der jeweils äußersten lateralen Ränder der verknöcherten Augenhöhle. Am Ende der Trächtigkeit (41. Tag p.c.) betrug der AD 10,40 ± 2,48 mm (n=2).

$$AD = 0,459 * d - 7,059 \qquad R^2 = 0,857; \; F(1,83) = \; 496,74; \; p < 0,001 \qquad \text{(VI)}$$

4.1.2.7 Linsendurchmesser (LD)

Die Augenlinse war eine ab dem 22. Tag p.c. messbare Struktur. Die gemessenen Werte befanden sich im Bereich zwischen 2 und 4 mm (n=49). Der Grad des monotonen Zusammenhanges zwischen LD und Gestationsalter betrug $r_{(d,LD)} = 0,609$ (Spearman-Rang-Korrelation, p<0,001). Im Streudiagramm der Messwerte zeigte sich, dass die Streuung jedoch sehr hoch war (s. Abb. 4.3 a). Hier wurde der Fehler in der Messung als so hoch eingeschätzt, dass der LD als ungeeignet zur Beschreibung des pränatalen Wachstums beim EFH eingestuft und von weiterer Auswertung ausgeschlossen wurde.

4.1.2.8 Nierendurchmesser (ND)

Der embryonale Nierendurchmesser wurde erst in der Nachbewertung der ultrasonografischen Aufnahmen als potentiell geeignet zur Gestationsalterbestimmung eingestuft (s. Abb. 4.3 b). Anhand gespeicherter Aufnahmen wurden Messungen durchgeführt (n=15). Im sagittalen maximalen Querschnitt wurde der Mittelwert aus maximalem und minimalem Durchmesser bestimmt. Dieser betrug im Intervall vom 22. bis 42. Tag p.c. zwei bis elf mm.

$$ND = 0,432 * d - 7,226 \qquad R^2 = 0,962; \; F(1,13) = \; 328,08; \; p < 0,0001 \qquad \text{(VII)}$$

4.1.2.9 Scheitel-Steiss-Länge (SSL)

Die Scheitel-Steiss-Länge (SSL) des Konzeptus wurde im Intervall vom 10. bis 30. Gestationstag 144 mal gemessen. Danach war der Fetus so groß, dass er mit der verwendeten Technik nicht mehr in seiner Gesamtheit darstellbar war. Auf geteilte Messungen wurde

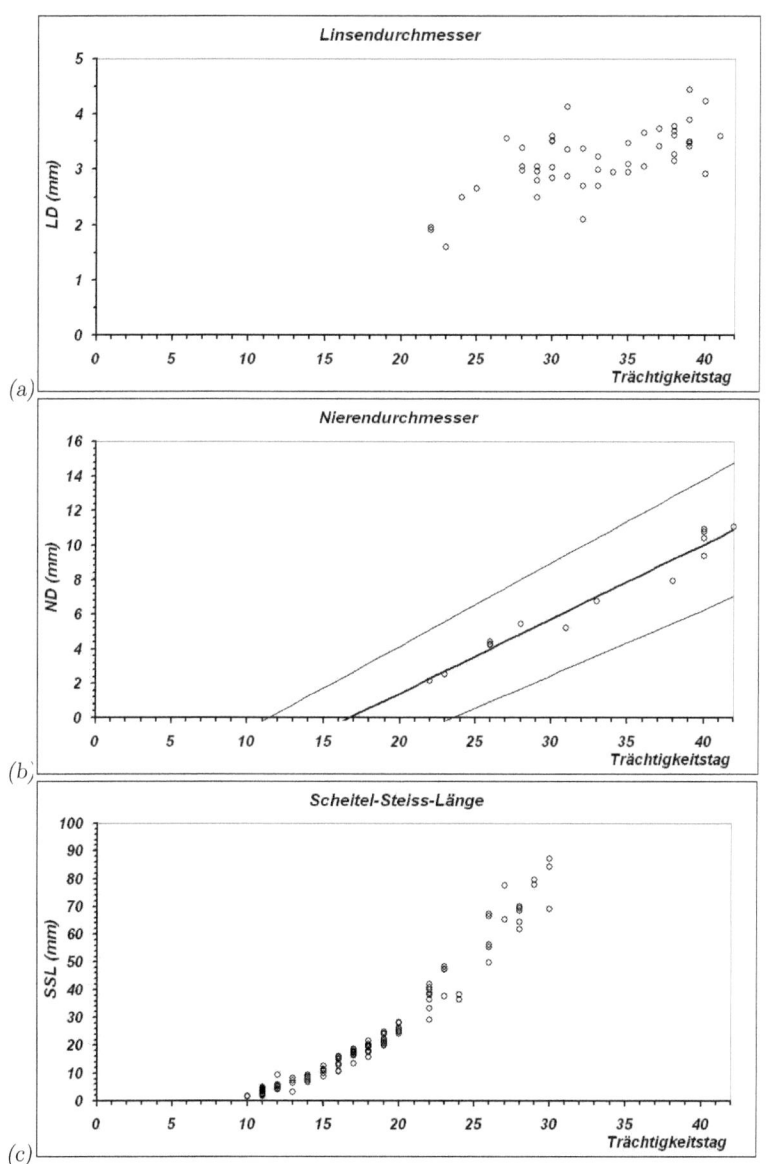

Abbildung 4.3 – Pränatales Wachstum beim EFH. Dargestellt sind die Streudiagramme der Messwerte (mm) zum LD, ND und SSL in Abhängigkeit vom Trächtigkeitstag.(a) Der LD wurde als nicht geeignet als Parameter zur Bestimmung des Gestationsalters eingestuft und aus weiterer Auswertung ausgechlossen. (b) Zum Nierendurchmesser ist ebenso das berechnete lineare Kurvenmodell sowie das 95%-Konfidenzintervall dargestellt. (c) Für die SSL wurde aufgrund der Messwertverteilung ein lineares Kurvenmodell ausgeschlossen.

aufgrund des Genauigkeitsverlustes verzichtet. In diesem Zeitraum betrug die SSL 1,56 ± 0,14 mm (n=2) bis 80,14 ± 9,68 mm (n=3). Die Abbildung der Messwerte in einem Streudiagramm zeigte, dass die Wachstumsrate der SSL nicht linear war (s. Abb. 4.3 c). Ab dem 17. Tag p.c. war eine höhere Wachstumsrate zu beobachten. Ein lineares Kurvenmodell wurde deswegen als nicht geeignet zur Beschreibung des Kurvenverlaufes befunden. Beim Auftragen der $\sqrt{SSL}$ gegen das Gestationsalter wurde ersichtlich, dass diese Beziehung höchstwahrscheinlich einem linearen Zusammenhang folgt. Es wurde eine lineare Regressionsanalyse der $\sqrt{SSL}$ in Abhängigkeit vom Gestationsalter durchgeführt (s. Abb. 4.4 a):

$$\sqrt{SSL} = 0,379 * d - 2,359 \qquad R^2 = 0,978; \; F(1,142) = 6286,70; \; p < 0,001 \qquad \text{(VIII)}$$

Durch Quadrieren der linearen Regressionsgleichung, erhielt man eine quadratische Funktion, die den Kurvenverlauf der SSL in Abhängigkeit vom Gestationsalter wie folgt beschreibt (s. Abb. 4.4 b):

$$SSL = 0,144 * d^2 - 1,789 * d + 5,565 \qquad \text{(IX)}$$

Um ein Modell zu entwickeln, dass es ermöglicht, den Verlauf des Wachstumes der SSL bis zum Ende der Trächtigkeit vorhersagen zu können, wurden postnatal Linealmessungen an JH vorgenommen (s. Abb. 4.4 c). Damit konnte der Endpunkt der Wachstumskurve zum Geburtszeitpunkt bestimmt werden. Die mittlere SSL betrug dann 120,34 ± 3,45 mm. Die Messungen zeigten, dass sich die Wachstumsrate der SSL in einer späteren Trächtigkeitsphase wieder verringert und im Bezug auf die gesamte Trächtigkeit einem sigmoidalen Kurvenverlauf folgt. Daraufhin wurden verschiedene mathematische Wachstumsmodelle, welche einen sigmoidalen Kurvenverlauf beschreiben, getestet und verglichen.

4.1.2.10 Sigmoidale Kurvenmodelle für SSL beim EFH

In der Vergangenheit wurden von verschiedenen Autoren folgende allgemeine Modelle zur Beschreibung einer Wachstumsgröße (W) (Masse, Lineardimension) in Abhängigkeit von der Zeit (t) entwickelt:

Wachstumsmodell nach Gompertz, 1825; (Winsor, 1932)

$$W(t) = A * e^{-e^{b-ct}} \qquad \text{(X)}$$

$$A = Asymptote \; von \; t \to \infty, b = Anstieg, c = Wendepunkt$$

Wachstumsmodell nach Bertalanffy, 1957

$$W(t) = \left(\frac{f}{g} - \left(\frac{f}{g} - W_0^{\frac{1}{3}} \right) * e^{-\frac{1}{3}*g*t} \right)^3 \qquad \text{(XI)}$$

$$\left(\frac{f}{g} \right)^3 = A = Asymptote \; von \; t \to \infty, f = Anstieg, g = Wendepunkt$$

Logistisches Wachstumsmodell (Peil, 1978)

$$W(t) = \frac{A}{1 + b * e^{-ct}} + D \qquad \text{(XII)}$$

$A = Asymptote\ von\ t \to \infty, b = Anstieg, c = Wendepunkt, D = Achsenabschnitt$

Von Hackländer et al. (2003) wurde ein logistisches Modell zur Beschreibung des embryonalen Wachstums der SSL beim EFH im Abhängigkeit vom Trächtigkeitstag (d) berechnet:

$$SSL = 5,09559 + \frac{117,12500}{1 + (\frac{d}{26,89150})^{-4,33684}} \qquad \text{(XIII)}$$

4.1.2.11 Errechnete Modellgleichungen für SSL beim EFH

Mit Hilfe der Modelle wurden nichtlineare Regressionsanalysen, die die postnatalen Messungen einschloss, durchgeführt. Damit wurden die den Kurvenverlauf charakterisierenden Parameter bestimmt. Im Folgenden sind die errechneten Modellgleichungen für das Wachstum der SSL (in mm) beim EFH im Abhängigkeit vom Gestationsalter (d) beschriebe (s. Abb. 4.4 c):

nach Wachstumsmodell von Gompertz, 1825 (Winsor, 1932)

$$SSL = 134,044 * e^{-e^{2,515-0,104*d}} \qquad R^2 = 0,985 \qquad \text{(XIV)}$$

nach Wachstumsmodell von Bertalanffy, 1957

$$SSL = \left(\frac{1,120}{0,210} - (\frac{1,120}{0,210} + 3,794) * e^{-\frac{1}{3}*0,210*d}\right)^3 \qquad R^2 = 0,982 \qquad \text{(XV)}$$

nach Logistischem Wachstumsmodell (Peil, 1978)

$$SSL = \frac{122,718}{1 + 141,856 * e^{-0,191*d}} - 2,803 \qquad R^2 = 0,987 \qquad \text{(XVI)}$$

Modellvergleich für SSL beim EFH nach Hackländer et al., 2003

$$SSL = 2,348 + \frac{127,512}{1 + (\frac{d}{27,318})^{-4,556}} \qquad R^2 = 0,987 \qquad \text{(XVII)}$$

4.1.2.12 Pränatales Wachstum unter Berücksichtigung der Wurfgröße

Die Wurfgröße in den Geburten variierte zwischen ein bis sechs JH. Es könnte daher sein, dass die Wachstumsrate von der Wurfgröße abhängt und daraus möglicherweise die erhebliche Streuung der Messwerte erklärbar wäre. Das würde bedeuten, dass sich die Regressionskoeffizienten für verschiedene Wurfgrößen signifikant unterscheiden. Das wurde

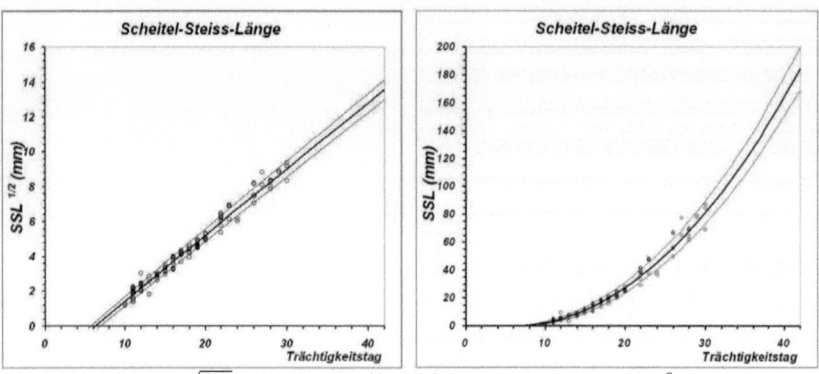

(a) Lineare Regression $\sqrt{SSL} = f(dT)$ mit 95% CI (b) Kurvenverlauf $SSL = f(dT^2)$ mit 95% CI

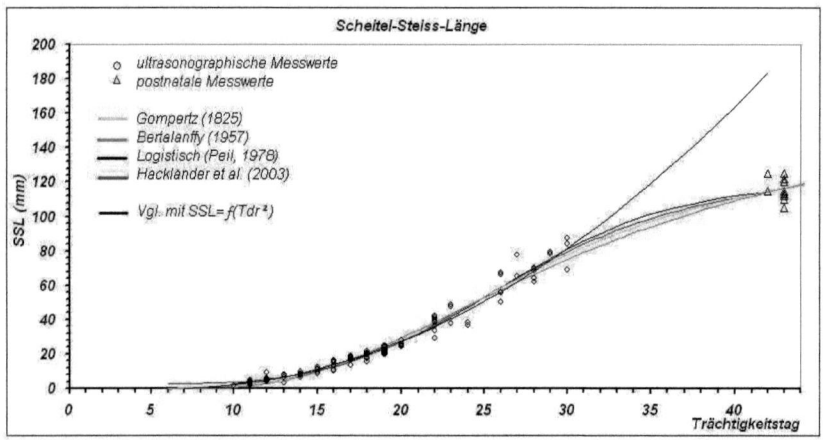

(f) Sigmoidale Wachstumsmodelle

Abbildung 4.4 – Pränatales Wachstum beim EFH - SSL - Modelle. Streudiagramm der Messwerte (mm) zur SSL in Abhängigkeit vom Trächtigkeitstag mit (a), [b] berechnetem quadratischem Kurvenmodell und 95%-Konfidenzintervall und (c) verschiedenen sigmoidalen Kurvenmodellen im Vergleich. Nähere Erläuterungen dazu im Text.

mittels Kovarianzanalyse für die linearen Abhängigkeiten $BPA = f(d)$, $TH = f(d)$, $FL = f(d)$, $FB = f(d)$, $HD = f(d)$, $AD = f(d)$ sowie für $\sqrt{SSL} = f(d)$ überprüft. Für den ND wurde wegen der geringen Anzahl der Messwerte diese Analyse nicht durchgeführt.

Für sechs der acht gemessenen biometrischen Parameter konnte kein signifikanter Unterschied in der Steigung der Regressionsgeraden abhängig von der Wurfgröße festgestellt werden ($p_{BPA} = 0,304$, $p_{TH} = 0,409$, $p_{FL} = 0,126$, $p_{HD} = 0,927$, $p_{AD} = 0,831$, $p_{\sqrt{SSL}} = 0,086$). Für den FB bestand ein signifikanter Unterschied in der Steigung der Regressionsgeraden abhängig von der Wurfgröße ($p_{FB} = 0,015$).

4.1.3 Bestimmung des Gestationsalters aus ultrasonografischen Messungen

4.1.3.1 Lineare Modelle aus biometrischen Parametern

Tabelle 4.1 – Regressionsformeln zur Altersbestimmung des Konzeptus in definierten Trächtigkeitsintervallen anhand biometrischer Parameter.

Intervall	Regressionsgleichung
6.-13. Tag p.c.	$Alter = 0,307 * \mathbf{FB} + 5,962$
10.-30. Tag p.c.	$Alter = 2,579 * \sqrt{\mathbf{SSL}} + 6,466$
(s. auch logistisches Modell Gleichung XVIII)	
16.-42. Tag p.c.	$Alter = 1,388 * \mathbf{BPA} + 8,966$
18.-42. Tag p.c.	$Alter = 1,007 * \mathbf{TH} + 14,769$
22.-42. Tag p.c.	$Alter = 0,739 * \mathbf{FL} + 21,482$
(s. auch multiples Modell Gleichung XIX)	
17.-42. Tag p.c.	$Alter = 1,749 * \mathbf{HD} + 15,142$
19.-42. Tag p.c.	$Alter = 1,866 * \mathbf{AD} + 17,654$
22.-42. Tag p.c.	$Alter = 2,228 * \mathbf{ND} + 17,339$

Aus den Kurvenmodellen für das pränatale Wachstum des EFH wurde ein Modell zur Bestimmung des Gestationsalters einer Häsin mit unbekanntem Trächtigkeitsstatus entwickelt. Dafür wurden die entsprechenden linearen Modellgleichungen der biometrischen Parameter (s. Gleichungen I bis VIII) verwendet. Bei allen Gleichungen handelt es sich um funktionelle Abhängigkeiten des biometrischen Parameters (bP) vom Trächtigkeitstag (d) ($bP = f(d)$). Zur Bestimmung des Gestationsalters könnten diese Gleichungen einfach in die Abhängigkeit $d = f(bP)$ umgeformt werden. Im linearen Regressionsverfahren erfolgt aber eine Residuenminimierung zugunsten des abhängigen Parameters. Um die Genauigkeit zu erhöhen, wurde deshalb die lineare Regressionsanalyse mit der Abhängigkeit $d = f(bP)$ für alle Parameter analog wiederholt durchgeführt. Dabei variierten die Parameter der resultierenden Gleichungen nur gering von den Parametern aus dem Umformungsverfahren. Diese Modelle sind in Tab. 4.1 zusammengefasst.

4.1.3.2 Scheitel-Steiss-Länge (SSL) - Logistisches Modell

Stellt man die sigmoidalen Wachstumsmodelle zur SSL in die Form $d = f(SSL)$ um, ist eine Bestimmung des Gestationsalters über den ganzen Trächtigkeitsverlauf möglich. Für das allgemeine logistische Modell (XII) stellt sich das wie folgt dar:

$$t = -\frac{1}{c} * ln\left(\frac{1}{b}\right) - \frac{1}{c} * ln\left(\frac{A}{W-d} - 1\right)$$

Unter Einbezug der spezifischen Parameter aus Gleichung XVI und Zusammenfassung der Terme ergibt sich für die Abhängigkeit $d = Alter = f(SSL)$ folgende Funktion:

$$Alter = 25,941 - 5,236 * ln\left(\frac{122,718}{SSL + 2,803} - 1\right) \qquad \text{(XVIII)}$$

Damit lässt sich auch nach dem 30. Tag p.c. aus der Messung der SSL (Verwendung anderer Ultraschalltechnik) eine prognostische Aussage über das Gestationsalter treffen. Analog ließe sich das auch für die anderen sigmoidalen Modelle durchführen.

4.1.3.3 Multiple Regression verschiedener Parameter

Besonders in der zweiten Hälfte der Trächtigkeit wird die Bestimmung des Gestationsalters anhand nur eines Parameters ungenauer, was durch die Breite des Konfidenzintervalles verdeutlicht wird. Daher könnte das berechnete Gestationsalter je nach verwendeten Parameter variieren. Um verschiedene bP in einer Modellgleichung zu vereinigen, wurde eine multiple Regression durchgeführt. Dafür erschienen die BPA, der TH und die FL am geeignetsten, da diese im gleichen Trächtigkeitsintervall bestimmbar waren und hier ausreichend Werte zur Verfügung standen. Das Ergebnis ist eine mehrdimensionale lineare Abhängigkeit, die wie folgt aussieht:

$$Alter = -0,006 * TH + 0,289 * BPA + 0,578 * FL + 18,782 \qquad R^2 = 0,965 \qquad (XIX)$$

Damit kann ab dem 22. Tag p.c. bis zum Ende der Trächtigkeit mit Hilfe eines Modells aus drei verschiedenen Messungen eines bP das Gestationsalter berechnet werden.

4.1.4 Sonografische Charakterisierung der pränatalen Entwicklung

Zusätzlich zur Messung der biometrischen Parameter war es wichtig, den Verlauf der Trächtigkeit unter dem Gesichtspunkt der ultrasonografischen Darstellbarkeit morphologischer Strukturen zu beurteilen. Hierbei wurden Strukturen durch Analogvergleiche mit allgemeiner embryologischer Literatur und anhand von Grundlagen der sonografischen Darstellbarkeit von Geweben identifiziert. Grundsätzlich ließen sich bei der pränatalen Entwicklung des EFH sonografisch vier verschiedene Phasen abgrenzen.

(I) bis 5. Tag p.c.: In der Anfangsphase der Trächtigkeit waren noch keine embryonalen Strukturen erkennbar. Insofern war keine sichere Trächtigkeitsdiagnose möglich. Am 3. Tag p.c. waren auf dem Ovar erstmals Strukturen in Größe von Graafschen Follikeln abgrenzbar, die im weiteren Verlauf als Trächtigkeitsgelbkörper identifiziert werden konnten. Anhand der C.ll. konnte auf die Anzahl der Ovulationen und potentiell stattgefundene Befruchtungen geschlossen werden.

(II) 6. bis 10. Tag p.c.: In dieser Phase ließen sich bereits Keimblasen (FB) und plazentare Strukturen darstellen. Der 6. Tag p.c. als frühester Zeitpunkt der sonografischen Nachweisbarkeit der FB konnte durch die Methode der Sechs-Tage-Untersuchung (s. Kap. 3.6.6, S. 51) genau ermittelt werden. Die FB war zuerst eine anechogene kreisrunde Struktur. Durch Schwenken des Schallkopfes wurde die kugelige Gestalt sichtbar. Dies erlaubte die sonografische Abgrenzung zu Gefäßen. Die FB befanden sich zentral eingebettet im

Uteruslumen, wodurch sie von anderen beobachteten zystischen Strukturen differenzierbar waren, die innerhalb des Endometriums gelegen waren. Charakteristisch für flüssigkeitsgefüllte Strukturen waren die sogenannten „weissen Linien", hyperechogene Bereiche als Begrenzung ober- und unterhalb der Struktur. Am 8. Tag p.c. war die Größe der Keimblase in etwa auf Uterusdurchmesser angewachsen. Durch Volumenzunahm der Fruchtblase und den Druck des umliegenden Gewebes war der Querschnitt meist nicht mehr rund sondern zusammengedrückt und ellipsoid. Teilweise konnten schon sich entwickelnde plazentare Strukturen (Deziduareaktion) gesehen werden. Am 9. Tag p.c. waren diese dann sehr deutlich halbkreis- bis unregelmäßig nierenförmig im Querschnitt der FB sichtbar. So teilte sich der Keimblasenquerschnitt in einen anechogenen flüssigkeitsgefüllten und mittelgradig echogenen plazentaren Teil, der in etwa die Hälfte bis ein Drittel beanspruchte. Am 10. Tag p.c. waren die plazentaren Strukturen dann deutlich nierenförmig. In der eingesenkten Mitte konnte teilweise der sich entwickelnde Embryo abgegrenzt werden. In dieser Phase war es möglich, die Lage der Fruchtanlagen im Verhältnis zueinander und ihre Position im Uterus zu beurteilen.

(III) 11. bis 20. Tag p.c.: Der lebende Embryo konnte in seiner Entwicklung verfolgt werden und erstreckte sich in etwa bis zum Ende der vermuteten Embryonalperiode (Ciberej, 1993). Die Trächtigkeitsstadien konnten durch spezifische morphologische Merkmale charakterisiert werden. Am 11. Tag p.c. war der Embryo deutlich als stielförmige Struktur in der mittleren Einsenkung der Plazenta sichtbar. Bei fixiertem Ultraschallkopf konnte in der Mitte dieser Struktur deutlich ein Flackern sichtbar gemacht werden, das als Herzschlag identifiziert wurde. Diese erste Detektierbarkeit des Herzschlages war ein spezifisches Merkmal des 11. Tag p.c. und der erste Nachweis für die Entwicklung eines lebenden Embryos. Im engeren Sinne konnte man erst hier von einer sicheren Trächtigkeitsdiagnose sprechen. Bis zum 20. Tag p.c. war die zunehmende Differenzierung interner und externer embryologischer Strukturen möglich. So waren die Ausbildung der Fruchthüllen, die Entwicklung der Hirnstrukturen und die Veränderung der äußeren Form des Embryos ein gutes Kriterium zur Charakterisierung des Trächtigkeitsstadiums. In dieser Phase war die Fruchtanlage in ihrer Größenausdehnung noch so gering, dass sie im Ganzen darstellbar war. Durch geschicktes Schwenken des Schallkopfes erhielt man eine gute dreidimensionale Vorstellung der Strukturen. Auf diese Weise war eine Beurteilung der Größenverhältnisse aller embryonaler Strukturen und der Lagebeziehungen der Fruchtanlagen untereinander möglich.

(IV) 21. Tag p.c. bis Geburt: In der zweiten Hälfte der Trächtigkeit konnte die Fetalentwicklung verfolgt werden. Plazenta und Fruchthüllen waren voll ausgebildet. Deshalb waren die extraembryonalen Strukturen sonografisch als Kriterium nicht mehr relevant. Die äussere Gestalt des Fetus entsprach zu Beginn bereits der bei der Geburt und er nahm rasch an Größe zu. Daher gelang es schrittweise, einzelne interne Strukturen und Organsysteme zu differenzieren und darzustellen. Die Fruchtanlagen waren jedoch schon bald nicht mehr

Tabelle 4.2 – **Ultrasonografische Charakterisierung des Trächtigkeitsverlaufes beim EFH.** Zur Veranschaulichung der einzelnen Punkte siehe auch Abb. 4.5 bis 4.8.

d	Markante sonographische Merkmale
3	C.ll. Strukturen in der Größe von sprungreifen Follikeln (ca. 2 mm Durchmesser)
6	FB, kreisrund, ⌀∼eine Endometriumsschicht
7	FB, kreisrund, ⌀∼zwei Endometriumsschichten
8	FB, kreisrund bis ellipsoid, ⌀∼Uterusdurchmesser; erste U-förmige plazentare Strukturen
9	FB, ellipsoid/unregelmäßig; plazentare Strukturen gefaltet, beginnend nierenförmig
10	FB, plazentare Strukturen nierenförmig im Querschnitt, in Kerbe in Mitte minimal erste embryonale Strukturen
11	Embryo als stielförmige Struktur in Kerbe der Plazenta, erster Herzschlag als Flackern im Zentrum
12	Embryo im Sagittalschnitt eingerollt, Kopfende hakenförmig, Hirnanlage Dreiblasenstadium, Fruchthüllen: echogener Teil: Plazenta, anechogener Teil: Dottersack
13	„Schweineohrstadium" („eingerollte Schichten"): Anlagen der Wirbelsäule und der Verdauungsorgane; Herz kreisrund, unstrukturiert
14	„Schweineohrstadium"; Hirnanlage Fünfblasenstadium
15	„Schweineohrstadium"; Kopfanlage im Verhältnis zum Rumpfteil ca. die Hälfte des Embryo
16	Einkerbung im Nackenbereich als beginnende Abgrenzbarkeit des Kopfes, Kopf und Rumpf im Sagittalschnitt etwa gleiche Länge
17	noch keine Verknöcherungen, Gliedmaßen deutlich abgesetzt, Kopf-Rumpf-Verhältnis beginnt sich zugunsten des Rumpfes zu verschieben
18	erste Verknöcherungszentren an den Schädelknochen, Abdomen noch unstrukturiert
19	Kieferknochen verknöchert, Augenanlagen als etwa 1mm große kreisrunde anechogene Strukturen seitlich am Kopf, Magenblase in Größe der Augenblase
20	Schädelstrukturen
21	Blase; Verknöcherungszentrum langer Röhrenknochen als kleine quadratische Strukturen und Thorax
22	Leber-Lungen-Grenze und Niere schon erkennbar
23	Leber-Lungen-Grenze und Niere deutlich abgegrenzt
26	alle großen Knochen als Struktur darstellbar
28	Auge: Linse und strukturierter Glaskörper
29	Haare
35	Auge: Linse und klarer Glaskörper
pP	Narben im Endometrium an der Implantationsstelle

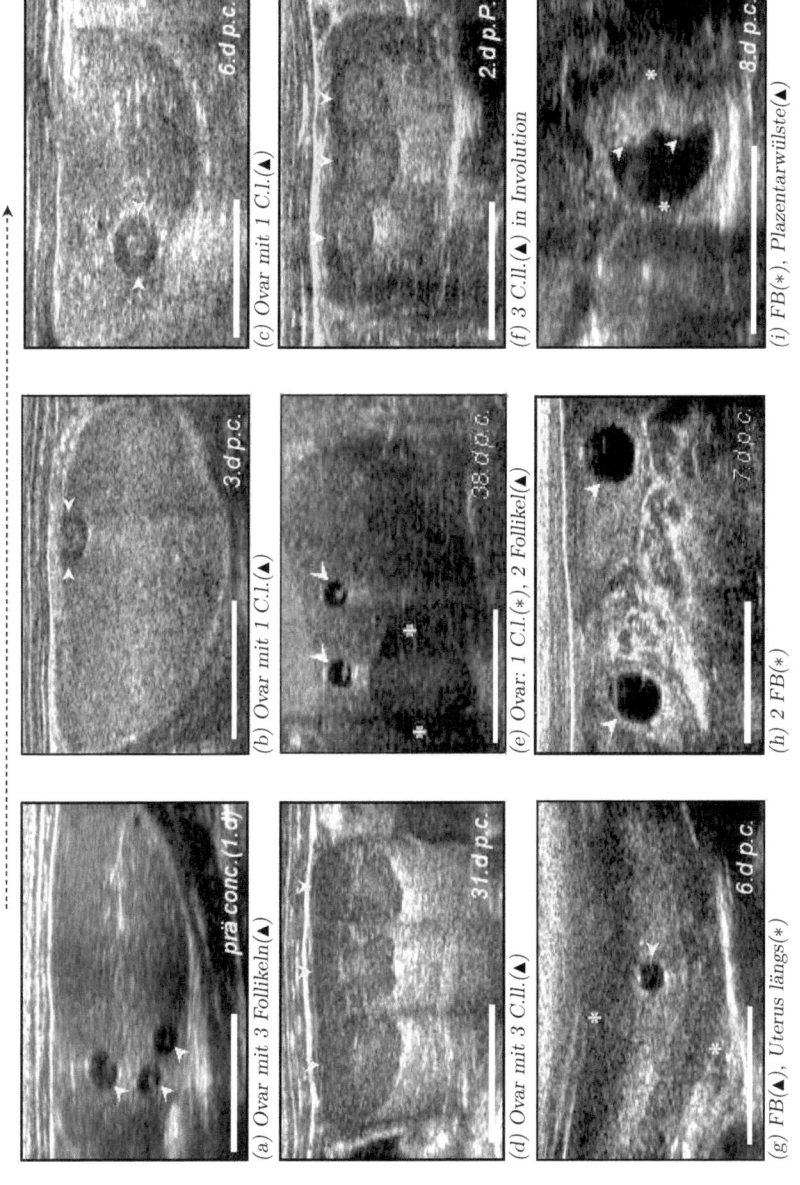

Abbildung 4.5 – Trächtigkeitsverlauf beim EFH (I): Ovarielle Funktionskörper und Embryonalentwicklung 6. bis 8. Tag p.c. Weißer Balken = 10 mm. Symbole = Grenzen der Strukturen.

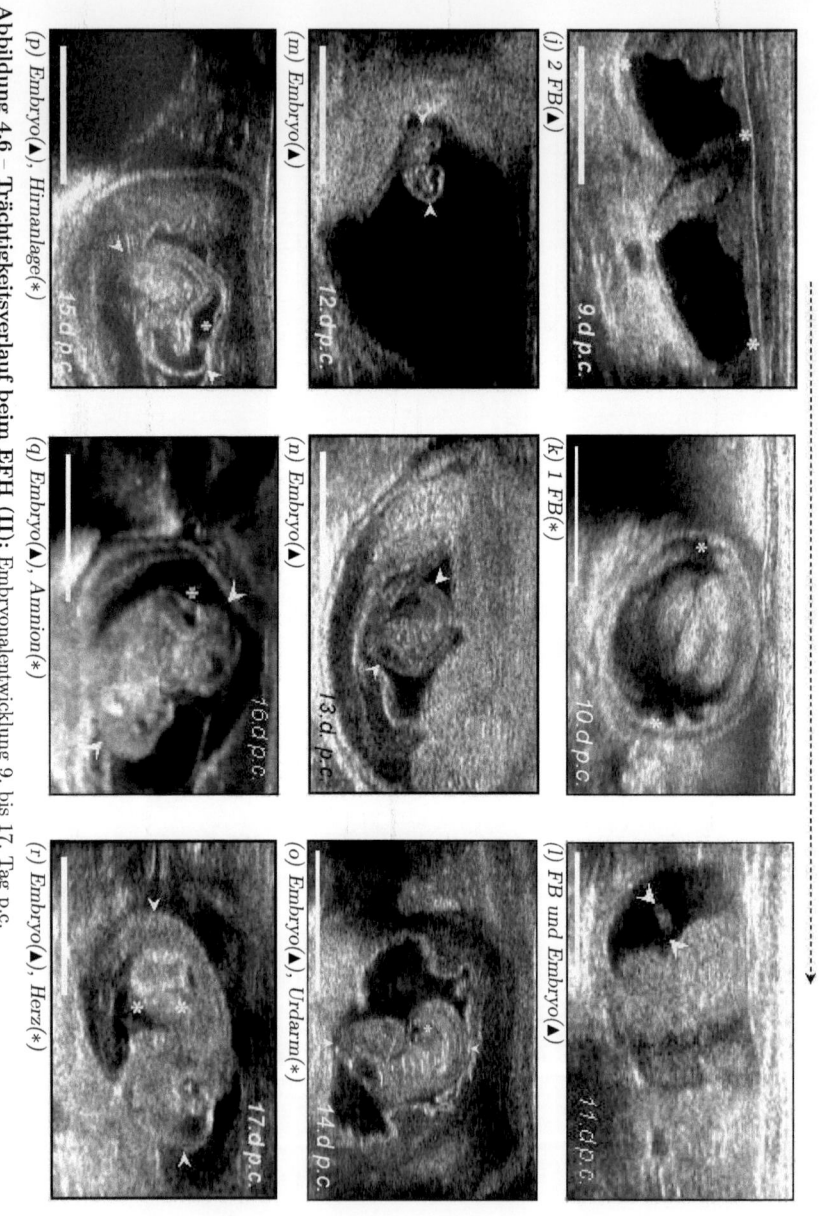

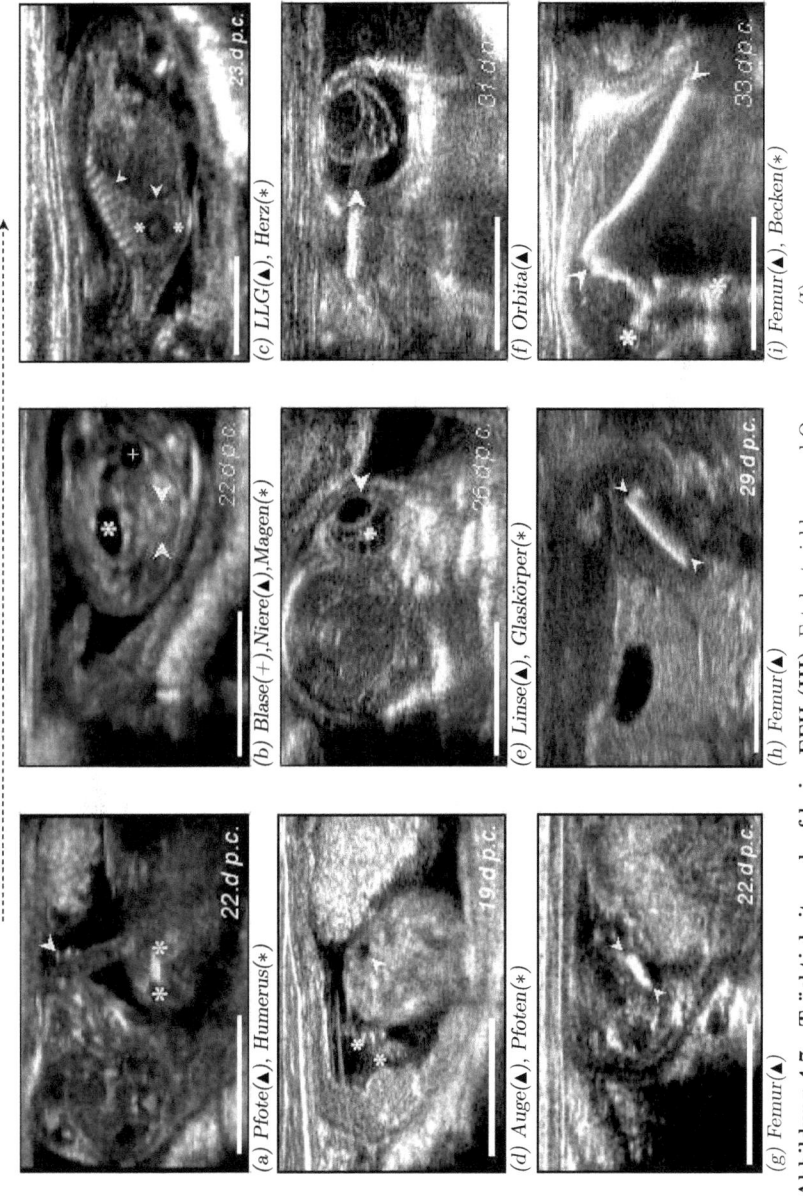

Abbildung 4.7 – Trächtigkeitsverlauf beim EFH (III): Fetalentwicklung und Organogenese (I). Weißer Balken = 10 mm. Symbole = Grenzen der Strukturen.

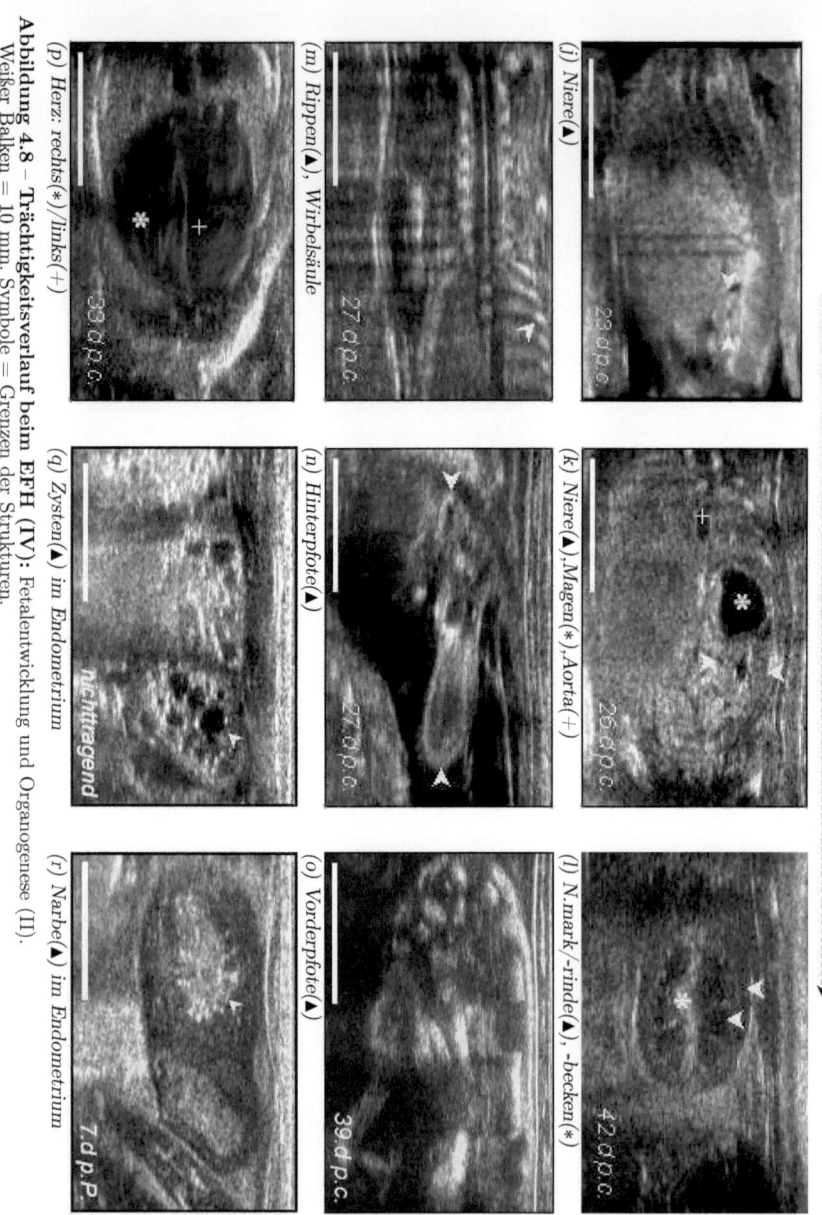

Abbildung 4.8 – Trächtigkeitsverlauf beim EFH (IV): Fetalentwicklung und Organogenese (II). Weißer Balken = 10 mm. Symbole = Grenzen der Strukturen.

im Ganzen darstellbar. Der trächtige Uterus nahm zunehmend mehr Raum innerhalb des Abdomens der Häsin ein. Deshalb wurde eine räumliche Beurteilung der Lagebeziehungen aller Strukturen im Uterus immer schwieriger. Die Beurteilung des Entwicklungsstadiums der Organsysteme im Zusammenhang zur Messung der biometrischen Parameter waren die Hauptkriterien zur Beurteilung des Trächtigkeitsstatus. Besonders wichtig war hier der Prozess der Knochenkalzifizierung, die Augenentwicklung und die Abgrenzung der abdominalen Organe. Trotzdem war die Quantifizierung der biometrischen Parameter hier das zuverlässigste Kriterium zur genauen Bestimmung des Gestationsalters.

Zur Veranschaulichng sind detaillierte Merkmale der einzelnen Trächtigkeitsstadien in tabellarischer Form in Tab. 4.2 und die korrespondierenden Ultrasonogramme in Abb. 4.5 bis 4.8 dargestellt.

4.1.5 Sonografische Charakterisierung der Funktionskörper des Ovars

4.1.5.1 *Follikel*

Follikel stellten sich innerhalb des Ovarstromas als kreisrunde anechogene Strukturen dar. Bei Follikeln größer als 2 mm konnte teilweise der *Cumulus oophorus* als echogene interne peripher gelegene Struktur detektiert werden (s. Abb. 4.5 a,e). Der mittlere Durchmesser der detektierten Follikel betrug $1{,}77 \pm 0{,}49$ mm (n=1770), dabei minimal 0,56 und maximal 3,90 mm. Die mittlere Anzahl pro Untersuchung war $3{,}2 \pm 1{,}9$ (n=640), dabei minimal 0 und maximal 13 Follikel. Es gab einen signifikanten Unterschied in der Follikelanzahl bei nicht trächtigen ($3{,}1 \pm 2{,}0$ (n=281)) und trächtigen ($3{,}3 \pm 1{,}8$ (n=359)) Häsinnen *(U=45704,5; p=0,039)*. Der mittlere Follikeldurchmesser bei nicht trächtigen ($1{,}78 \pm 0{,}49$ mm (n=732)) und trächtigen ($1{,}75 \pm 0{,}49$ mm (n=1038)) Häsinnen unterschied sich nicht voneinander *(U=363875,5; p=0,130)*. Die Anzahl der detektierten Follikel im Verlauf der Zuchtsaison nahm von ein bis zwei im Januar auf drei bis vier in der Mitte der Zuchtsaison zu, um dann zum Ende wieder auf zwei bis drei zu fallen. Wurden im März und April mehr Follikel bei nicht tragenden Häsinnen im Vergleich zu tragenden detektiert, verhielt sich der Verlauf im Rest der Zuchtsaison ähnlich (s. Abb. B.8). Der sonografische Nachweis von Follikeln war über die ganze Dauer der Trächtigkeit möglich. Postnatal erfolgte ein geringgradiger Anstieg der Follikelanzahl, aber kein Anstieg im mittleren Durchmesser (s. Abb. 4.9 c).

4.1.5.2 *Gelbkörper*

Gelbkörper konnten das erste Mal am 3. Tag p.c. sonografisch nachgewiesen werden. Dieser früheste Zeitpunkt der Nachweisbarkeit konnte durch die Methode der Sechs-Tage-Untersuchung (s. Kap. 3.6.6, S. 51) genau bestimmt werden. Zu diesem Zeitpunkt hatten die C.ll. eine Größe von $2{,}33 \pm 0{,}66$ mm (n=38) und einen fast kreisrunden Querschnitt. Sie waren damit mit der Ausdehnung eines Follikels unmittelbar vor der Ovulation vergleichbar. Eine verminderte Echogenität machte die Differenzierung zum umgebenden Gewebe möglich. Mit fortschreitender Trächtigkeit nahm ihr Durchmesser sowie die Anechogenität zu. In etwa vom 18. bis 24. Tag p.c. stagnierte die Größenzunahme der C.ll., um danach weiter anzuwachsen. Der maximale Durchmesser war am 35. Tag p.c. erreicht und betrug 8,30 ± 1,57 mm (n=11). Das typische ultrasonografische Erscheinungsbild eines Trächtigkeitsgelbkörpers bestand in einem elliptischen, gut abgegrenzten, hypoechogenen Bereich innerhalb des Ovarstromas, der ein hyperechoges Zentrum aufwies. Bis zum Werfen verringerte sich die Größe der C.ll. geringgradig und die Echogenität stieg leicht an. Zum Wurfzeitpunkt betrug der mittlere Durchmesser der C.ll. 6,37 ± 1,44 mm (n=28). Die postpartale Gelbkörperregression war durch weitere Zunahme der Echogenität sowie Abnahme des mittleren Durchmessers gekennzeichnet. Zwischen dem 11. und 15. Tag p.P. begannen die Grenzen mit dem umgebenden Gewebe zu verschmelzen und eine klare messbare Differenzierung war nicht mehr möglich. Danach wurden noch echogene narbige Bezirke detektiert, die aber nicht mehr klar abgrenzbar waren.

Der Durchmesser der C.ll. wurde in einem Diagramm gegen den Trächtigkeitstag aufgetragen (s. Abb. 4.9 a). Um den Kurvenverlauf zu modellieren, wurde eine nichtlineare Regressionsanalyse durchgeführt. Um die verschiedenen Wachstumsphasen der C.ll. im Modell angemessen abzubilden, erschien eine polynomische Gleichung siebten Grades am geeignetsten. Das Ergebnis sieht folgendermaßen aus[1]:

$$CLD = -1,56E^{-09} * d^7 + 3,39E^{-07} * d^6 - 2,90E^{-05} * d^5 + 1,24E^{-03} * d^4$$
$$-0,03 * d^3 + 0,29 * d^2 - 0,83 * d + 2,872 \qquad R^2 = 0,754 \qquad (XX)$$

Abb. 4.9 a verdeutlicht dieses Modell im Zusammenhang zu den gemessenen Werten. Die mittleren Durchmesser der C.ll. an den einzelnen Trächtigkeitstagen sind in Tab. A.6 aufgelistet.

4.1.6 Endokrinologische Charakterisierung des Trächtigkeitsverlaufes

4.1.6.1 *Serumprogesteron*

Die Serumprogesteronkonzentration (P4) wurde insgesamt 452 mal bestimmt. Sie betrug minimal 0,00 ng/ml bis maximal 169,72 ng/ml und im Median 5,83 ng/ml. Dabei lagen die Werte bei tragenden Tieren im Mittel deutlich höher als bei nicht tragenden *(U=7629,5; p<0,00001)*. Der basale Spiegel von P4 ausserhalb der Zuchtsaison im November betrug zwischen 0,00 und 1,60 ng/ml.

Die P4-Konzentration änderte sich abhängig vom Trächtigkeitsverlauf (s. Abb. 4.9 b, *EVA, n=250, df=40, F=5,088, p<0,0001*). P4 nahm am Beginn der Trächtigkeit bis zum 10. Tag p.c. stetig bis auf etwa 20 ng/ml zu. Vom 11. bis 35. Tag p.c. hatte P4 Werte zwischen

---
[1] Aus Gründen der Übersichtlichkeit sind die Terme der Form $a * 10^b$ als aE^b dargestellt.

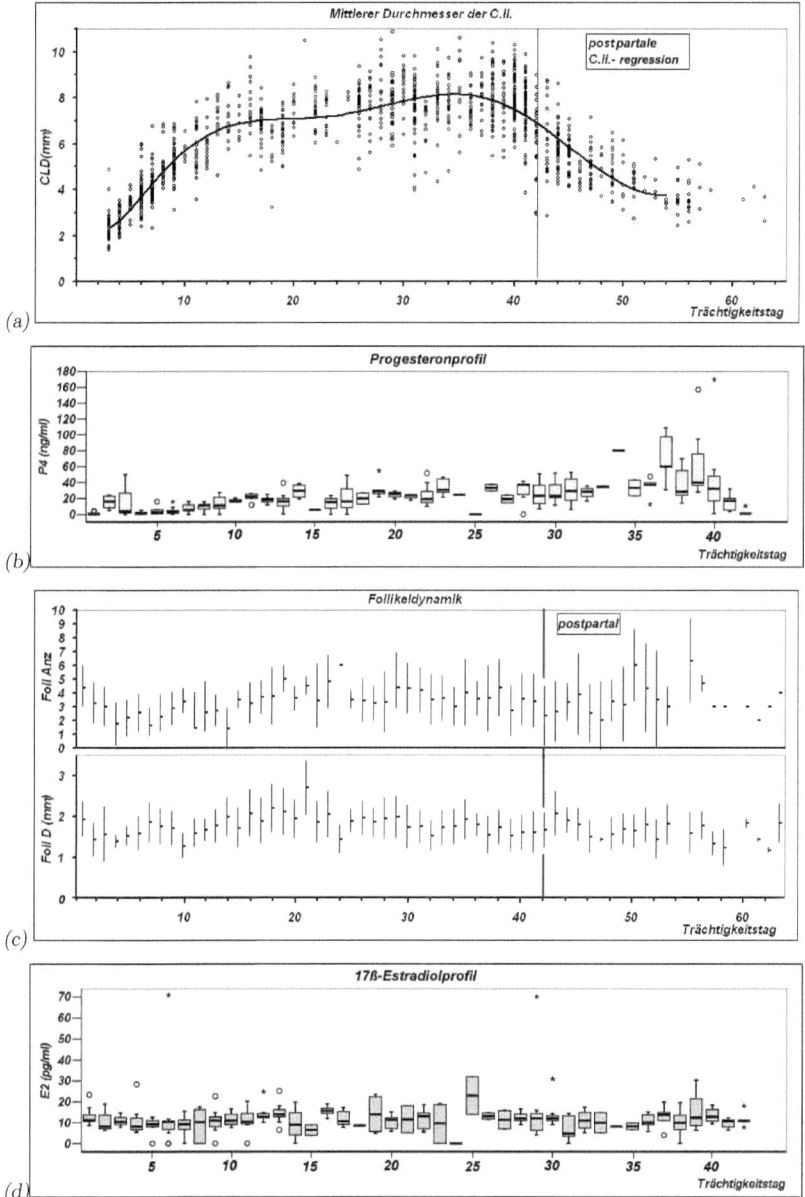

Abbildung 4.9 – Ovardynamik und Sexualsteroide während der Trächtigkeit. (a) Gelbkörperentwicklung (Streudiagramm der Messwerte und berechnete Regressionskurve); (b,d) Serumprogesteronspiegel (P4) bzw. Serumestrogenspiegel (E2) (Boxplot mit Median und Quartilen, Extremwerten (°) und Ausreissern (*)); (c) Follikeldynamik (Mittelwert und SD).

10 und 30 ng/ml. Am Ende der Trächtigkeit bis zum 39. Tag p.c. wurden Werte von bis zu 100 ng/ml erreicht. Danach fiel P4 bis zur Geburt wieder bis auf das basale Niveau ab. Insgesamt waren jedoch große individuelle Schwankungen zu beobachten.

4.1.6.2 Serumestrogen

Der mittlere Serumestrogenspiegel (E2) in allen weiblichen Individuen betrug 12,12 ± 8,03 pg/ml (n=410). Dabei wurden Werte von minimal 0,00 pg/ml bis maximal 70,88 pg/ml gemessen. Der mittlere E2-spiegel wies keine signifikanten jahreszeitlich abhängigen Schwankungen auf *(EVA, df=10, F=0,973, n=410, p=0,466)*. Es wurde kein Unterschied im mittleren E2-gehalt bei tragenden (11,90 ± 7,96 (n=220)) und nicht-tragenden (12,39 ± 8,13 (n=190)) Häsinnen gefunden *(U=19972,0; p=0,438)*. Eine jahreszeitliche Abhängigkeit bestand ebenfalls nicht *(EVA, tragend: df=9, F=0,697, n=220, p=0,712; nicht-tragend: df=10, F=1,624, n=190, p=0,103)*. Weiterhin gab es keine signifikante Korrelation zwischen der Anzahl der ultrasonografisch detektierten Follikel und der Höhe des Estradiol-17ß-spiegels *($\varrho=0,069$, p=0,168)*. Jedoch bestand eine signifikante positive Korrelation zwischen dem aufsummierten Durchmesser der Follikel pro Häsin und dem mittleren E2 *($\varrho=0,106$, p=0,032)*. Im gesamten Verlauf der Trächtigkeit bestand in etwa ein gleichbleibender E2-Spiegel (s. Abb. 4.9 d) *(EVA, df=40, n=235, F=0,556, p=0,985)*.

4.1.7 Charakterisierung des Trächtigkeitsverlaufes: Schema

Zur Charakterisierung des Trächtigkeitsstatus beim EFH wurden folgende Kriterien herangezogen: die Messung der biometrischen Parameter, das morphologische Erscheinungsbild von Strukturen und der Ovarstatus. Die Ergebnisse der vorigen Kapitel wurden schematisch zusammengefasst und sind in Abb. 4.10 dargestellt.

4.2 Störungen der pränatalen Entwicklung

4.2.1 Die pränatale Retardierung

Generell waren die mittleren Geburtsgewichte der einzelnen JH in größeren Würfen niedriger *($\varrho = -0,263$, n=83, p=0,016)* (s. Abb. B.9). Bei Mehrlingswürfen gab es teilweise erhebliche Gewichtsunterschiede zwischen den Geschwistern. Bei 91,3% bzw. 6,9% der Würfe mit mehr als einem JH betrug die KM des kleinsten JH jeweils bis maximal 30% bzw. 30 bis 40% weniger als die KM des größten JH. Bei drei (1,8%) Trächtigkeiten wurden bei der Geburt auffällige Größenunterschiede zwischen JH bzw. Feten gefunden (s. Abb. 4.11). Hier betrug die Differenz der KM des kleinsten zum größten JH mehr als 40 % und bis zu 70 %. Aus der experimentellen Versuchsanordnung ging eindeutig hervor, dass die JH aus einem Ovulationszyklus und durch den gleichen Deckakt entstanden waren. Der Ovarstatus und die embryonale Entwicklung waren ultrasonografisch verfolgt worden. Dabei

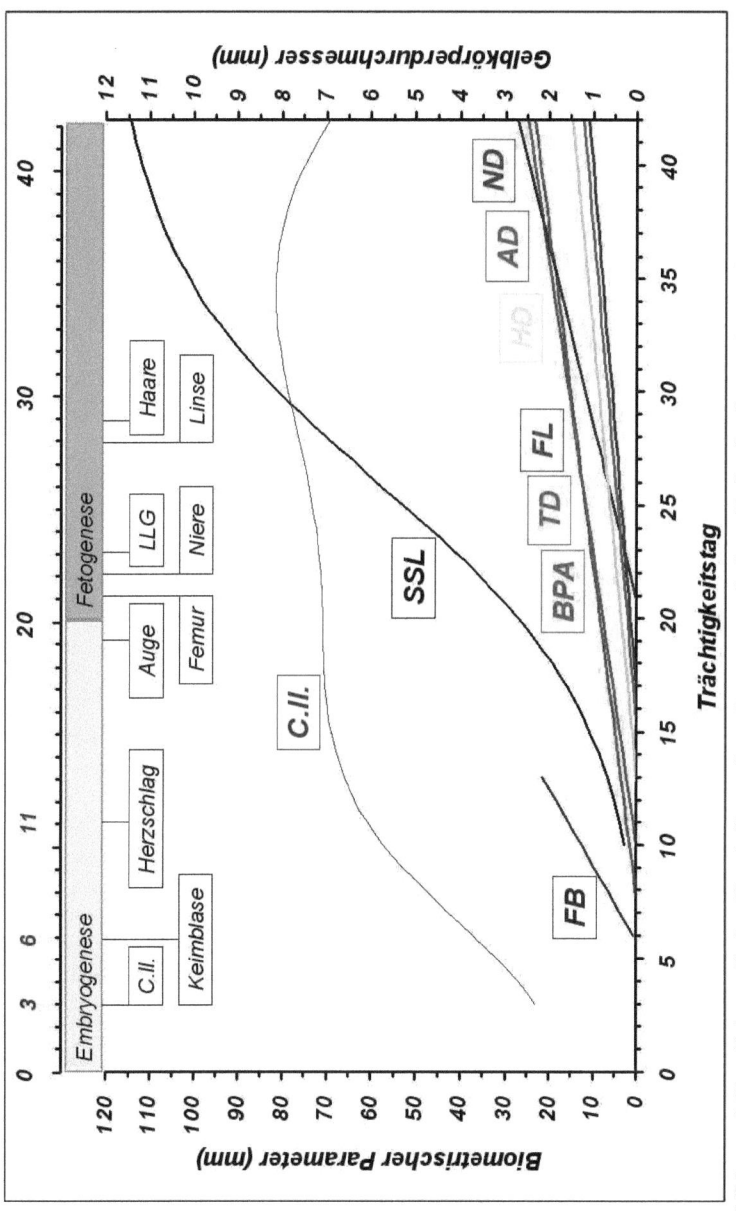

Abbildung 4.10 – **Schematische Darstellung der ultrasonografischen Befunde der embryonalen Entwicklung beim EFH.** Empirische Wachstumskurven zur Entwicklung des Konzeptus (FB, SSL, BPA, TD, FL, HD, AD, ND) und des mittleren Durchmessers der Gelbkörper (C.ll.) sind im Zusammenhang zur ersten Detektierbarkeit morphologischer Eckpunkten (obere Scala) in Abhängigkeit vom Trächtigkeitstag dargestellt. Am wichtigsten dabei sind die Eckpunkte am 3., 6. und 11. Trächtigkeitstag.

Wurfnr.	Wurfdatum	Mutter	WG	Lfd.Nr: Geschlecht (KM in g)
541	10.09.2005	001	2	1: ♂(85); 2: ♀ (155)
719	21.04.2007	021	5	3: ♂ (135); 4: ♀ (95); 5: ♀ (110); 6: ♀ (120); 7:unbest. (40)
723	22.04.2007	201	4	8: ♂ (55); 9: ♀ (120); 10: ♀ (140); 11: ♀ (145)

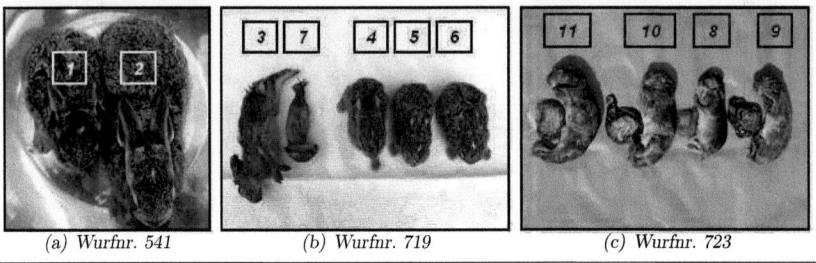

(a) Wurfnr. 541   (b) Wurfnr. 719   (c) Wurfnr. 723

Abbildung 4.11 – Embryonale Retardierung. Wurfnr. 541: lebend geboren; 719: 2 tot, 3 lebend; 723: Eileiterspülung kurz vor der Geburt. (WG=Wurfgröße, KM=Körpermasse)

waren keine Auffälligkeiten in der Embryonalphase der Trächtigkeiten festgestellt worden. Lfd.Nr. 1, Wurfnr. 541 wurde lebendig geboren, blieb in der Entwicklung dauerhaft zurück und verstarb nach 22 Tagen mit einer KM von 230 g (erwartet: mind. 600 g).

4.2.2 Präpartale Verluste und embryonale Resorptionen

4.2.2.1 Formen der embryonalen Resorption

Die Anzahl der detektierten C.ll. verdeutlichte beim EFH die Anzahl der erfolgten Ovulationen. Auch wenn prinzipiell die Möglichkeit besteht, dass mehrere Eizellen pro Follikel ovulieren oder auch monozygote Mehrlinge auftreten könnten, wurde dies erfahrungsgemäss beim EFH nicht beobachtet. Es wurden nie mehr Embryonen als C.ll. detektiert. Bei einer ovulierten Eizelle pro detektiertem C.ll. wäre die theoretische Erwartung, dass die Anzahlen der C.ll., der Konzeptus und der geborenen JH im Idealfall einander entsprechen. Hier wurden jedoch große Differenzen beobachtet. Ursächlich war das Auftreten von präpartalen Verlusten (pV) bzw. embryonalen Resorptionen (eR). Dabei bedeutet pV die absolute Differenz zwischen Ovulation und der resultierenden Wurfgröße. In dem Sinne sind auch Verluste von Eizellen, die gar nicht erst befruchtet wurden, mit eingeschlossen. Gerade die Prozesse im Eileiter konnten in diesem Rahmen leider nicht genauer quantifiziert werden. eR bezeichnet dann im Unterschied zu pV im engeren Sinne eigentlich nur Verluste tatsächlich vorhandener embryonaler Stadien. Da diese Trennung hier nicht immer eindeutig und praktikabel ist, soll im Folgenden die Bezeichnung eR im Sinne von präpartalen Verlusten verwendet werden. Anhand verschiedener Aspekte konnten folgende Formen von eR unterschieden werden:

Zeitpunkt der eR: Früh- / Spätresorptionen - vor / nach der Implantation (7.-8. Tag p.c.)
Ort der eR: Eileiter (bis 5. Tag p.c.) oder Uterus (ab 6. Tag p.c.)
relative Anzahl der eR: Teilresorption (Geburt von mindestens einem JH) oder Totalresorption (keine Geburt von JH, erneute Belegung vor üblicher Tragzeit gegebenenfalls möglich)

4.2.2.2 Diagnostik der embryonalen Resorption

Keine eR trat während einer Trächtigkeit auf, wenn die Anzahl der Ovulationen (detektierte C.ll.), der Konzeptus und der geborenen JH von Anfang bis Ende übereinstimmten. Infolgedessen kamen für die Feststellung der eR folgende zwei Wege in Frage (s. Abb. 4.12):

Indirekte Diagnose: Die Schlussfolgerung der eR war gegeben, wenn bei einer Trächtigkeit in mindestens zwei Untersuchungen bzw. Datensätzen eine Differenz in den Anzahlen C.ll./ Konzeptus/ JH auftrat.

Direkte Diagnose: Erst nach der Implantation, wenn die Fruchtanlage eine gewisse Größe überschritten hatte, war es möglich, eine eR sonografisch direkt darzustellen und in ihrer Entwicklung zu verfolgen.

Insgesamt waren die Möglichkeiten der sonografischen Diagnostik der eR beim EFH wie folgt:

(I) 1. bis 5. Tag p.c. (präimplantativ): In diesem Zeitraum war keine Aussage über eR möglich. Ab dem 3. Tag p.c. konnte über die Detektion der C.ll. eine Aussage über die potentiell zu erwartende Anzahl der zu implantierenden Embryonen getroffen werden (s. Abb. 4.12a).

(II) 6. bis 10. Tag p.c. (periimplantativ): Der Vergleich der Anzahlen der FB mit denen der C.ll. liess den theoretischen Schluss über präimplantative Verluste zu (s. Abb. 4.12b).

(III) 11. Tag p.c. bis Geburt (postimplantativ): Ab dem 11. Tag p.c. konnten lebende Embryonen anhand des Herzschlages nachgewiesen werden. Somit konnten auch tote Konzeptus detektiert werden. Ausserdem hatten die Fruchtanlagen strukturell soweit an Größe zugenommen, dass bei einem Absterben nachweisbares Gewebe für einen gewissen Zeitraum übrig blieb. Ab diesem Zeitpunkt war demnach auch die sonografische Darstellung der eR möglich. Anhand der Größe und Struktur war damit eine Schätzung des Zeitpunktes des Absterbens der Fruchtanlage möglich. Der Beginn von eR (initiales Ereigniss: Tod der Frucht) trat ca. bis zum Ende der Embryonalperiode bis Mitte der Trächtigkeit auf. Es werden hier aber keine weiteren Angaben über Zeiträume gemacht, da diese individuell von dem Stadium der Trächtigkeit, in dem der Tod der Frucht erfolgte, abhingen. Je früher der embryonale Tod erfolgte, desto weniger embryonales Gewebe musste von der Mutter

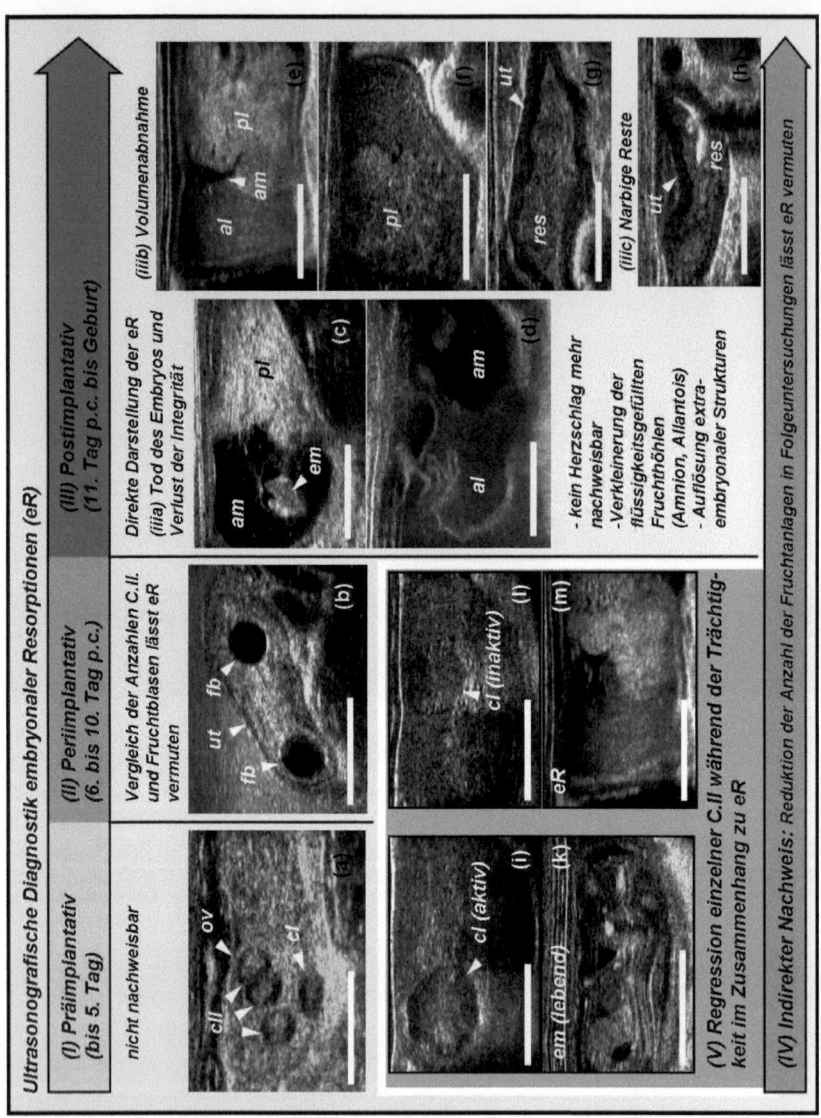

Abbildung 4.12 – Ultrasonografische Diagnostik embryonaler Resorptionen. (a) Ovar mit 4 C.ll. (b) Uterus mit 2 Keimblasen (c) bis (h) ultrasonografische Darstellung der Stadien der Resorption (c) Embryo noch erkennbar, Auflösung der Strukturen (d) Auflösung der Fruchthüllenintegrität (e) und (f) Flüssigkeit weitestgehend resorbiert (g) und (h) narbige Strukturen als Rest übrig; detaillierte Erklärungen zu den Phasen I bis V im Text; *(am=Amnion, al=Allantois, cl=Corpus luteum, em=Embryo, fb=Keimblase, ov=Ovar, pl=Plazenta, res=Resorptionsstelle, ut=Uterus)*

resorbiert werden. Je später der embryonale Tod einsetzte, desto länger dauerte die Resorption des embryonalen Materials und desto länger konnte die eR per Ultrasonografie nachgewiesen werden. Dennoch gab es ein bestimmtes ultrasonografisches Grundmuster in den Stadien, in denen sich solch eine detektierbare Resorption abspielte. Dabei ließen sich folgende Phasen unterscheiden:

(iiia) Tod des Embryos und Verlust der Integrität. Die dem Trächtigkeitsstadium entsprechende Grundstruktur der Fruchtanlage war noch weitestgehend erhalten. Der Embryo war noch detektierbar, jedoch konnte kein Herzschlag mehr festgestellt werden. Typisch war die erhöhte Echogenität der Flüssigkeit innerhalb der Amnionhöhle, was sich als „Schneegestöber" im Sinne von durch Bewegung aufschüttelbares echogenes Material darstellte (s. Abb. 4.12c). Fortschreitend erfolgte ein Verlust der Integrität der Fruchthüllen (s. Abb. 4.12d).

(iiib) Volumenabnahme. Im weiteren Verlauf der eR konnten schon bald keine Reste des Embryos mehr nachgewiesen werden. Die gesamte Echogenität der Fruchtanlage erhöhte sich, da zuerst die flüssigen Bestandteile resorbiert wurden. Die deutliche Unterscheidung der plazentaren Strukturen und Reste der Fruchthöhle war im weiteren Verlauf gegeben (s. Abb. 4.12e-g). Ausserdem erfolgte eine Größenabnahme der Strukturen.

(iiic) Narbige Reste. Im Endstadium der Resorption konnten nur noch hochechogene Strukturen innerhalb des Uteruslumens gefunden werden (s. Abb. 4.12h).

(IV) Indirekte Diagnose: Die Feststellung, dass in aufeinanderfolgenden Untersuchungen derselben Trächtigkeit weniger Embryonen detektierbar waren als vorher, liess den indirekten Schuss vonstatten gegangener eR zu. Die gleiche Schlussfolgerung konnte gezogen werden, wenn weniger Jungtiere geboren wurden als in der ultrasonografischen Untersuchung diagnostiziert.

(V) Phänomen der partiellen Regression der C.ll.: Wenn der Idealfall eintrat, dass genauso viel JH in einem Wurf geboren wurden, wie Ovulationen stattgefunden hatten, dann waren auch immer alle C.ll. aktiv bis an das Ende der Trächtigkeit detektierbar. Traten aber eR auf, konnten auch sonografisch Veränderungen in der Struktur und Anzahl der C.ll. im Zusammenhang zur Anzahl der eR detektiert werden. Diese Veränderungen liessen sich durch eine Erhöhung der Echogenität und eine Auflösung der Struktur der C.ll. dokumentieren. Sonografisch erschien dies wie die postnatale Regression der C.ll., so dass teilweise zum Zeitpunkt der Geburt nur noch eine der JH entsprechende Anzahl von C.ll. nachgewiesen werden konnte.

4.2.2.3 Häufigkeit des Auftretens embryonaler Resorptionen

Bei 89 von 159 Trächtigkeiten (56,0 %, nInd=34) traten eR in Form von festgestellten Differenzen von Ovulation bis zur Geburt der JH auf. In 21 Fällen (13,2%) wurden die Würfe vollständig resorbiert. Dies erfolgte in 12 Trächtigkeiten vor der Implantation, davon in 6 Fällen am Beginn (Dezember bis Februar) und in 6 Fällen am Ende (September) der Zuchtsaison. Zu bemerken ist hierbei, dass vorrangig am Ende der Zuchtsaison präimplantative Stadien resorbiert wurden, weil möglicherweise das Milieu des Uterus keine Implantation mehr erlaubte. In 35 Trächtigkeiten (22,0%) konnten sonografisch die Strukturen einer eR detektiert und in weiteren Untersuchungen verfolgt werden.

Die Erfahrungswerte dieser Sudie zeigten, dass der Beginn einer Resorption maximal bis Ende der Embryonalperiode bzw. frühen Fetalperiode (20-23 Tage p.c.) stattfand. Nach der Geburt wurden keine Reststrukturen gefunden. Später Fruchttod (2 Feten 34. bis 38. Tag p.c.) wurde nur bei einer Trächtigkeit beobachtet. Diese Feten wurden zum Geburtstermin am 43. Tag p.c. im autolytischen Zustand geboren. Aborte wurden im Untersuchungszeitraum bei keiner Häsin beobachtet. Zu keinem Zeitpunkt waren klinische Auswirkungen auf den Gesundheitszustand der Häsin bemerkbar.

Auf eine detailliertere Auswertung der Ergebnisse muss an dieser Stelle leider verzichtet werden. Weitere Resultate hierzu finden sich aber auch Kap. 4.6.5 auf S. 100.

4.3 SUPERFETATION IN DER ZUCHTPOPULATION

4.3.1 Detektion verkürzter Geburtenintervalle

Ein Geburtenintervall ist die Anzahl der Tage zwischen zwei aufeinanderfolgenden Wurfterminen einer Häsin in einer Zuchtsaison. Setzt man voraus, dass der Beginn einer neuen Trächtigkeit nicht bereits während einer bestehenden Trächtigkeit erfolgt, wäre zu erwarten, dass ein Geburtenintervall mindestens so lang ist wie die mittlere Trächtigkeitsdauer (s. Kap. 4.1.1).

In Abb. 4.13 sind die Häufigkeiten aller aufgetretenen Geburtenintervalle dargestellt. Mehr als die Hälfte der Geburtenintervalle war kürzer als die physiologische Trächtigkeitsdauer. Bei permanenter Anpaarung (Gruppe B, n=27, nInd=10 weibliche Tiere; s. Kap. 3.3.6, S. 41) entstand in nur vier Fällen (nInd=4) keine neue Trächtigkeit. In 23 der Fälle (nInd=7) konnte unmittelbar nach der vorangegangenen Trächtigkeit eine erneute Trächtigkeit diagnostiziert werden. Das entsprach 85,2% der permanenten Anpaarungen. Von diesen 23 Trächtigkeiten kam es in 18 zur Geburt von Jungen (nInd=6). Fünf Trächtigkeiten wurden nicht beendet, davon vier (nInd=3) wegen Totalresorptionen (s. Kap. 4.2.2) und eine wegen Tod der Häsin.

Die Geburtenintervalle lagen im Bereich von 35 bis 40 Tagen. Das mittlere Geburtenintervall betrug bei permanenter Anpaarung 38,1 ± 1,1 Tage (n=18, nInd=6). Das war signifikant kürzer als die physiologische Trächtigkeitsdauer *(U=6,5, n_1=18, n_2=35, p<0,0001)*.

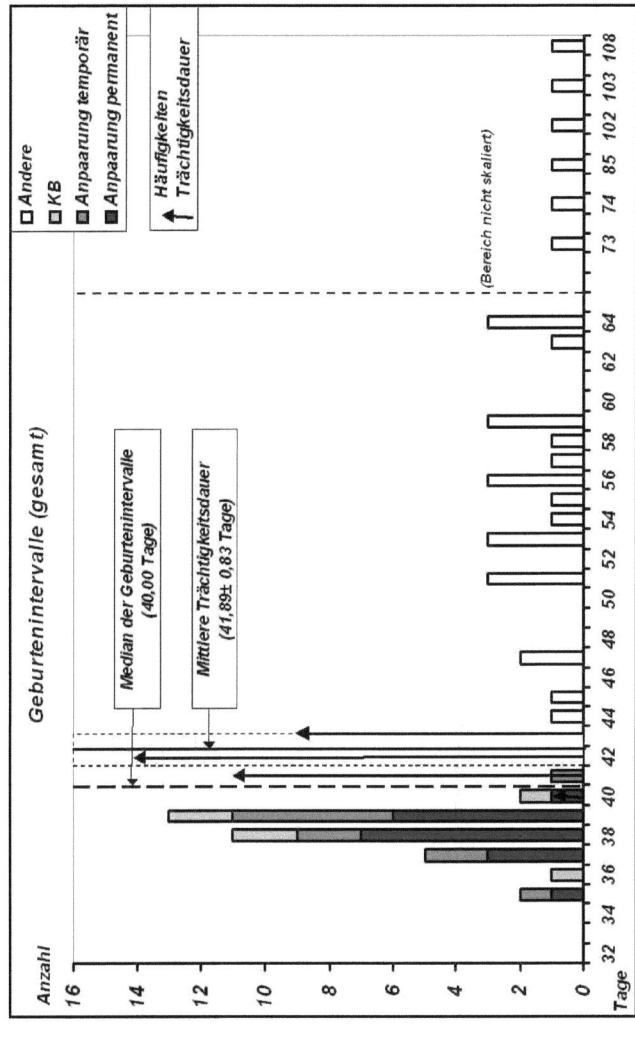

Abbildung 4.13 – Geburtenintervalle. Häufigkeiten aller aufgetretenen Intervalle zwischen zwei aufeinanderfolgenden Geburten (in Tagen) im Untersuchungszeitraum abhängig vom Anpaarungsmodus. Unterschieden wird nach permanenter und temporärer Anpaarung und künstlicher Besamung (KB). Unter „Andere" sind alle Geburtenintervalle, bei denen die Tiere aus verschiedenen Gründen nicht speziell angepaart wurden, zusammengefasst. Deutlich wird, dass einige Geburtenintervalle kürzer waren als die mittlere physiologische Trächtigkeitsdauer (Häufigkeiten zum Vergleich dargestellt).

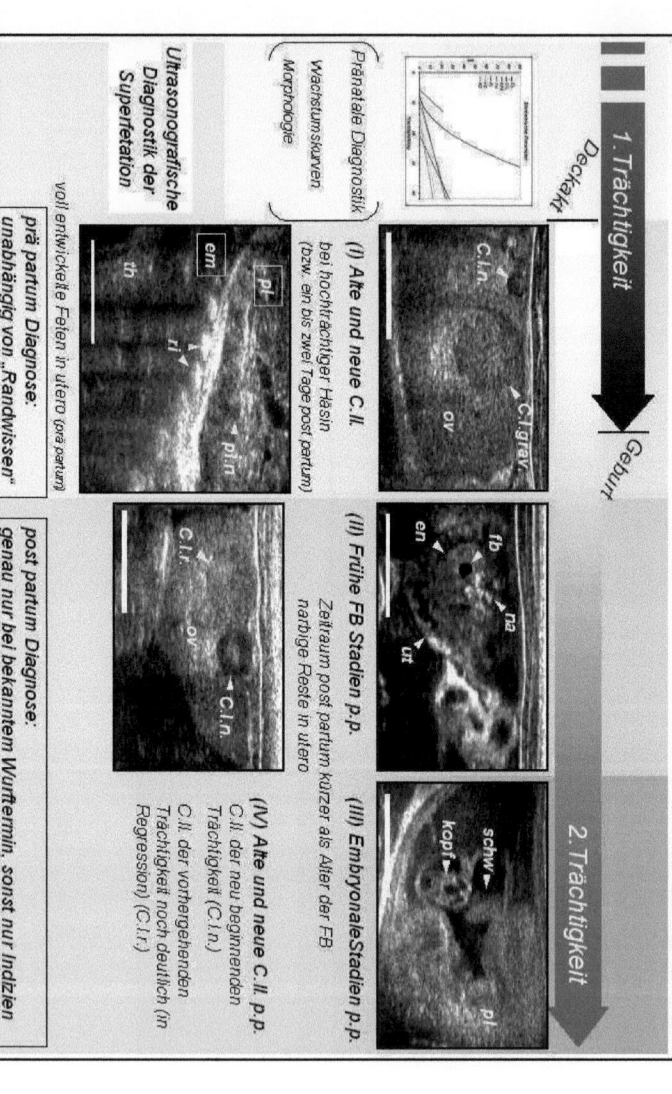

Abbildung 4.14 – **Ultrasonografische Diagnostik der Superfetation.** Schematische Darstellung anhand exemplarischer Ultrasonogramme. (C.l.r. = C.l. in Regression, C.l.n = neuer C.l., em = Embryo, en = Endometrium, fb = Fruchtblase, kopf = Kopfstruktur des Embryo, na = narbiger Bezirk in Endometrium, Implantationsstelle aus vorhergehender Trächtigkeit, ov = Ovar, pl = Plazenta, pl.n = nekrotische Bezirke innerhalb der Plazenta kurz vor der Geburt, ri = Rippe, schw = Schwanzstruktur des Embryo, th = Thorax, ut = Uterus)

4.3.2 Trächtigkeiten bei Einschränkung des Deckzeitpunktes

Bei temporärer Anpaarung (Gruppe C, n=33, nInd=18; s. Kap. 3.3.6, S. 41) konnte in elf Fällen (33,3%) eine erneute Trächtigkeit nachgewiesen werden. Das mittlere Geburtenintervall bei betrug hier $38,3 \pm 1,6$ Tage (n=11, nInd=7) Tage (s. Abb. 4.13).
Das war vom mittleren Geburtenintervall bei permanenter Anpaarung ($38,1 \pm 1,1$ Tage, s. Kap. 4.3.1) nicht verschieden *(U=89,5; $n_1=11$, $n_2=18$, p=0,655)*, aber signifikant kürzer als die physiologische Trächtigkeitsdauer ($41,9 \pm 0,9$ Tage, s. Kap. 4.1.1) *(U=0,500; $n_1=11$, $n_2=35$, p<0,0001)*.

4.3.3 Superfetation - ultrasonografische Befunde

Um ultrasonografisch das Entstehen einer neuen Trächtigkeit durch SF zu verfolgen, waren besonders Untersuchungen kurz vor und nach dem Wurftermin interessant. Nach den Daten zur ultrasonografischen Charakterisierung der pränatalen Entwicklung waren die wichtigsten Eckpunkte zur frühen Diagnostik einer neuen Trächtigkeit (I) frische C.ll. am 3.Tag p.c., (II) FB am 6.Tag p.c., (III) Embryo mit Herzschlag am 11.Tag p.c. Bereits vor der Geburt eines Wurfes konnten jedoch an den Ovarien mittelmäßig echogene kreisrunde bis elliptoide Strukturen gefunden werden. Diese stellten frühe C.ll. dar. Ihre Entwicklung konnte in darauffolgenden Untersuchungen weiter verfolgt werden. Bereits ab zwei Tagen post partum wurden frühe embryonale Strukturen in Form von FB ultrasonografisch detektiert. Ebenso wurden zu verschiedenen Zeitpunkten nach dem Wurftermin einer Häsin embryonale Strukturen verschiedenen Alters dargestellt, die jedoch älter waren als der Zeitabstand zum letzten Wurftermin. Insgesamt wurden in elf Fällen neue C.ll. neben C.ll. der aktuellen Trächtigkeit vor der Geburt gefunden. In drei Fällen wurden frühe C.ll.-Stadien bis drei Tage post partum detektiert. In 23 Fällen wurden frühe FB-Stadien und in sieben Fällen frühe Stadien des Embryos, die älter als der postpartale Zeitraum waren, gefunden [1]. Damit konnten klare Kriterien zur ultrasonografischen Detektion von SF aufgestellt werden (Abb. 4.14).

4.3.4 Eileiterspülung

Eine Spülung der Eileiter einer Häsin unmittelbar vor dem errechneten Gebirtstermin bzw. am Tag des Werfens direkt nach der Geburt wurde sechs Mal durchgeführt. Vorher wurden sonografisch frische C.ll. detektiert. In jedem Fall wurden Embryonen im Morulastadium in der jeweiligen erwarteten Anzahl entsprechend der Anzahl der frischen C.ll. gewonnen *(Wilcoxon-signed-ranks Test, p=0,03)*. Einen detaillierten Überblick über die Ergebnisse gibt Tab. 4.3.

---

[1] Eine detaillierte Aufschlüsselung der Befunde zeigt Abb. B.10, S. XVII

Tabelle 4.3 – Ergebnisse der Eileiterspülung. Mit der Eileiterspülung wurden die ultrasonografischen Ergebnisse zur Superfetation bestätigt. Zum Zeitpunkt der Geburt befanden sich voll ausgebildete Feten und frühe Embryonen gleichzeitig im Reproduktionstrakt. Dementsprechende waren zwei Arten von C.ll. ultrasonografisch und post mortem auf den Ovarien nachweisbar. (Spülung unmittelbar nach (n.G.) oder kurz vor (v.G.) der Geburt.)

Ohrmarken Nr.	Tag der Spülung	Wurfgröße	C.ll. alt (li/re)	C.ll. neu (li/re)	gewonnene Embryonen	Embryo (Zellanz.)
004	41 (n.G.)	3	2/1	2/2	4	6 - 12
033	40 (n.G.)	3	1/2	2/1	3	12 - 16
047	42 (n.G.)	2	0/2	3/1	4	32
061	42 (n.G.)	2	1/1	2/1	3	20
064	41 (v.G.)	1	1/1	2/1	3	4
201	43 (v.G.)	4	3/1	3/1	4	16 - 20

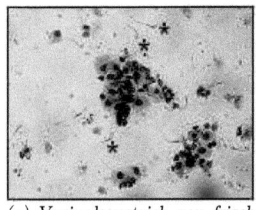

(a) Vaginalausstrich von frisch gedeckter Häsin mit Spermien (*) (38.Tag p.c.)

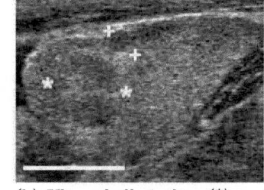

(b) Ultraschall: 1 alter (*) und 2 neue (+) C.ll. (Balken = 10mm) (41.Tag p.c.)

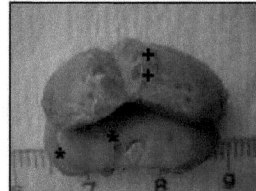

(c) Sektion: 1 alter (*) und 2 neue (+) C.ll. (42.Tag p.c.)

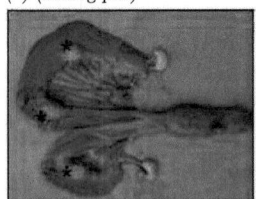

(d) Sektion: 3 Implantationsstellen (*) im Uterus (42.Tag p.c.)

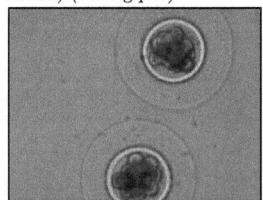

(e) 2 Embryonen 4 Tage alt (42.Tag p.c.)

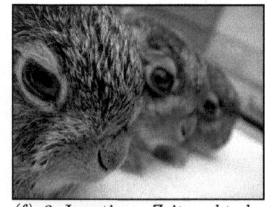

(f) 3 Jungtiere, Zeitpunkt der Geburt (42.Tag p.c.)

Abbildung 4.15 – Eileiterspülung zum Nachweis der Superfetation. Kurz bevor bzw. unmittelbar nach der Geburt wurden exemplarisch bei Häsinnen Eileiter gespült, um das parallele Vorhandensein von nichtimplantierten Embryonen und vollständig ausgetragenen Jungtieren im Reproduktionstrakt nachzuweisen. Alle Bilder stammen von demselben Fall.

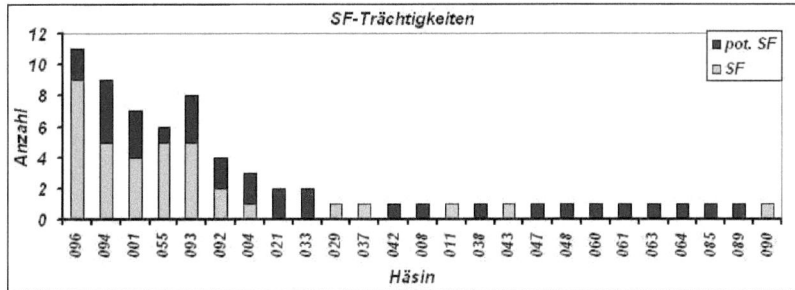

Abbildung 4.16 – Anteil SF-Trächtigkeiten. Aufgeführt sind die Anteile der Trächtigkeiten bei einzelnen Häsinnen, bei denen durch Anpaarung mit Rammlern vor der Geburt potentiell die Möglichkeit der Entstehung von SF bestand (pot.SF) bzw. dadurch SF Trächtigkeiten nachweislich entstanden (SF).

Eine Besonderheit des frühen EFH-embryos war eine muköse Schicht noch ausserhalb der *Zona pellucida* (ZP). Diese entsprach in ihrer Dicke im Vierzellstadium in etwa der Dicke der ZP. Im Stadium der kompaktierten Morula hatte sie eine Dicke entsprechend des Durchmessers der gesamten befruchteten Eizelle erreicht. Innerhalb dieser Schicht und auch subzonal konnten Spermien mikroskopisch nachgewiesen werden (s. Abb. 4.15).

4.3.5 Fazit

Von insgesamt 159 Trächtigkeiten wurden 131 (nInd=41) ausgetragen. Dabei bestand in 68 Fällen (nInd=25) die potentielle Möglichkeit der natürlichen Entstehung von SF, da ein fruchtbarer Rammler vor der Geburt anwesend war und die Geburt vor September, dem Ende der Zuchtsaison, lag. In 54% (n=37, nInd=12) dieser Fälle begann eine neue Trächtigkeit während einer bereits bestehenden Trächtigkeit (Abb. 4.16).

4.4 VATERSCHAFT UND SUPERFETATION

4.4.1 Anpaarung mit sterilisierten Rammlern

Der Einsatz von sterilisierten Rammlern erfolgte zur Überprüfung der Hypothese der Auslösung der SF durch Spermienspeicherung. Insgesamt wurden sechs männliche Tiere ausserhalb der Zuchtssaison im Oktober vasektomiert. Die Durchführung der Prozedur verlief problemlos und auch postoperativ gab es keine Probleme. Zwei Monate nach der Operation konnten keine Spermien im Elektroejakulat nachgewiesen werden.

Die Deckfähigkeit der Tiere wurde überprüft. Jeder sterilisierte Rammler wurde mit einer fruchtbaren nichtträchtigen Häsin angepaart. Per Videoüberwachung wurde Paarungsverhalten und Deckakte beobachtet. Sonografisch wurde überprüft, ob eine Ovulation statt-

Tabelle 4.4 – Vaterschaftsanalyse bei Superfetation. Ein „k" hinter der Ohrmarkennummer des Vaters kennzeichnet die Abstammung von einem Vatertier aus der Wildbahn. Die Deckzeiträume kennzeichnen die Anpaarung mit dem Rammler. JH=Junghasen (♂, ♀, unbestimmt); Geb.int. = Geburtenintervall; Der zweite Wurf von ♀ 037 wurde wegen Tod der Häsin nicht geboren.

Lfd. Nr.	♀	1.Wurf ♂	Decken	Geburt	JH	2.Wurf ♂	Decken	Geburt	JH	Geb. int.
1	001	11		04.03.08	1,1,1	077k		13.4.08	1,2,1	40
2	037	061	{23.01.- 24.01.08}	04.03.08	2,1	074k	{20.02.- 03.03.08}	(02.04.08)	1,3	
3	045	053		02.03.08	1,1,1	075k		10.4.08	2,3	39
4	063	075k		04.03.08	1,1	053		10.4.08	3,0	37
5	073	052		06.03.08	1,1	076k		13.4.08	2,1	38

gefunden hatte. Dies konnte anhand des Nachweises von frischen C.ll. erreicht werden. Das war bei allen sechs Tieren der Fall. Es entwickelten sich keine Trächtigkeiten sondern Scheinträchtigkeiten. Die C.ll. folgten in ihrer Entwicklung derjenigen von Trächtigkeitsgelbkörpern bis zum 12. Tag p.c. Dann nahm ihre Größe ab und eine Involution setzte ein.

Mit Fortschreiten der Zuchtsaison wurden progressive Veränderungen an den Hoden beobachtet. Sonografisch wurden zunehmende Stauungserscheinungen an den Nebenhoden detektiert. Klinisch führte das zu einer rapiden Verschlechterung des Allgemeinbefindens und deshalb zur Entscheidung für eine Euthanasie. Die entsprechenden Befunde sind in den Abb. B.12 und B.11 beispielhaft dargestellt und im Detail in Roellig et al. (2007) beschrieben.

Die sterilisierten Rammler wurden insgesamt neun Mal mit trächtigen Häsinnen (nInd=7) unmittelbar vor der Geburt verpaart. Dabei sollte überprüft werden, ob Spermien aus einem früheren Deckakt gespeichert und SF ausgelöst wird. Es entstanden keine neuen Trächtigkeiten, es konnten jedoch Ovulationen in Form von frischen C.ll. ultrasonografisch nachgewiesen werden.

4.4.2 Vaterschaftstest per Mikrosatellitenanalyse

Zur Überprüfung der Hypothese der Spermienspeicherung wurden genetische Vaterschaftsanalysen durchgeführt. Dafür wurden gezielt Trächtigkeiten durch SF erzeugt, bei denen der erste Vater ein anderer war als der zweite (s. Abb.4.17 links). Es wurden gezielt fünf Häsinnen (♀) mit dem ersten Vatertier (♂$_1$) für einen Tag angepaart. Es entwickelten sich die ersten Trächtigkeiten. Vom 33. bis 41. Tag p.c. erfolgte dann eine temporäre Anpaarung mit dem zweiten Vatertier (♂$_2$). Es entstanden fünf neue Trächtigkeiten durch SF und 19 JH wurden geboren (s. Tab. 4.4).

ERGEBNISSE: 4.5

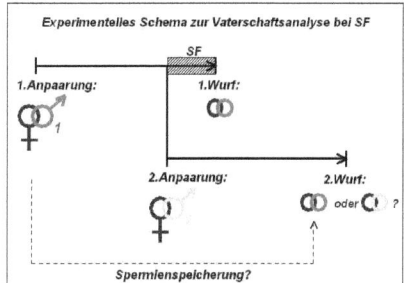 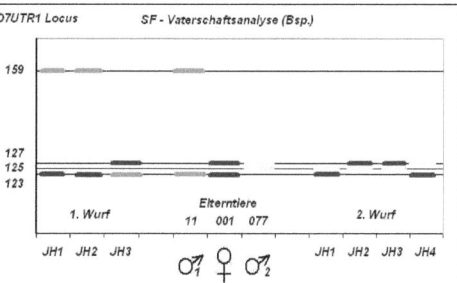

Abbildung 4.17 – Vaterschaftsanalyse. Links: Schema zur Überprüfung der Vaterschaft bei SF. Rechts: Beispieldarstellung Vaterschaftsanalyse D7UTR1-Locus (s. Lfd. Nr.1 in Tab. 4.4).

Bei der Auswertung der Mikrosatellitenanalyse wurden die Allele der JH an sechs verschiedenen Loci mit denen der Elterntiere verglichen (Abb. 4.17 und Tab. A.7). Das ergab, dass der erste Wurf, wie zu erwarten war, eindeutig vom ersten Rammler abstammte. Beim zweiten Wurf, der durch SF entstanden war, war bei 17 JH eindeutig der Rammler aus dem Deckakt während der Trächtigkeit das Vatertier (Abb. A.8). Bei 2 JH war nicht eindeutig, welcher der beiden Rammler das Vatertier war. Jedoch war bei keinem der 19 JH eine Vaterschaft durch den zweiten Rammler ausgeschlossen.

4.5 Superfetation - Experimentelle Induktion

4.5.1 Künstliche Besamung - Etablierung des Verfahrens

4.5.1.1 Vorversuche

Zur Entwicklung des Verfahrens der künstlichen Besamung (KB) wurden zuerst Vorversuche zur künstlichen Auslösung der Ovulation durchgeführt. Jeweils vier nicht trächtigen Tieren wurde einerseits ein GnRH-Analogon (Ph 10) oder andererseits ein humanes Choriongonadotropin (Ph 11) injiziert. In allen Fällen konnten frische C.ll. als Folge einer stattgefundenen Ovulation sonografisch nachgewiesen werden.

Die Gewinnung frischen Spermas setzte eine Narkose und Elektroejakulation voraus. Eine Gewinnung frischen Ejakulates vom nicht narkotisierten Tier sollte nicht nur schonender, sondern auch effektiver vonstatten gehen. Deshalb wurde versucht, Rammler von klein auf zu trainieren und handzahm zu machen. Damit sollte ähnlich dem Verfahren beim Kaninchen mittels „Phantom" Sperma gewonnen werden. Diese Methode erwies sich nicht als erfolgreich. Es stellte sich heraus, daß trotz täglicher Gewöhnung ab einem Alter von zwölf Wochen Fluchtverhalten einsetzte und ein erfolgreiches Training nicht möglich war. Es wurde auch versucht, durch Inzuchtmechanismen zahme Tiere zu züchten, was ebenfalls fehlschlug. Auch die Verwendung zahmer Kaninchen und Chinchillas als „Phantom" und „Vorbild" war nicht erfolgreich. Dafür wurde in der Folge die Prozedur der Spermagewinnung durch Elektroejakulation beibehalten.

Tabelle 4.5 – Künstliche Besamung: Spermaparameter. Spermatologische Ergebnisse der versamten Spermaproben. Dargestellt sind Angaben zur Motilität und Morphologie der frischen Spermaproben aus der Zuchtpopulation (für alle KBs) und der Spermaproben aus der Wildpopulation vor und nach dem Tiefgefrieren (Mittelwert ± SD). Die Daten innerhalb einer Säule mit verschiedenen Indizes (a,b) sind statistisch signifikant verschieden (p<0,05).

Spermaprobe	% Motilität[1]	% Lebende Spermien[2]	% Intakte Spermien[1]	%Akrosom verändert[1]	% Schwanz verändert[1]	% Tote Spermien[2]
Frisch (Zucht,2006)	91,6 ±6,3^a	91,6 ±4,5 ^{a}	87,7 ±5,4 ^{a}	2,0 ±2,2 ^{a}	0,9 ±0,8 ^{a}	9,4 ±4,5 ^{a}
Frisch (Wildbahn,2003)	91,9 ±6,4 ^{a}		94,8 ±2,9 ^{a}	2,4 ±1,9 ^{a}	2,8 ±3,3 ^{a,b}	
Aufgetaut (2006)	46,9 ±16,4 ^{b}	74,1 ±15,3 ^{b}	53,8 ±19,0 ^{b}	14,4 ±10,1 ^{b}	5,9 ±4,7 ^{b}	25,9 ±15,3 ^{b}

[1] Einweg-Varianzanalyse, Dunn's Vergleichstest; [2] Mann-Whitney-Test.

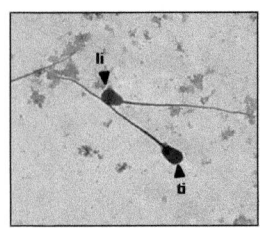

(a) Spermien des EFH: Kovácsfärbung (li=lebend/intakt, ti=tot/intakt)

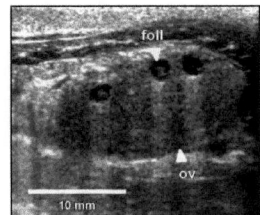

(b) Ovar mit Follikeln zum Zeitpunkt der KB (ov=Ovar, foll=Follikel)

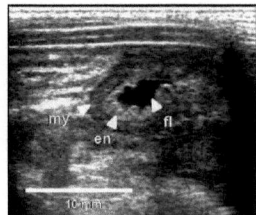

(c) Uterus mit Flüssigkeit (fl) im Lumen vor der KB (my=Myometrium, en=Endometrium)

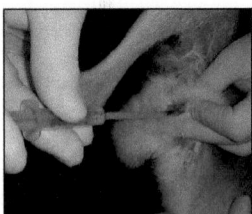

(d) Technik der KB: Inseminationskatheder erst dorsokranial, dann horizontal bis Zervix

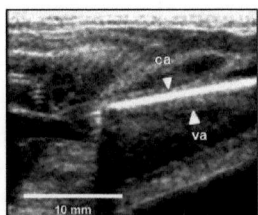

(e) KB: Inseminationskatheder in der Vagina

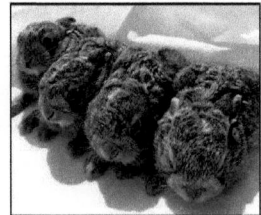

(f) Erster Wurf aus KB mit Nativsperma (April 2006, Häsin 021)

Abbildung 4.18 – Künstliche Besamung. Darstellung der Technik und Ergebnisse der KB anhand von ultrasonografischem und ergänzendem Bildmaterial.

Tabelle 4.6 – Erfolg der Künstlichen Besamung. Schrittweise wurde erst KB mit Frischsperma von Zuchttieren, dann mit Tiefgefriersperma aus der Wildbahn und final mit Frischsperma an trächtigen Zuchttieren durchgeführt. Die Ergebnisse demonstrieren, dass die experimentelle Auslösung der Superfetation zum richtigen Besamungszeitpunkt möglich war.

KB Technik	Anzahl der KB	Konzeptionen Anz. %	Geburten Anz. %	Geborene JH	Mittlere Wurfgröße
			Nichtträchtige Häsinnen		
Frischsperma	16	14 87,5	10 62,5	27	2,7±1,1
Tiefgefriersperma	9	7 77,8	7 77,8	17	2,4±1,3
Gesamt	25	21 84,0	17 68,0	44	2,6±1,1
		Trächtige Häsinnen			
34. Tag	4	0	0		
35. Tag	2	0	0		
36. Tag	6	0	0		
38. Tag	9	6 66,7	6 66,7	19	3,2±1,2
Gesamt	21	6	6	19	

4.5.1.2 Künstliche Besamung nicht tragender Häsinnen

KB nicht-trächtiger Häsinnen wurde mit Frischsperma aus der Zucht (n=16) oder mit Tiefgefriersperma aus der Wildbahn (n=9) durchgeführt. Die Spermaparameter nach dem Auftauen unterschieden sich signifikant von den Werten des frischen Spermas (Tab. 4.5). In sieben Fällen wurde vor der KB Flüssigkeit im Uteruslumen detektiert (s. Abb. 4.18). Die Konzeptionsrate ohne Flüssigkeit im Uterus war 77,8% und mit Flüssigkeit 100%. Dies stellte keinen signifikanten Unterschied dar *(Fishers-exact Test, p=0,274)*.

Wie in Tab. 4.6 gezeigt, betrug der Anteil der Konzeptionen bei Frisch- bzw. Tiefgefriersperma 87,5% bzw. 77,8% nach sonografischem Nachweis in einem frühen Trächtigkeitsstadium. Da Totalresorptionen beim EFH relativ häufig waren (s. Kap 4.2.2, S. 82) betrug resultierend die Geburtenrate mit Frischsperma nur 62,50%. Der Anteil der Totalresorptionen (n=4) an den entstandenen Trächtigkeiten (n=14) war jedoch nicht verschieden im Vergleich zum natürlichen Deckakt (17 von 132) *(Fisher's exact test, p=0,120)*. Bei KB mit Tiefgefriersperma wurden alle detektierten Trächtigkeiten ausgetragen. Insgesamt wurden ein bis vier, im totalen Mittel 2,6 ± 1,1 JH geboren. In der Konzeptions- bzw. Geburtenrate wurden keine statistisch signifikanten Unterschiede zwischen KB mit frischem oder tiefgefrorenem Sperma detektiert *(Fisher's exact test, p=0,602 bzw. p=0,688)*. Das gleiche galt für die mittlere Wurfgröße *(U=30,0; n_1=10, n_2=7, p=0,668)*.

4.5.2 Künstliche Besamung tragender Häsinnen

KB trächtiger Tiere wurde mit Frischsperma aus der Zuchtpopulation insgesamt 21 Mal (nInd=14) durchgeführt (s. Tab. 4.6). Davon wurde 12 Mal vom 34. bis 36.Tag p.c. besamt. Hier entstanden keine neuen Trächtigkeiten. Am 38. Tag p.c. wurden neun KBs durchgeführt. Sechs Tiere wurden tragend (nInd=6). Diese Trächtigkeiten wurden alle ausgetragen und 19 JH geboren. Damit wurde erstmalig SF durch KB ausgelöst. Der erfolgreiche Besamungszeitpunkt (38.Tag p.c.) entsprach dem festgestellten natürlichen Wurfintervall von 38,1 Tagen (s. Kap. 4.3.1 und Abb. 4.13).

Bei KB tragender Tiere gab es keinen Unterschied in der Konzeptions- und Geburtenrate zur KB nicht-trächtiger Tiere *(Fisher's exact test, p=0,348 bzw. p=1,00)*. Das gleiche galt für die mittlere Wurfgröße *(U=37,5; n_1=6, n_2=17, p=0,354)*.

4.6 KONSEQUENZEN DER SUPERFETATION

Trächtigkeiten wurden in „OHNE/KEIN SF" (Insemination ausserhalb einer Trächtigkeit) und „MIT SF" (Insemination während laufender Trächtigkeit) klassifiziert (Abb. 4.19). Dabei wurde nicht unterschieden, ob die Trächtigkeiten durch natürlichen Deckakt oder durch künstliche Besamung entstanden. Insgesamt waren es somit 116 „OHNE SF"- und 43 „MIT SF"-Trächtigkeiten. Davon wurden je 96 bzw. 35 Trächtigkeiten bis zur Geburt von insgesamt 217 bzw. 108 lebenden Junghasen (JH) ausgetragen. Die vollständig aufgelistete Auswertung der Daten zum Vergleich der Trächtigkeiten „OHNE SF" und „MIT SF" sowie die Testwerte U für Vergleich von Mittelwerten liefern Tab. A.10 und A.11.

4.6.1 Superfetation und die Ovulationsgröße

Insgesamt wurden Ovulationen bei 159 (116 OHNE und 43 MIT SF) Trächtigkeiten detektiert (ultrasonografisch anhand der Präsenz von C.ll.). Die absolute Anzahl betrug insgesamt 516 Ovulationen, davon 352 OHNE und 164 MIT SF, die mittlere Ovulationsgröße war 3,3 ± 1,4 pro Trächtigkeit. Unabhängig von der Art der Insemination hatten Trächtigkeiten MIT SF (3,8 ± 1,1) eine signifikant höhere Anzahl Ovulationen als Trächtigkeiten OHNE SF (3,0 ± 1,4) *(p=0,0009)*.

Dass die mittlere Ovulationsgröße OHNE SF geringer war, könnte daran liegen, dass zu Beginn der Zuchtsaison weniger Ovulationen stattfinden. Deshalb wurden bei einer erneuten Berechnung die Trächtigkeiten mit Ovulationen im Januar oder Februar ausgeschlossen. Die mittlere Ovulationsrate GESAMT betrug dann 3,7 ± 1,3 (n=117). Der Trend zu höheren Ovulationsraten MIT SF (4,0 ± 1,0 (n=38)) gegen Trächtigkeiten OHNE SF (3,5 ± 1,4 (n=79)) war immer noch vorhanden, aber statistisch nicht belegbar *(p=0,100)*.

Bei künstlicher Ovulationsinduktion (3,6 ± 1,5 (n=27)) lag die Ovulationsgröße im Mittel

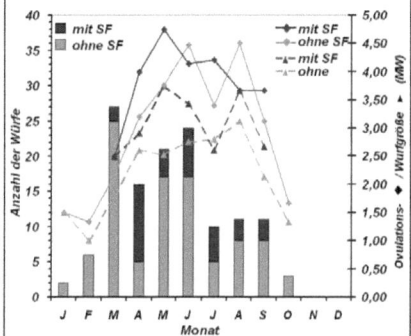 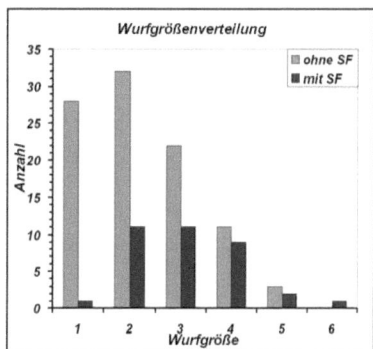

Abbildung 4.19 – Vergleich Reproduktionserfolg mit/ohne SF. Links: Das Säulendiagramm verdeutlicht die Anzahl der Würfe MIT (dunkelgrau) und OHNE (hellgrau) SF im Jahresverlauf. Parallel sind die mittleren Ovulations- (♦) und Wurfgrößen (▲) im Jahresverlauf dargestellt. Rechts: Häufigkeiten der Wurfgrößen abhängig vom Auftreten von SF.

höher als bei natürlichem Deckakt (3,2 ± 1,3 (n=132)). Dieser Trend war jedoch nicht statistisch signifikant *(U=1476,5; p=0,106)*. Bei Natursprung war die mittlere Ovulationsgröße MIT SF (3,8 ± 1,1 (n=37)) größer als OHNE SF (2,9 ± 1,3 (n=95)) *(p=0,001)*. Dementsprechend trat bei KB ebenso eine höhere Ovulationsrate bei Trächtigkeiten MIT (4,2 ± 0,8 (n=6)) gegen OHNE SF (3,5 ± 1,7 (n=21)) auf. Dieser Unterschied war jedoch nicht statistisch signifikant *(p=0,431)*.

Beschränkt man sich auf die Anzahl der Ovulationen bei Trächtigkeiten, die auch ausgetragen wurden zeigte sich, dass die mittlere Ovulationsgröße bei Trächtigkeiten MIT SF (4,0 ± 0,9 (n=35)) signifikant höher war als OHNE SF (3,2 ± 1,4 (n=96)) *(p=0,0009)*. War dieser Unterschied bei Natursprung signifikant (OHNE SF: 3,0± 1,3 (n=79), MIT SF: 4,0 ± 0,9 (n=29); *(p=0,0005)*), konnte dies für die KB-Trächtigkeiten nicht bestätigt werden (OHNE SF: 3,9± 1,5 (n=21), MIT SF: 4,2 ± 0,8 (n=6); *(p=0,812)*).

4.6.2 Superfetation und die Verteilung der Konzeptus im Uterus

Mittels ultrasonografischer Untersuchung war nicht immer eindeutig zu diagnostizieren, in welcher Uterusseite die Konzeptus implantiert hatten. Lediglich in frühen Trächtigkeitsstadien konnte, abhängig von der Lagerung des Tieres, eine bedingte Aussage darüber getroffen werden. Eindeutig jedoch war die ultrasonografische Detektion der C.ll. und die Schlussfolgerung, auf welchem Ovar Ovulationen waren. Bei allen 159 Trächtigkeiten fanden 49,3% aller detektierten Ovulationen auf dem linken und 50,7% auf dem rechten Ovar statt. OHNE SF war der Anteil der Ovulationen auf dem linken bzw. rechten Ovar 47,6%:52,4% und MIT SF 53,2%:46,8%. Diese Verhältnisse waren nicht signifikant voneinander verschieden *(Fisher's exact-Test, p=0,271)*. Betrachtet man jedoch die Seitigkeit der Trächtigkeit, so konnten deutliche Unterschiede in Abhängigkeit von SF festgestellt werden. Seitigkeit bedeutet, ob bei einer Trächtigkeit nur auf einem Ovar (=unilateral) oder auf beiden Seiten (=bilateral) Ovulationen stattgefanden. Insgesamt waren 34,6% der Trächtigkeiten unilateral und 65,4% bilateral. OHNE SF betrugen die Anteile 41,4% unilaterale und 58,7% bilaterale Trächtigkeiten und MIT SF 16,3% unilaterale zu 83,7% bilaterale. Dabei waren MIT SF signifikant mehr Trächtigkeiten bilateral als OHNE SF (Fisher's exact-Test, *(p=0,003)*).

Jeder Trächtigkeit mit SF ging eine Trächtigkeit, während der die nächste Konzeption erfolgte, voraus (=präSF Trächtigkeiten). Von diesen Trächtigkeiten waren 30,2% unilateral und 79,8% bilateral im Bezug auf die Ovulationsstellen. Da aber die resultierende Wurfgröße durch pränatale Verluste teilweise geringer war als die Anzahl Ovulationen, müssen nicht in jedem Fall Konzeptus bilateral implantiert gewesen und könnten eventuell unilateral ausgetragen worden sein. Überstieg jedoch die Wurfgröße die Anzahl der C.ll. auf einem Ovar, war eine bilaterale Trächtigkeit mit hoher Wahrscheinlichkeit zu vermuten. Nach diesem Ansatz war bei 60,5% der SF Fälle mindestens eine der Trächtigkeiten (vorhergehende präSF und folgende SF-Trächtigkeit) bilateral.

4.6.3 Superfetation und die Wurfgröße

Bei allen ausgetragenen Trächtigkeiten (n=131) betrug die mittlere Wurfgröße 2,5 ± 1,2 JH. Dabei war die mittlere Anzahl der geborenen JH MIT SF (3,1 ± 1,1 JH (n=35)) signifikant höher als OHNE SF (2,3 ± 1,1 JH (n=96)) *(p=0,0003)*.

Dass die mittlere Wurfgröße OHNE SF geringer war, könnte darin begründet liegen, dass die Würfe zu Beginn der Zuchtsaison erheblich kleiner sind und nicht durch SF erzeugt werden können. Deshalb wurde die mittlere Wurfgröße für Würfe mit Beginn ab März bestimmt. Sie betrug 2,7 ± 1,2 JH (n=98). Auch hier war die mittlere Wurfgrößen MIT SF (3,2 ± 1,1 JH (n=32)) signifikant höher als OHNE SF (2,5 ± 1,1 JH (n=66)) *(p=0,006)*.

Analog zu den Ergebnissen zu den Anzahlen der Ovulationen gab es auch hier einen Trend zu höheren Wurfgrößen bei KB-Trächtigkeiten (2,7 ± 1,1 JH (n=21)) gegen natürlichen Deckakt (2,4 ± 1,2 JH (n=108)), was aber nicht statistisch signifikant war (U=1041,0; *(p=0,224)*). Bei natürlichem Deckakt konnte ein signifikanter Unterschied in der Wurfgröße OHNE SF (2,2 ± 1,1 JH (n=79)) gegen MIT SF (3,1 ± 1,1 JH (n=29)) berechnet werden *(p=0,0002)*. Bei KB war die Wurfgröße OHNE SF 2,6 ± 1,1 JH (n=17) ebenfalls niedriger gegen Trächtigkeiten MIT SF 3,2 ± 1,2 JH (n=6), was jedoch nicht signifikant war *(p=0,380)*.

Schließt man in die Berechnung der mittleren Wurfgröße alle Trächtigkeiten (n=159), also auch die nicht ausgetragenen, mit ein, so verringert sich die mittlere Wurfgröße. Die statistischen Unterschiede in den Wurfgrößen OHNE und MIT SF bleiben jedoch erhalten. So ist die mittlere Wurfgröße MIT SF (2,5 ± 1,6 JH (n=43)) signifikant höher als OHNE SF (1,9 ± 1,3 JH (n=116)) *(p=0,0133)*. Dies gilt genauso bei Beachtung der Inseminationsart. Bei natürlichem Deckakt war die Ovulationsgröße MIT SF (3,1 ± 1,1 JH (n=37)) signifikant höher als OHNE SF (1,8 ± 1,3 JH (n=95)) *(p=0,0203)*, bei KB jedoch nicht (MIT SF: 2,7 ± 1,6 JH (n=6), OHNE SF: 2,1 ± 1,5 JH (n=21); *(p=0,376))*.

4.6.4 Superfetation und das Geschlechterverhältnis

Insgesamt wurden in Trächtigkeiten OHNE SF 217 und MIT SF 108 JH geboren. Dabei handelte es sich um jeweils 95 männliche, 102 weibliche und 20 unbestimmte bzw. 60 männliche, 40 weibliche und 8 unbestimmte (s. Tab. A.12). Die Populations-Geschlechterverteilung OHNE SF (95:102) unterschied sich nicht vom erwarteten 50:50 Verhältnis *(Binomialtest, 2-seit.; p=0,669)*. MIT SF (60:40) wies das Geschlechterverhältnis einen Trend zu mehr männlichen JH auf *(Binomialtest, 2-seit.; p=0,057)* und war tendenziell verschieden von der Geschlechterverteilung OHNE SF *(Fisher's-exact-test, p=0,065)*. Testet man das beobachtete Geschlechterverhältnis bei Trächtigkeiten MIT SF (60:40) gegen den Erwartungswert aus Trächtigkeiten OHNE SF so weicht dieses deutlich signifikant davon ab. *(Binomialtest (0,48), 1-seit.; p=0,011)* Im Fazit konnten insgesamt deutliche Hinweise darauf beobachtet werden, dass bei Trächtigkeiten MIT SF mehr männliche JH als OHNE SF geboren wurden.

Weiter wurde der Einfluss von SF auf die geschlechts-spezifische mittlere Wurfgröße analysiert. Das bedeutet, dass der mittlere Anteil männlicher bzw. weiblicher JH pro Wurf berechnet wurde. Im ganzjährigen Mittel waren die durchschnittlichen Anzahlen männlicher JH pro Wurf MIT SF (1,7 ± 1,2 (n=35)) signifikant größer als OHNE SF (1,0 ± 0,9 (n=96)) *(p=0,001)*. Dagegen konnte bei den weiblichen JH kein Unterschied beobachtet werden (OHNE SF 1,1 ± 0,9 (n=96); MIT SF 1,1 ± 1,1 (n=35)) *(p=0,865)*. Bei Betrachtung der Trächtigkeiten mit Beginn ab März war die Anzahl männlicher JH MIT SF (1,7 ± 1,2 (n=32)) höher als OHNE SF (1,1 ± 1,0 (n=66)) *(p=0,010)*. Es gab keinen Unterschied bei der Anzahl weiblicher JH (OHNE SF: 1,2 ± 1,0 (n=66); MIT SF: 1,2 ± 1,1 (n=32); *(p=0,931))*.

Um dies genauer beurteilen zu können, wurden die Würfe hinsichtlich ihrer Geschlechtszusammensetzung betrachtet. Demnach gab es Würfe in denen nur männliche JH (♂) vorkamen, Würfe mit nur weiblichen JH (♀) und gemischte (∞). Dabei wurden die Würfe mit JH unbekanntem Geschlechts nicht berücksichtigt. Die beobachtete Wurfverteilung war OHNE SF: ♂:∞:♀ = 18:42:23 bzw. MIT SF ♂:∞:♀ = 12:14:4. Hierbei konnte bei Trächtigkeiten MIT SF eine signifikante Erhöhung der Würfe mit nur männlichen JH gegenüber der Summe der weiblichen und gemischten Würfe festgestellt werden *(Fisher's-exact-test, 1-seit.; p=0,046)*

Mit Hilfe der Binomialverteilung und der beobachteten Häufigkeiten der Wurfgrößen wurde danach die theoretisch wahrscheinlichste Verteilung für die Häufigkeiten der männlichen oder weiblichen bzw. gemischten Würfe errechnet. Detaillierte errechnete Verteilungen sind in Tab. A.13 aufgelistet. Damit ergab sich für Würfe OHNE SF ein theoretische Verteilung von ♂:∞:♀ = 27:46:27 und MIT SF ♂:∞:♀ = 15:70:15 (bezogen auf 100 Würfe). Dieser Unterschied erklärt sich aus der Verschiedenheit der Häufigkeit der beobachteten Wurfgrößen (s. Abb. 4.19 und Tab. A.9). Der statistische Vergleich der theoretischen Verteilungen mit den tatsächlich beobachteten Verteilungen ergab für Trächtigkeiten OHNE SF keinen *(Fisher's-exact-test, 2-seit.; p=0,223)*, für Trächtigkeiten MIT SF jedoch einen signifikanten Unterschied *(Fisher's-exact-test, 2-seit.; p=0,017)*.

4.6.5 Superfetation und pränatale Verluste

Es wurde überprüft, ob die Unterschiede in Wurfgrößen und -verteilungen möglicherweise durch Unterschiede im relativen Anteil der embryonalen Resorption (eR) bzw. pränatalen Verluste (pV) erklärbar wären. Dabei wurde bezüglich des Vorkommens der SF die Anzahl der Trächtigkeiten mit eR (s. Kap. 4.2.2) und die absolute Diskrepanz zwischen Ovulationsrate und Wurfgröße (pV) betrachtet.

In 55,2% aller Trächtigkeiten OHNE (n=64) und in 51,2% MIT SF (n=22) traten pV auf. Hier gab es keinen signifikanten Zusammenhang zwischen dem Auftreten von eR und SF *(Fisher's exact test, p=0,721)*.

Die absoluten pränatalen Verluste von Ovulation bis zur Geburt von JH wurden auf alle Trächtigkeiten (n=159) und andererseits auf die ausgetragenen Trächtigkeiten bezogen (n=131). Für alle Trächtigkeiten betrugen die pV im Mittel 1,2 ± 1,4 Konzeptus. Hier gab es keinen signifikanten Unterschied zwischen Trächtigkeiten OHNE SF und MIT SF *(Fisher's exact test, p=0,690)*. Dies betraf auch die Unterscheidung zwischen natürlicher *(Fisher's exact-Test, p=0,651)* und künstlicher Insemination *(Fisher's exact-Test, p=0,512)*. Für ausgetragene Trächtigkeiten war die gesamte mittlere pV geringer (0,9 ± 1,1 Konzeptus pro Trächtigkeit). Hier lagen auch bei der Unterscheidung nach OHNE und MIT SF *(Fisher's exact-Test, p=0,904)* und nach natürlicher *(Fisher's exact-Test, p=0,950)* und künstlicher *(Fisher's exact-Test, p=0,657)* Insemination keine signifikanten Unterschiede vor. Insgesamt gab es keine absoluten Unterschiede bei den pränatalen Verlusten zwischen Trächtigkeiten ohne und mit SF.

Da es bei Trächtigkeiten MIT SF erhöhte Ovulations- und Wurfgrößen gab, impliziert das einen geringeren relativen Anteil der pV. Bei allen Trächtigkeiten betrugen die relativen Anteile 38,3% OHNE SF und 34,1% MIT SF, bei ausgetragenen Trächtigkeiten 28,7% OHNE SF und 22,8% MIT SF. Ein ähnlicher Trend lag auch für die Aufteilung nach natürlich und künstlich inseminierten vor (s. Tab. A.11). Diese relativen Unterschiede waren jedoch nicht statistisch signifikant.

In 27,6% der Trächtigkeiten OHNE und in 7,0% MIT SF (n=3) wurden eR direkt ultrasonografisch nachgewiesen.

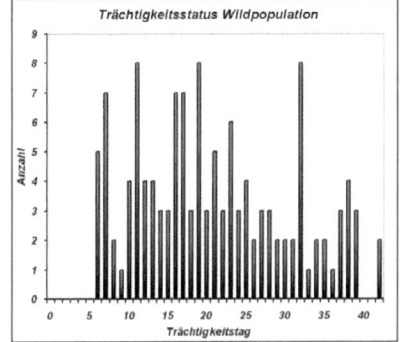 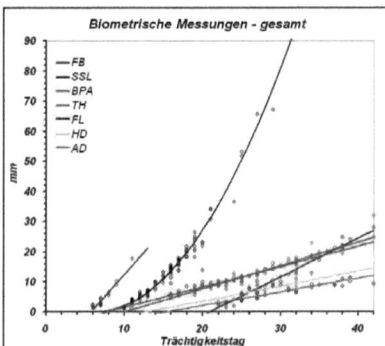

Abbildung 4.20 – **Nachbewertete Trächtigkeitsdiagnostik, Wildpopulation.** Häufigkeit der nachträglich errechneten Trächtigkeitsstadien (links) in der Wildpopulation als auch die gemessenen Werte in Relation zu den bestimmten Wachstumskurven (rechts).

4.7 Indizien für Superfetation in der Wildbahn

Von 1999 bis 2003 wurden durch ein Team des IZW insgesamt 206 Untersuchungen an freilebenden weiblichen EFH durchgeführt. Detaillierte Angaben dazu finden sich in Faßbender (2004). Anhand ultrasonografischer Befunde wurden 143 Tiere als trächtig eingestuft. Die Untersuchungsdaten dieser trächtigen Individuen wurden mit Hilfe der neuen Kriterien zur Einschätzung der pränatalen Entwicklung nachbewertet und das Gestationsalter errechnet. Anhand der dokumentierten biometrischen Messwerte konnte für 130 Häsinnen das Gestationsalter ermittelt werden (s. Abb. 4.20).

Mit den Ergebnissen der vorliegenden Arbeit ist es prinzipiell möglich, aus einer ultrasonografischen Einzeluntersuchung an einem trächtigen EFH Hinweise auf das Vorkommen von SF zu finden. Dabei muss bei einer Häsin im letzten Trächtigkeitsstadium gezielt darauf geachtet werden, ob neben voll entwickelten Feten und aktiven C.ll. auch frische kleine C.ll. gefunden werden können. Daher wurden alle Häsinnen, die sich im letzten Stadium der Trächtigkeit (ab dem 35. Tag p.c.) befanden, ausgewählt (n=15). Von diesen wurden die ultrasonografischen Aufzeichnungen neu begutachtet. In drei Fällen konnten Strukturen gefunden werden, welche ultrasonografisch dem Erscheinungsbild frischer C.ll. entsprechen. Diese hatten ein nach den Messwerten errechnetes Gestationsalter von 37, 39 bzw. 42 Tagen. Detailliertere Angaben zu den Individuen finden sich in Tab. 4.21.

Lfd. Nr.	Datum	Ort	BK	KM (kg)	d	C.ll.ges (li/re)	Foll.ges (li/re)	Feten ges	C.ll.neu ges (li/re)
132	08.04.1999	Müddersheim	III	3,80	37	2 (2/0)	0	2	**1 (0/1)**
208	30.04.1999	Dormagen	II	5,28	39	4 (1/3)	0	2	**2 (1/1)**
272	05.04.2000	Walbeck	I	4,55	42	2 (2/0)	2 (0/2)	2	**3 (1/2)**

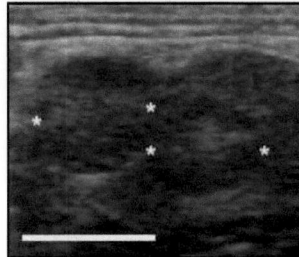

(a) linkes Ovar mit zwei C.ll.grr. (*)

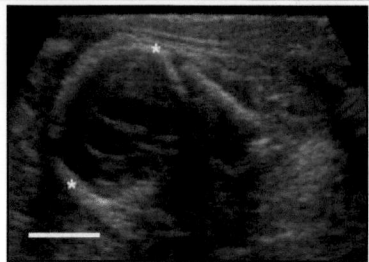

(d) Kopf (*) eines geburtsreifen Fetus

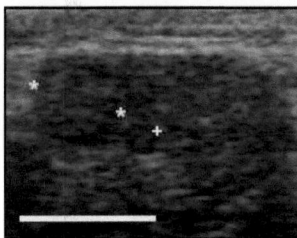

(b) linkes Ovar in anderer Ebene mit einem C.l.gr. (*) und einem frischen C.l. (+)

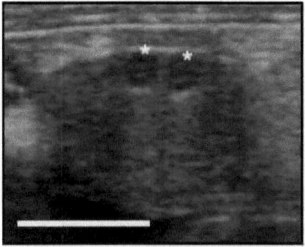

(c) rechtes Ovar mit 2 frischen C.ll. (*)

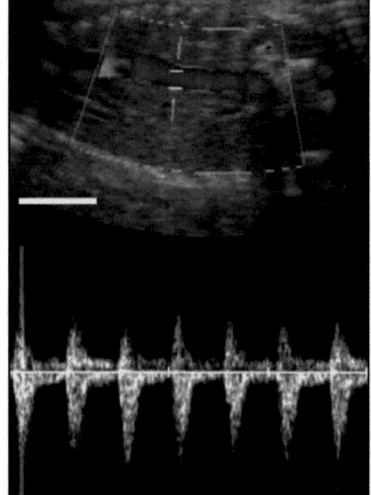

(e) Herzschlag eines Fetus dargestellt mit Color-Flow-Doppler im B- und M-Mode

Abbildung 4.21 – Ultrasonografische Befunde als Hinweis für das Vorkommen der SF in der Wildbahn. Aufgelistet sind die drei Häsinnen, bei denen der Befund neuer C.ll. am Ende der Trächtigkeit vorlag. Das Gestationsalter (d) wurde nach den Regressionsgleichungen (s.v.) bestimmt; BK=Besatzkategorie (EFH/ha) I=sehr gut(80-100), II=gut(40-80), III=gering(15-40); Ultraschallabbildungen stammen von der Häsin mit der Lfd.Nr. 272. (weisser Balken = 10 mm)

5 DISKUSSION

5.1 Neue Methoden zur Erforschung der Superfetation

Die Durchführung eines experimentellen Untersuchungsansatzes an lebenden EFH zur Erforschung des Phänomens der SF ist erst durch modernste Untersuchungstechniken möglich geworden, die in dieser Studie für den EFH angepasst zum Einsatz kamen. Dazu zählten die ultrasonografische Untersuchung mit hochauflösender Ultraschalltechnik, die Gewinnung von Sperma durch Elektroejakulation sowie die künstliche Besamung. Wesentlich an den Methoden war, dass sie am lebenden Tier angewandt wurden. Somit war die Wiederholbarkeit von Untersuchungen an Einzelindividuen und die Durchführbarkeit von gezielten Verlaufsuntersuchungen möglich. Seit mehr als einem Jahrzehnt wird am IZW Grundlagenforschung zur Reproduktion des EFH durchgeführt. In einer Studie zur Bewertung der Reproduktionsleistung von EFH in der Wildbahn wurden die dieser Studie zugrunde liegenden Untersuchungsmethoden am lebenden Tier etabliert. Dazu zählten die Anwendung hochauflösenden Ultraschalls sowie die Elektroejakulation (Hildebrandt et al., 2000; Blottner et al., 2001; Goeritz et al., 2001; Hildebrandt et al., 2003; Fassbender, 2004). Da bei Individuen aus Wildpopulationen das Fangen aufwendig und gezielte Wiederholungsuntersuchungen schwierig waren, wurde am IZW eine EFH-Zucht etabliert. Dies ermöglichte die vorliegende Longitudinalstudie mit einem experimentellen Ansatz. Mit Hilfe der Ultrasonografie konnte die pränatale Entwicklung des EFH vom Verschwinden der Blastozyste bis zur Geburt der JH nahezu lückenlos dargestellt werden. Durch Verlaufsuntersuchungen konnten Referenzwerte zur Beurteilung des Gestationsalters sowie embryonaler Resorptionen entwickelt werden (s. auch Kap. 5.2 und 5.3).

Da dafür häufige Untersuchungen an tragenden Häsinnen notwendig waren, wurde eine spezielle Untersuchungsbox entworfen. Damit war es möglich, die Anzahl der Immobilisationen mittels Allgemeinanästhesie zu reduzieren. Diese rein mechanische Immobilisation erlaubte mit etwas Übung eine fast gleichwertige systematische Beurteilung des Trächtigkeitsstatus und auch die Gewinnung kleiner Blutprobenmengen aus der Ohrvene. Bei kleineren gezähmten Wildtieren wie Meerschweinchen ist die Anwendung hochauflösenden Ultraschalls ohne Betäubung unproblematisch (Faßbender, 2004). Fehlt jedoch die nötige Kooperation seitens des Tieres, ist zumindest eine Einschränkung der Beweglichkeit notwendig. Deshalb könnte die Technik der EMU-Box auch für andere kleinere Säugetierarten in Zoos interessant sein. Die Zähmung von EFH zum narkosefreien Handling wurde versucht, schlug jedoch fehl (Kooperation mit Herrn R. Krieg, Niederwünsch, pers. Mitteilung, November 2007).

Die Schreckhaftigkeit und Ungezähmtheit des EFH ist auch von Nachteil, wenn Verhaltensmuster beobachtet werden sollen. In der Literatur wurde beschrieben, dass auf das Stattfinden von Deckakten nur geschlossen werden konnte, wenn danach Fellstücke in den Boxen gefunden wurden (Martinet et al., 1980). Es ist bekannt, dass das Paarungsverhalten beim EFH relativ heftig und mit einem gegenseitigen Jagen und „Wolle beissen" verbunden ist (Schneider, 1976). Dabei können die Rammler nicht nur die Häsinnen verletzen, sondern auch umgekehrt. Diese Beobachtungen konnten auch für die Zuchtpopulation (ZP) bestätigt werden. Zeigte sich das „Wolle beissen" meist nur als leichte kahle Stelle in der Flankengegend der Zuchttiere, konnten gelegentlich auch blutige Verletzungen beobachtet werden. Die Boxen erschienen danach „unaufgeräumt" in der Form, dass typischerweise Heu und Fellfetzen vermischt verteilt waren. Ob aber tatsächlich ein Deckakt stattgefunden hatte, konnte nur mit Videoüberwachungstechnik festgestellt werden. Mit dieser Methode konnte auch der Ablauf des in der Literatur beschriebenen Deckverhaltens beobachtet werden. Die Videoüberwachung bestätigte auch Deckverhalten steriler Rammler, sowie Deckakte mit hochtragenden Häsinnen, worauf bisher nur indirekt geschlossen werden konnte. Die Videotechnik erlaubte ebenso die Beobachtung von Geburten. Sie ist eine gute Methode, um gezielt und störungsfrei individuenbezogene Daten erheben zu können.

Eine weitere Methode, die in dieser Arbeit das erste Mal für den EFH etabliert wurde, war die KB mit Sperma, das von lebenden Tieren mittels Elektroejakulation gewonnen wurde. In Arbeiten anderer Autoren wurde Nebenhodensperma genutzt. Voraussetzung dafür war die Kastration eines männlichen Tieres (Gustavsson & Sundt, 1965; Stavy et al., 1978b). Mittels Elektroejakulation kann theoretisch in ausreichend großen Abständen beliebig oft Sperma von einem Tier gewonnen werden. Für den EFH wurde gezeigt, dass Sperma guter Qualität gewonnen werden kann (Blottner et al., 2001; Faßbender, 2004). Auch Kozdrowski et al. (2007) wendeten die Methode der Elektroejakulation beim EFH an und bemerkten, dass oft nur geringe Mengen Spermas mit schlechter Qualität gewonnen werden konnten. Trotzdem gelang den Autoren erfolgreich die Tiefgefrierkonservierung von Sperma mittels konventioneller Technik, im Vergleich zur Technik des *directional freezing* in dieser Studie. Die Motilität der Spermien in frischen und aufgetauten Proben war mit 85,8% bzw. 40,5% etwas geringer im Vergleich zu den vorliegenden Ergebnissen (91,9% bzw. 46,9%). Der Anteil veränderter Akrosomen war vergleichbar. Allerdings war in der vorliegenden Studie der Anteil der lebenden Spermien in frischen Proben höher als bei Kozdrowski et al. (2007) (91,6% versus 80,2%) und nach dem Auftauen sogar doppelt so hoch (74,1% versus 35,1%). Das könnte ein Hinweis darauf sein, dass die Technik des *directional freezing* eine schonendere als die konventionelle Einfriermethode ist, wie auch von anderen Autoren für Sperma anderer Tierarten gezeigt (Si et al., 2006; Saragusty et al., 2007). Möglicherweise könnten diese Unterschiede aber auch auf die unterschiedliche Zusammensetzung der Verdünner und auf Unterschiede in der morphologischen Bewertung durch verschiedene Färbemethoden zurückzuführen sein. In dieser Studie wurde zum ersten Mal die Kovácz-Foote-Färbung für EFH-Sperma genutzt (Kovácz & Foote, 1992; Nagy et al., 1999; Kútvölgi et al., 2006). Diese erlaubte die Bewertung der Integrität und Lebendigkeit der Spermatozoen in einem Ausstrich. Die Färbung wurde auch für andere Wildtierspezies erfolgreich adaptiert (Behr et al., 2008; Hermes et al., 2008).

KB in EFH brachte sehr gute Ergebnisse und war genauso erfolgreich wie der natürliche Deckakt. Züchterisch war von Vorteil, dass Sperma aus der Wildbahn ohne Transport von Tieren versamt werden konnte. Damit wurde die genetische Vielfalt der Zuchtpopulation erhöht. Ausserdem ergab sich die Möglichkeit, vom Sperma wertvoller Zuchtrammler zeitgleich mehrere Trächtigkeiten zu erzeugen. Der Eintrag von Genmaterial aus der Wildbahn in Zuchtpopulationen ohne Translokation von Tieren ist für viele bedrohte Tierarten, die in Zoos gehalten werden, eine wünschenswerte Alternative. Tatsächlich wurde dies bisher nur beim Geparden erfolgreich erreicht (Howard, 1999). Ein weiteres Projekt dieser Art wird derzeit beim südlichen Breitmaulnashorn und dem Afrikanischen Elefanten durchgeführt (Dr. T. B. Hildebrandt (IZW, Berlin), pers. Mitteilung, September 2009). Durch den Einsatz von KB war die experimentelle Auslösung der SF möglich (s. Kap. 5.4.1). Auch wurden Vaterschaftsteste in der Zuchtpopulation erst durch den Eintrag neuen genetischen Materials aus der Wildbahn durch KB möglich, was aufgrund begrenzter Allelvariabilität vorher nicht durchführbar war. Mikrosatellitenuntersuchung an EFH zur Analyse der Populationsdifferenzierung werden schon seit einiger Zeit am IZW durchgeführt und waren eine Voraussetzung für die problemlose Anwendung der Methode in dieser Arbeit (Fickel et al., 1999; Fickel et al., 2005). Die spezifische Charakterisierung von Individuen zum Nachweis von Vaterschaften in der EFH-Zucht ist ein neues Anwendungsfeld und ausbaufähig für die Zukunft. Durch embryonale Resorptionen wurden nicht alle durch KB erzeugten Trächtigkeiten bis zur Geburt ausgetragen. Der Anteil der Resorptionen war vergleichbar mit Trächtigkeiten, die durch natürliche Deckakte entstanden waren.

Die bisher einzige Studie, in der KB beim EFH durchgeführt wurde, stammt von Stavy et al. (1978b) aus Israel. Die Autoren verwendeten Nebenhodensperma von Rammlern, die extra dafür kastriert wurden. Sie berichteten von einer Fertilitätsrate von 70%, was den 68% in dieser Studie ähnelt. Jedoch war bei unseren Ergebnissen der reproduktive Erfolg in Form der mittleren Wurfgröße mit 2,7 gegen 1,4 JH höher. Da die Autoren aber auch in Würfen mit natürlichem Deckakt nur eine Wurfgröße von 1,9 JH beschreiben, ist dieser Umstand vermutlich auf die verschiedenen geographischen Regionen zurück zu führen. Ausserdem ist es sehr wahrscheinlich, dass die Autoren ihre Untersuchungen an einer anderen *Lepus*- Art bzw. Unterart durchgeführt haben, wie in Kap. 5.4.1 näher erläutert. Die KB mit frischem als auch mit tiefgefrorenem Sperma führte zu Ergebnissen, die mit dem natürlichen Deckakt vergleichbar waren. Es ist bemerkenswert, dass trotz des Fehlens eines östrischen Zyklus die KB in nichttragenden und nicht scheinträchtigen Tieren zu jedem Zeitpunkt möglich war.

Die Etablierung neuer Untersuchungsmethoden grenzt diese Arbeit von früheren Studien anderer Autoren ab und macht deutlich, dass erst mit den jetzt zur Verfügung stehenden Methoden eine zufriedenstellende Untersuchung des Phänomens der SF am *lebenden* EFH möglich war.

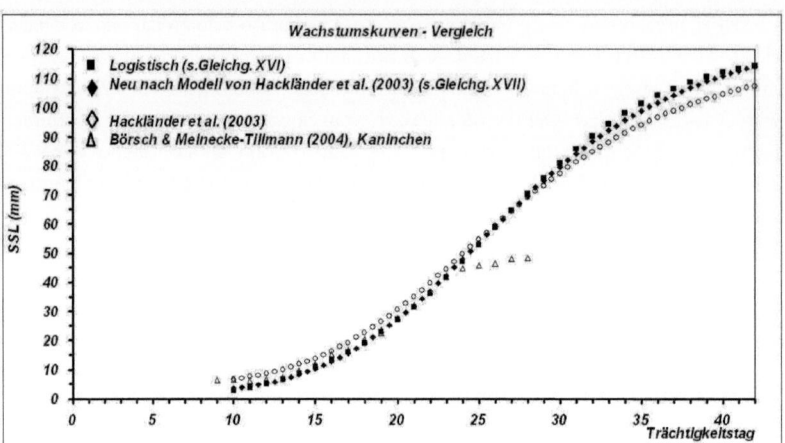

Abbildung 5.1 – Vergleich der berechneten Wachstumsmodelle für pränatales Wachstum der Scheitel-Steiss-Länge (SSL) beim EFH mit Literaturangaben.

5.2 Charakterisierung der pränatalen Entwicklung

Zur Beschreibung der pränatalen Entwicklung des EFH wurden fünf Aspekte berücksichtigt: der Trächtigkeitstag, die biometrischen Messungen an den Konzeptus, die Gestalt embryonaler Strukturen, der Ovarstatus und der endokrinologische Status der tragenden Häsin. Alle Parameter konnten wiederholt *in vivo* bestimmt werden. Anhand dieser Parameter wird es in künftigen Studien möglich sein, den Trächtigkeitsstatus einer Häsin mit nur einer Untersuchung relativ genau zu bestimmen. Zusätzlich ist es möglich, mit einer Einzeluntersuchung Aussagen über den embryonalen Entwicklungzustand der Konzeptus zu treffen, und Abweichungen bzw. das Vorliegen embryonaler Resorptionen zu erkennen.

Die Charakerisierung der pränatalen Entwicklung ist als Teil der Reproduktionsbiologie für viele Spezies von Interesse. Grundlegend für die Einstufung des Trächtigkeitsstatus ist das Bekanntsein der physiologischen Trächtigkeitsdauer. Diese wurde für den EFH in verschiedenen Quellen zwischen 41 und 43 Tagen angegeben (Hediger, 1948; Zörner, 1980; Martinet et al., 1983). Die in dieser Studie bestimmte mittlere Trächtigkeitsdauer von 41,9 Tagen entspricht diesen Angaben. Dies kann als Bestätigung angesehen werden, dass die physiologischen Reproduktionsparameter in der Zuchtpopulation mit denen anderer EFH-Populationen vergleichbar sind. Für den EFH existieren frühere Studien verschiedener Autoren zur Beschreibung der pränatalen Entwicklung (Fragulione, 1962; Broekhuizen und Martinet, 1979; Šterba, 1981; Šebova, 1991; Ciberej, 1993; Bonino, 1997). Quantitative Messungen und morphologische Daten wurden dabei anhand von Sektionsmaterial erhoben. Über embryologisches Basiswissen und den morphologischen Vergleich der Konzeptus mit anderen Tierarten wurde der Trächtigkeitsstatus eingestuft. Von Hackländer et al. (2003) wurden die Daten der angegebenen Autoren zur Längenmessung an den Konzeptus zusammengetragen. Die Daten von Fraguglione (1962) wurden als zu abweichend von allen anderen beurteilt und aus der Berechnung ausgeschlossen. Mit Hilfe der vom IZW für den EFH etablierten Methode der Ultrasonografie fügte er eigene Messungen an Konzeptus dazu. Der Mix aus Datenmaterial aus Sektions- und in vivo-Studien aus Zucht- und Wildpopulationen von verschiedenen Kontinenten diente zur Berechnung einer pränatalen Wachstumskurve anhand der Scheitel-Steiss-Länge (SSL) für den EFH. Dabei wurde die ultrasonografisch gemessene SSL mit den Längenmessungen gleichgesetzt. Diese Studie war bisher auch die einzige ausserhalb des IZW, die ultrasonografische Daten für den EFH verwertete. Zur Berechnung wurde ein sigmoidales Modell verwendet. Abb. 5.1 stellt das eigene sigmoidale Modell zur Berechnung der SSL im Vergleich zu der von Hackländer et al. (2003) berechneten Kurve dar. Lediglich die Asymptoten der sigmoidalen Kurven für den EFH differieren geringfügig. Dies bedeutet, das die Größen der JH zur Geburt verschieden waren. Dies könnte auch auf Unterschiede in den Messverfahren zurückzuführen sein, da in den Geburtsgewichten keine markanten Unterschiede zu anderen Populationen festgestellt wurden. Da jedoch in der Kurve von Hackländer et al. (2003) Daten aus verschiedenen Populationen berücksichtigt wurden, ließ sich insgesamt der Schluss ziehen, dass das pränatale Wachstum in der ZP mit dem in anderen Populationen vergleichbar ist. Zusätzlich wurden in dieser Arbeit auch für andere biometrische Parameter Wachstumsmodelle berechnet, die eine genauere Bestimmung des Trächtigkeitsstatus zulassen. Dabei erwiesen sich der Keimblasendurchmesser, der Biparietale Abstand, der Thoraxdurchmesser und die Femurlänge als geeignet. Zusätzlich wurde der Herzdurchmesser, der Augendurchmesser und auch der Nierendurchmesser bestimmt. Da kein Anhaltspunkt bestand, dass die pränatale Entwicklung in der ZP anders als in anderen Populationen abläuft, kann davon ausgegangen werden, dass sich diese Parameter auch zur Bestimmung des Gestationsalters in anderen Populationen anwenden lassen. Der Linsendurchmesser wurde ausgeschlossen, da bei der geringen Größe der Struktur der Messfehler zu hoch war. Die Berechnung von linearen und sigmoidalen Modellen erwies sich auch bei anderen Wildtier- und Haussäugetierarten als geeignet (Evans & Sack, 1973; Hildebrandt, 2007a).

Interessant war auch der Vergleich unseres Modells mit einem Modell zur SSL-Entwicklung beim Kaninchen von Börsch & Meinecke-Tillmann (2004) (Abb. 5.1). Es zeigte sich, dass die Kurvenparameter für den EFH und das Kaninchen in der ersten Hälfte der Trächtigkeit nur geringe Abweichungen aufwiesen. Dies ließ den Schluss zu, dass die pränatale Entwicklung des EFH und des Kaninchens ähnlichen Gesetzmäßigkeiten folgt. Das könnte bedeuten, dass bei verwandten Spezies bei den Lagomorpha trotz unterschiedlicher Lebensweise reproduktionsbiologische Grundfunktionen evolutionsbiologisch konserviert sind.

Als Grundforderung an mathematische Modelle gilt, dass Prozesse möglichst einfach, aber genau abgebildet werden. Die Anforderungen an die Genauigkeit richten sich danach, was mit der Erstellung des Wachstumsmodelles bezweckt werden soll (Gille, 1989). In dieser

Arbeit wurde angestrebt, die pränatalen Wachstumskurven nicht nur spezifisch für die ZP, sondern auch für andere EFH Populationen und für jede tragende Häsin anwenden zu können.

Deshalb wurden die Modelle nicht abhängig von der Wurfgröße separiert. Gerechtfertigt wird das dadurch, dass statistisch kein signifikanter Unterschied in der Wachstumsrate der Konzeptus abhängig von der Wurfgröße festgestellt werden konnte. Nur bei der Wachstumsrate der FB wurde statistisch eine Abhängigkeit von der Wurfgröße gefunden. Die Messung der FB ist nur in frühen Trächtigkeitsstadien relevant. Hier sollte zur Bestimmung des Gestationsalters auch das morphologische ultrasonografische Erscheinungsbild in Betracht gezogen werden. Von Hackländer et al. (2003) wurde ebenso eine statistische Wurfgrößenunabhängigkeit für die Wachstumsrate der SSL bestätigt. Unterstützt wird dieser Aspekt durch Daten von Breuer & Claussen (1977) beim Kaninchen, die besagen, dass die SSL als Aussage über die Größe des Konzeptus eher von genetischen Faktoren beeinflusst wird als vom Geburtsgewicht. Obwohl ein negativer statistischer Zusammenhang zwischen der mittleren Wurfgröße und dem Geburtsgewicht bestand, konnte kein signifikanter Zusammenhang zwischen der Wurfgröße und der SSL gefunden werden. An den erstellten Wachstumsmodellen wäre zu kritisieren, dass es sich unter statistischem Gesichtspunkt um abhängige Daten handelt. Das bedeutete, dass wiederholt Muttertiere und Konzeptus in unterschiedlicher Anzahl Datenpunkte für die Analyse lieferten. Das ist statistisch inkorrekt, aber unter reellen experimentellen Bedingungen in angemessenem Zeit- und Kostenrahmen in einer ZP nicht anders lösbar. Der Vergleich der Wachstumskurven mit Daten aus der Literatur zeigte jedoch, dass für den Zweck der Einstufung des Trächtigkeitsstatus diese Modelle als hinreichend genau eingeschätzt werden konnten.

Eine Besonderheit dieser Studie ist weiterhin, dass insbesondere die frühen Stadien der Trächtigkeit, in denen mit den eingesetzten Geräten noch keine embryonalen Strukturen ultrasonografisch sichtbar gemacht werden können, beurteilt werden konnten. Aus methodischen Gründen wurde dieser Aspekt in vergangenen Studien kaum untersucht. So konnte bereits am 6. Tag p.c. das Vorliegen einer Trächtigkeit anhand von Keimblasen diagnostiziert werden. Dass dies der sonografisch frühestmögliche Zeitpunkt war, lässt sich vermuten, da der Beginn der Implantation für den EFH für den 6. Tag p.c. angegeben wird (Martinet, 1977). Dies konnte in vitro durch die Beobachtung des Schlupfes einer Blastozyste bestätigt werden (eigene Daten), auch wenn hier *in-vitro* und *in-vivo* Verhältnisse nur begrenzt vergleichbar sind. Während des Schlupfes aus der *Zona pellucida* nimmt die Blastozyste unmittelbar Flüssigkeit auf, so dass sie sich in ihrer Größe vervielfacht. Dieser Prozess ermöglicht erst die sonografische Abgrenzung innerhalb des Endometriums. Von Du Boulay & Wilsson (1988) wurde beim Opossum (*Monodelphis domestica*) bereits am 3. Tag p.c. sonografisch eine FB nachgewiesen und Wimsatt et al. (1998) gelang beim Steppeniltis (*Mustela eversmanni*), einem Tier mit einer zum EFH vergleichbaren Größe und Tragzeit (38-41 Tage), eine ultrasonografische Trächtigkeitsdiagnose ab dem 12. Tag. Per Definition liegt jedoch ultrasonografisch erst eine Trächtigkeit vor, wenn ein lebender Embryo nachgewiesen werden kann. Dies war in dieser Studie schon ab dem 11. Tag p.c., bei Hackländer et al. (2003) ab dem 14. Tag p.c. möglich. Beim Kaninchen gelang dies bei großen Rassen bereits ab dem 9. Tag p.c. (Börsch & Meinecke-Tillmann, 2004). Für den weiteren Verlauf der Trächtigkeit liegen keine ultrasonografischen Daten für den EFH von anderen Autoren vor. Ein Vergleich der Daten zur pränatalen Entwicklung mit denen beim Kaninchen weist sowohl im Wachstum als auch in der morphologischen Entwicklung große Gemeinsamkeiten auf. So wurde für das Kaninchen die Implantationsphase für den siebten bis achten Tag der Trächtigkeit angegeben (Benirschke, 2008). Das passt zu den ultrasonografischen Befunden beim EFH da am 6. Tag p.c. Keimblasen noch in geringem Abstand voneinander gefunden und am 8. Tag p.c. erste plazentare Strukturen gesehen wurden.

Ein Vergleich der ultrasonografischen Morphologie im weiteren Trächtigkeitsverlauf mit aus Sektionsmaterial gewonnen Daten ist problematisch. Das liegt daran, dass die Beurteilung an Sektionsmaterial hauptsächlich visuell erfolgte. Hierbei wurden meist Aspekte bewertet, die ultrasonografisch nicht oder nur kaum differenzierbar sind. So dienten zum Beispiel Slamečka et al. (1997) die Erscheinung der Augenlider, Schnurrhaare und Zehen als Eckpunkte. Besonders Veränderung in der Pigmentierung sind dabei ultrasonografisch nicht erfassbar. Valentincic (1956) beschrieb, dass die Feten Behaarung entwickeln, wenn sie eine Länge von 9 cm erreichen. Dieser Zeitpunkt entspricht in etwa dem ultrasonografisch bestimmten 29.Tag p.c. Ultrasonografische Daten von anderen Lagomorpha-Arten existieren vom Schneeschuhhasen (*L.americanus*). Hier wurde die Methode jedoch vornehmlich zur Abschätzung der Wurfgröße verwendet.

Durch die Anwendung hochauflösenden Ultraschalls gelang in dieser Studie die nahezu lückenlose Dokumentation des gesamten Trächtigkeitsverlaufes des EFH. So konnten embryonale Strukturen in allen uterinen Stadien nahezu vollständig beurteilt werden. Von entscheidendem Vorteil hier war vor allem die Größe des EFH. So ist bei sehr großen Tierarten wie beispielsweise dem Elefanten nur in einem Teil der ersten Hälfte der Trächtigkeit eine transrektale Ultraschalldiagnostik möglich. Danach verändern sich die anatomischen Verhältnisse so sehr, dass der Fetus zu weit in die Bauchhöhle des Muttertieres absinkt und nicht mehr erreichbar ist. Teilweise kann hier eine transkutane Diagnostik versucht werden, was nicht immer gelingt (Hildebrandt et al., 2007a). Aufgrund der überschaubaren Trächtigkeitsdauer und der gut durchführbaren pränatalen Diagnostik könnte der EFH sehr gut als Modelltier zur *in vivo* Beurteilung pränataler Geschehnisse dienen. Gegenüber dem klassischen Mausmodell wäre hier wiederum die Größe des EFH von Vorteil.

Erstmalig für den EFH wurde intrauterine und ovarielle Geschehnisse ultrasonografisch in Zusammenhang gebracht. Besonders der Beurteilung der sonografischen Erscheinung der C.ll. kam dabei große Bedeutung zu. So konnten schon vor der Detektion embryonaler Strukturen erfolgte Ovulationen beurteilt werden. Gingen diese mit einer Insemination einher, war das Entstehen einer Trächtigkeit zumindest sehr wahrscheinlich. Die Beobachtung der postnatalen Regression neben der Entwicklung neuer C.ll. der darauffolgenden Trächtigkeit machte besonders qualitative Unterschiede der C.ll. deutlich. Bemerkenswert war die Beobachtung, dass embryonale Resorptionen oft mit der Regression einzelner C.ll. während der Trächtigkeit einher gingen. Welches Ereignis dabei ursächlich war, müssen weitere Untersuchungen klären. Die mathematische Regressionskurve zur Modellierung des C.ll.-Wachstums spiegelt den prinzipiellen Verlauf der C.ll.-Entwicklung wieder. Zur Bestimmung des Gestationsalters ähnlich den embryonalen Wachstumsmodellen ist sie jedoch eher ungeeignet. Einerseits ist sie mathematisch nicht eineindeutig und andererseits ist die Streuung der Werte sehr hoch. Vorrangig bei der Beurteilung der C.ll. sollte das gesamte ultrasonografische Erscheinungsbild sein, was Erfahrung mit der Technik voraussetzt. Wichtig ist der Zusammenhang zur Serumprogesteronkonzentration (P4). So konnten Caillol & Martinet (1976) feststellen, dass das Muster der P4-Sekretion dem C.ll.-Gewicht folgte. Für die C.ll. konnten sie eine Größe von 2 mm zwei Tage nach der Ovulation messen. Diese erhöhte sich auf etwa 5 mm am Ende der zweiten Woche und hatte ihr Maximum zwischen 30 und 35 Tagen erreicht. Ebenso konnten die Autoren bereits vor der Geburt eine Regression der C.ll. vermerken. Die Basisproduktion von P4 betrug dabei 5 ng/ml. Die Maxima der P4-Produktion befanden sich in der zweiten Hälfte der Trächtigkeit. Generell erscheint das in dieser Arbeit beschriebene Muster der P4-Sekretion während des Trächtigkeit des EFH mit den Ergebnissen anderer Autoren vergleichbar (Caillol & Martinet, 1976; Slamečka & Šebova, 1991).

Der Status der follikulären Entwicklung sowie der Estradiol-17ß-produktion (E2) sind als Kriterium für prognostische Aussagen nur begrenzt geeignet. Wie auch in anderen Studien konnten hier keine spezifischen Muster gefunden werden. Bloch et al. (1963) konnte bereits in Vaginalabstrichen das ständige Gleichbleiben des Abstrichbildes bestätigen und schloss daraus, dass nie ein hoher Östrogenspiegel vorhanden ist und ein östrischer Zyklus im klassischen Sinne fehlt. Im Bezug auf die Follikel bedeutet das, dass wahrscheinlich ständig, auch während der Trächtigkeit, Graafsche Follikel auf dem Ovar vorhanden sind. Dies wird von den vorliegenden Daten als auch von Stieve (1952) und Martinet (1980) bestätigt. Bloch & Strauss (1958) maßen histologisch die Größe reifer Follikel mit 2x4 mm, was sie als relativ wenig in Verhältnis zur Größe des Ovars einschätzten. Sie fanden in keinem Fall multiovuläre Follikel, konsistent mit den in dieser Studie gezogenen Rückschlüssen der Anzahl der C.ll. auf die potentielle Anzahl der Konzeptus. Ein zusätzliches Argument hierfür ist die bisher eindeutige Meinung, dass der EFH ein induzierter Ovulierer ist (Stieve, 1952; Lincoln, 1974), was aus eigenen Daten nur bestätigt werden kann. Bloch (1961) fand ovulierte Eizellen in einer Häsin kurz vor der Geburt, obwohl kein Rammler anwesend gewesen war. Eine Ovulation ohne entsprechenden Stimulus konnte in dieser Studie nicht beobachtet werden. Histologisch fanden Bloch & Strauss (1958), dass das Ovar einer Zuchthäsin durchluteinisiert ist und wie ein einziger großer C.l. aussieht. Dies entsteht aus konfluierenden atretischen Follikeln. Die jungen C.ll. positionieren sich pilzförmig am Rand und wandern in ihrer weiteren Ausbildung nach innen, ohne Höcker an der Oberfläche zu bilden. Diese Positionen der jungen und älteren C.ll. konnten auch ultrasonografisch verfolgt werden.

Die grundlegende sonografische Charakterisierung des Trächtigkeitsverlaufes beim EFH in dieser Arbeit war die Basis für den weiteren experimentellen Ansatz zu *in vivo* Untersuchungen zum Phänomen der SF. Wichtig war dabei besonders der Aspekt, dass der Ablauf der Trächtigkeit festen Regeln folgt und weder in der Trächtigkeitsdauer noch im Ablauf wesentlich variabel ist. Ausgehend von den Daten bestand die Möglichkeit, eine Nachbewertung der Untersuchungsergebnisse aus der Wildpopulation vorzunehmen. Ausserdem könnte das Schema zukünftig zur Erforschung weiterer Phänomene beim EFH z.b. der embryonalen Resorption von Bedeutung sein. Vergleichende Ableitungen für andere Lagomorpha oder Tierarten mit ähnlichem Trächtigkeitsverlauf sind möglicherweise von Nutzen.

5.3 Störungen der pränatalen Entwicklung

Im Verlauf der pränatalen Entwicklung des EFH traten pränatale Verluste (pV) und embryonale Resorptionen (eR) regelmäßig auf. Insgesamt waren mehr als die Hälfte der Trächtigkeiten betroffen und mehr als ein Drittel der potentiellen Junghasen gingen zwischen Ovulation und Geburt verloren. Die Erfahrungswerte zeigten, dass das eigentliche initiale Absterben des Konzeptus maximal bis zum Ende der Embryonalphase auftrat. Resorptionsmaterial konnte jedoch im weiteren Trächtigkeitsverlauf ultrasonografisch nachgewiesen werden. Damit gelang es erstmalig, eR beim EFH am lebenden Tier ultrasonografisch darzustellen und zu verfolgen. Desweiteren war es möglich, aufgrund von Verlaufsuntersuchungen Rückschlüsse auf das Auftreten von pV und eR in verschiedenen Stadien zu ziehen. Hervorzuheben ist dabei, dass klinische Auswirkungen auf das Allgemeinbefinden der Häsin nicht zu bemerken waren und eR ohne Anwendung von Ultrasonografie unbemerkt verlaufen. Mit dem vorliegenden Referenzmaterial wird es auch in künftigen Studien möglich sein, mit einer einmaligen ultrasonografischen Untersuchung Aussagen über das Auftreten von pV und eR in einer Trächtigkeit zu treffen. Im Zusammenhang zu den Daten zur pränatalen Entwicklung wurde beschrieben, wie sich eR ultrasonografisch darstellen. Die Abgrenzung und Beurteilung von intakten embryonalen Strukturen und Resorptionsmaterial ist dadurch möglich. Erst durch diese gezielten Verlaufsuntersuchungen konnten frühe Fruchtblasen als solche erkannt werden, welche beispielsweise von Göritz et al. (2001) noch als eR angesprochen wurden.

In die Berechnungen der Häufigkeit des Auftretens von pV und eR wurden nur als trächtig erkannte Häsinnen einbezogen. Nicht berücksichtigt wurden Tiere, die einen potentiell fertilen Deckakt hatten bzw. künstlich besamt wurden und ovulierten, jedoch keine (ab dem 6. Tag p.c. detektierbare) Trächtigkeit ausbildeten. Dieser früheste Verlust der möglicherweise unbefruchteten Eizellen bzw. früher embryonaler Stadien würde ca. weitere 70 bis 80 Ovulationen in die Berechnung mit einschliessen. Damit würden sich die absoluten pränatalen Verluste inclusive unbefruchteter Eizellen auf 45 bis 50 % belaufen.

Es wäre einfach, die hohen Verluste durch eR einem Effekt der ZP zuzuschreiben. Literaturangaben zeigen jedoch, dass auch in Wildpopulationen auf allen Kontinenten hohe pränatale Verluste auftreten. Schon Raczynski (1964 - Polen) bemerkte, dass embryonale Mortalität einen signifikanten Einfluss auf die Kalkulation der Wurfgröße hat und schätzt die gesamten pränatalen Verluste auf bis zu 50%. So kalkulierte Flux (1965) aus Populationen in Neuseeland eine negative Differenz in der mittleren Anzahl von C.ll. (2,81) zu Implantationen (2,55) zu Embryos (2,21). Flux (1967) berechnete den präimplantativen Verlust ganzer Würfe zu 2,3%. Er stellte eine Differenz der C.ll. zu detektierten Feten von 28,6% fest. Davon schreibt er 11,8% postimplantativen Verlusten zu. Bonino (1997 - Argentinien) beobachtete indessen einen Verlust von C.ll. zu Embryonen von 57,5%. Dabei schreibt er 34,7% prä- und 22,8% postimplantativen Verlusten zu. Ebenso beschreiben Stott & Wight (2004) für australische Populationen eR. Bonino (1997) argumentiert, dass die Ursache für die Differenzen in den prozentualen Angaben der eR auch darin liegen könnten, dass C.ll. in Sektionen unterschiedlich eingeschätzt werden, da dafür keine genauen Kriterien vorhanden sind. Mittels ultrasonografischer Verlaufsuntersuchungen ließe sich dieses Problem zumindest teilweise lösen. Auch bei anderen Lagomorpha-Arten wurden von pränatalen Verlusten bis zu 47,3% berichtet (Lechleitner, 1959- Eselshase (*L.americanus*); Anderson & Lent, 1977- Alaskahase (*L.othus*)).

Embryonale Resorptionen treten mit großer Häufigkeit bei allen Haussäugetierarten in unterschiedlichen Phasen der Trächtigkeit auf. So wird die Häufigkeit, mit der eine zygozytäre oder embryonale Resorption eintritt, bei gut untersuchten Haussäugern und beim Menschen mit 15 - 30 % angegeben (Peter & Miller, 1993). Als Ursache für die präimplantative Fruchtresorption werden hauptsächlich abweichende Chromosomensätzen des Konzeptus diskutiert, die aufgrund fehlender Kompatibilität zu einem Abbruch der Trächtigkeit führen (Chandley et al., 1975; Peter & Miller, 1993). Eine Besonderheit des EFH ist jedoch die Fähigkeit der Resorption embryonalen Gewebes bis in späte Trächtigkeitsstadien ohne klinische Symptome bei der Häsin. Hat die Fruchtanlage schon eine fortgeschrittene Größe erreicht, kann ultrasonografisch der Prozess noch lange verfolgt werden. Bekannt ist das beispielsweise auch für das Reh (Hermes, 1997). Einzelne eR erfolgen dabei scheinbar ohne Beeinflussung der benachbarten noch lebenden bzw. normal entwickelten Embryonen.

Anhand der Daten dieser Studie und der Literaturangaben ist die Schlussfolgerung erlaubt, dass es sich bei eR beim EFH um ein reproduktives Regulativ mit erheblichem populationydynamischen Effekt handelt. Dabei stellt sich die Frage, warum und wie die Regelung stattfindet.

Hier kämen verschiedene Hypothesen in Frage. Zum einen könnten eR dazu dienen, genetisch insuffiziente Fruchtanlagen auszusortieren. Eine weitere Möglichkeit wäre die flexible Anpassungsfähigkeit an Umweltbedingungen und Energieressourcen.

Funktionell stellt sich die Frage, welche Konzeptus zum Absterben und zur folgenden Resorption „ausgewählt" werden und durch welche Signalwege dies „eingeleitet" wird. Unklar ist, ob dabei die Mutter, genetische Merkmale des Konzeptus oder einfach der Zufall das bestimmende Element ist. Auch wenn es funktionell nur wenige Anhaltspunte gibt, sollen einige Gedanken kurz erwähnt werden. Es kann die Hypothese aufgestellt werden, dass möglicherweise eine lokale (endokrinologische?) Signalübertragungsinsuffizienz zwischen C.ll. und Embryo im Ablauf der eR eine Rolle spielen. Dafür spricht die Beobachtung, dass gleichzeitig mit der Detektion der eR auch Regression einzelner C.ll. zu beobachten war. Kritisch ist dabei die Phase des Endes der Pseudoträchtigkeit. Der Konzeptus muss Signale senden, dass die C.ll. und somit die Trächtigkeit erhalten bleibt. Sind diese insuffizient, kommt es zum Absterben und zur Resorption. Für diese Theorie spricht, dass sowohl in der C.ll.-Entwicklung als auch in der P4-produktion vor Ende der Embryonalphase ein Plateau bzw. sogar ein Abfall zu beobachten war. Das würde insofern mit den Beobachtungen in dieser Studie überein stimmen, dass eR vorrangig in der Embryonalphase beginnen. Auch Raczynski (1964) berichtete, dass er nur einmal eine Resorption fand neben einem anderen lebenden Jungtier welches schon Haare hatte. Ansonsten traten eR ausnahmslos in der Embryonalphase auf.

Ein weiterer möglicher Aspekt wären fehlende Fähigkeiten seitens des Uterus, die Trächtigkeit zu erhalten. Es konnte bereits gezeigt werden, dass z.B. das Seminalplasma eine erhebliche Rolle in der immunologischen Vorbereitung des Uterus spielt, den Konzeptus zu akzeptieren (O'Leary et al., 2006; Robertson et al., 2006). Möglicherweise sind solche Effekte besonders am Ende der Zuchtsaison für die erhöhte Resorption präimplantativer Stadien verantwortlich.

Auch möglich wäre, dass das Auftreten von eR ein simples Platzproblem *in utero* ist. Bloch (1976) stellte bei Versuchen an Mäusen zum *„embryonic spacing"* eine Gleichverteilung der Fruchtanlagen im Uterus fest. Diese Gleichverteilung bestätigen auch eigene Beobachtungen beim EFH (s. Abb. 5.2). Ob dafür rein mechanische Faktoren oder lokale Signale *in utero* verantwortlich sind, ist nicht geklärt. Wenn *„embryonic spacing"* nicht optimal funktioniert, die Fruchtanlagen einfach zu dicht implantieren und sich im weiteren Verlauf gegenseitig behindern, könnten lokale Zirkulationsstörungen auftreten und deswegen zu eR führen. Dafür spricht auch, dass Hafez (1964) in Superovulationsversuchen an Kaninchen festgestellt hat, dass sich zwar die Anzahl der Ovulationen enorm erhöhen lässt, dies jedoch die Wurfgröße bei der Geburt nicht wesentlich steigert. Der Uterus scheint also nur eine gewisse begrenzte räumliche Kapazität zu haben.

Unklar ist auch, ob sich die Embryonen untereinander beeinflussen oder ob die Selektion der eR geschlechtsspezifisch ist.

Resorptionen beim EFH bieten großes Potential zur grundlegenden Erforschung der Mechanismen auch im Hinblick auf andere Spezies. Von Vorteil ist hierbei, dass in der ZP die Rahmenbedingungen der Lebensweise der Tiere konstant sind und gewisse Einflussfakto-

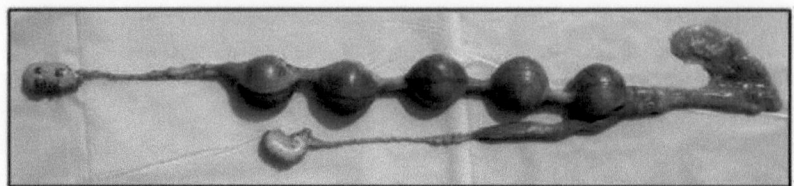

Abbildung 5.2 – *„Embryonic Spacing"*. EFH 18. Tag p.c. Bemerkenswert ist die regelmäßige Gleichverteilung der fünf Fruchtanlagen in einem Horn. Ein Grund für embryonale Resorptionen könnte möglicherweise sein, dass „*embryonic spacing*" nicht funktioniert und die Implantationsstellen zu dicht liegen.

ren ausgeschlossen werden können. Nicht zu vergessen ist hierbei, inwiefern eR und Inzucht in einer künstlichen Population zusammenhängen könnten. Trotz genetischer Begrenztheit der ZP besteht aufgrund des Vergleiches der eigenen Daten mit Literaturangaben hierzu keine begründete Annahme.

Scheint eR und pV ein reproduktionsphysiologisches Regulativ mit speziellen noch unerforschten Mechanismen und Funktionen zu sein, ist jedoch die embryonale Retardierung höchstwahrscheinlich als pathologische Störung in der pränatalen Entwicklung zu betrachten. Sie trat beim EFH selten, jedoch eindeutig zum Nachteil der betroffenen Jungtiere auf. Wu et al. (2006) fassten zusammen, dass die embryonale Wachstumsretardierung bei verschiedenen Haussäugetieren ein Problem darstellt und langfristig negative Effekte auf die Kondition der Tiere und Fleischqualität hat. Die Autoren vermuteten, dass der Ernährungsstatus der Mutter erheblich zur Beeinflussung des epigenetischen Status des frühen Konzeptus beiträgt. Bloomfield et al. (2006) beschrieben, dass möglicherweise schon auf der Ebene der Befruchtung langfristige Konsequenzen für die Wachstumsentwicklung und die individuelle Fähigkeit zur Anpassung an Umweltbedingungen gelegt werden.

Insgesamt wird deutlich, dass es möglich ist, dass in Sektionsmaterial unterschiedlich große Feten aufgefunden werden und auch unterschiedlich große JH geboren werden können. Nach den Ergebnissen dieser Studie hat dies jedoch nichts mit SF zu tun.

5.4 Das Phänomen der Superfetation

5.4.1 Superfetation in der Zuchtpopulation

Als Voraussetzung zur Prüfung der Existenz der SF am lebenden Tier waren besonders zwei Punkte wichtig: die physiologische Trächtigkeitsdauer in der ZP ohne SF und die detaillierte Beschreibung der pränatalen Entwicklung, um Gestationsstadien genau bestimmen zu können. Die Ergebnisse zeigten, dass die Tragzeit ohne SF keinen großen Schwankungen unterlag und die Embryonalentwicklung beim EFH ein fest determinierter Prozess mit klar abgrenzbaren Zeitspannen ist. Ultrasonografisch konnte nahezu vollständig die Trächtigkeit erfasst werden. Damit waren die Voraussetzungen gegeben, das Auftreten von SF zu untersuchen.

Die signifikant verkürzte Zwischentragezeit bei permanenter Anpaarung im Vergleich zur physiologischen Trächtigkeitsdauer war ein erster Hinweis für das Vorkommen der SF. Verschiedene Autoren berichteten ebenfalls von verkürzten Geburtenintervallen in EFH-Zuchten (Hediger, 1948; Martinet, 1970; Bürger, 1973; Slamečka & Šebova, 1991; Tocchini, 2001). In der EFH-Zucht in der Slowakei, aus der die Gründertiere der Zucht des IZW abstammten, wurde in 45-69% der Fälle eine Verkürzung der Geburtenintervalle auf 36 bis 38 Tage festgestellt. In all diesen Fällen konnte nicht ausgeschlossen werden, dass es sich um ein Phänomen der Zucht und möglicherweise um eine variable Trächtigkeitsdauer handeln könnte. In der vorliegenden Studie wurden jedoch experimentell Schritt für Schritt Alternativerklärungen getestet und verworfen. Tatsächlich können vor der Geburt fertile Deckakte stattfinden. Bloch (1961) und Martinet (1980) beschrieben bereits, dass Deckakte nur im unmittelbaren Zeitraum vor der Geburt und nicht über die ganze Zeit der Trächtigkeit stattfanden. Dabei war die Häsin selbst und nicht der Rammler der bestimmende Faktor. Das konnte auch in der ZP mittels Videoüberwachung bestätigt werden. Dass die folgende Trächtigkeit tatsächlich von solch einem Deckakt abstammt, wurde durch die temporäre Anpaarung von fertilen Rammlern vor der Geburt geprüft. Damit war ausgeschlossen, dass die Insemination erst nach der Geburt stattfindet. Hier hätte man vermuten können, dass die eigentliche Befruchtung der Eizelle trotzdem nicht sofort, sondern erst nach der Geburt stattfindet und keine Parallelentwicklung von Trächtigkeiten erfolgt. Somit könnte zumindest für eine kurze Zeit das Sperma gespeichert werden. Dagegen sprachen die ultrasonografischen Befunde, dass in kürzeren Abständen als nach einer Befruchtung nach der Geburt möglich eine Trächtigkeit diagnostiziert wurde. Aus allgemeinen reproduktionsbiologischen Gesetzmäßigkeiten der Embryonalentwicklung der Säugetiere war nicht anzunehmen, dass diese frühe Phase der Trächtigkeit variabel ist und sozusagen im Schnelldurchlauf stattfindet. Zur Unterstützung dieses Aspektes wurden exemplarisch Eileiterspülungen vorgenommen. Sie zeigten, dass zum Zeitpunkt der Geburt tatsächlich frühe Embryonalstadien im Eileiter vorhanden waren.

Besonders wichtig war die Frage, ob Spermien von einem früheren Deckakt gespeichert werden. Nach Töpfer-Petersen et al. (2003) ist die Speicherung von Sperma bei Säugern möglich, jedoch nur für wenige Stunden, selten Tage. Dies geschieht durch Anhaftung an das Epithel des kaudalen Isthmus des Eileiters bei Erhalt der Fertilität und Funktionalität. Andere Vertebraten besitzen dafür spezielle Organe, was bei Säugern nicht mehr der Fall ist. Dabei blieb das Prinzip des weiblichen Spermienreservoirs erhalten. Das soll garantieren, dass funktionsfähige Gameten zur richtigen Zeit am richtigen Ort zusammentreffen. Vander Vliet & Hafez (1974) zeigten experimentell, dass der befruchtungsfähige Zeitraum im Eileiter des Kaninchens 13 bis 16 Stunden beträgt. Das ist möglicherweise kürzer als an anderen Stellen des Reproduktionstraktes. Sie vermuten maximal 30 bis 36 Stunden für den gesamten Reproduktionstrakt. Für einige Arten der Fledermäuse wird vermutet, dass Sperma über sehr lange Zeit, möglicherweise sogar über die Dauer eines Winters gespeichert werden kann (Sharifi et al., 2004).

Der Gedanke der Spermienspeicherung ist für den EFH zunächst zu erwägen. Martinet & Raynaud (1972) hatten gezeigt, dass Spermien nach 30 Tagen zumindest noch in den Krypten des Uterusepithels vorhanden sind. Sie beschrieben auch einen Fall, bei dem sie mit einem vasektomierten Rammler eine Trächtigkeit mit Deckakt vor der Geburt ausgelöst hätten. In der Vielzahl der folgenden Publikationen dieses Forscherteams wurde kein weiterer Fall dieser Art erwähnt. So war dies womöglich auf eine insuffiziente Vasektomie zurückzuführen oder tatsächlich nur ein extrem seltener Einzelfall. In den vorliegenden Untersuchungen konnte durch vasektomierte Rammler keine Trächtigkeit erzeugt werden, weder in tragenden noch in nichttragenden Häsinnen. Für den Erfolg der Methode sprach zumindest, dass trotzdem Ovulationen stattfanden. Da aber präimplantative embryonale Verluste nicht selten waren, könnte man immer noch argumentieren, dass dies hier der Fall war und nicht die fehlende Spermienspeicherung. Gegen die Hypothese der Spermienspeicherung sprach auch, dass es möglich war, dass die Häsin mit Hilfe von SF sozusagen die ganze Zuchtsaison durchgängig tragend ist. Mit Spermienspeicherung wäre es demnach möglich, durch künstliche Ovulation Trächtigkeiten zu erzeugen. Martinet (1980) konnten keine Trächtigkeiten erzeugen, obwohl eine Ovulation mit hCG während Trächtigkeit auslöst wurde. Die einzig wirklich effiziente Methode zu Überprüfen, ob Sperma gespeichert wird, war die Vaterschaftsanalyse. Mit modernen genetischen Verfahren konnte an fünf mal zwei Würfen bestätigt werden, dass bei SF 17 von 19 JH eindeutig von dem Rammler aus dem Deckakt vor der Geburt abstammten und eine Vaterschaft des Rammlers aus dem ersten Deckakt ausgeschlossen war. Bei zwei der JH aus zwei verschiedenen Würfen kamen beide Rammler in Frage. Damit wurde gezeigt, dass eine Spermienpassage durch den tragenden Uterus erfolgen muss. Unter dem Aspekt der multiplen Vaterschaften ist die Hypothese der Spermienspeicherung hiermit zwar nicht komplett widerlegt, erscheint anhand der vorliegenden Ergebnisse jedoch als unwahrscheinlich.

SF beim EFH trat in 54% der möglichen Fälle auf und war nur im Zeitraum vor der Geburt auslösbar. Demnach musste es auch möglich sein, SF durch KB zu induzieren. Nach der Etablierung der Methode der KB mit guten Erfolgen gelang es in sechs von 21 Fällen mittels KB vor der Geburt neue Trächtigkeiten zu erzeugen. Damit wurde die Superfetation beim EFH das erste Mal gezielt durch KB ausgelöst. Dies bestätigte das Auftreten des Phänomens der SF und ein Verständnis der Mechanismen.

Ein ähnlicher experimenteller Ansatz wurde bereits von Stavy & Terkel (1992) ohne Erfolg durchgeführt. Erzielten sie sehr gute Ergebnisse mit KB in nichttragenden Häsinnen, konnten sie in tragenden jedoch keine neue Trächtigkeit erzeugen. Sie stellten jedoch fest, dass eine frühe KB vor der Geburt zu Aborten und Verkürzung der Tragzeit führt und sahen dies als Ursache für verkürzte Geburtenintervalle. Sie argumentierten, dass verkürzte

Geburtenintervalle wohl eher ein Phänomen der Zucht sind. Dagegen spricht, dass Martinet (1980) durch Behandlung mit hCG am 32.Tag p.c. auch keine frühe Termination der Trächtigkeit erreichte. Dies kann aus eigenen Daten auch bestätigt werden. Betrachtet man die Studien dieser Forschergruppe aus Israel genauer, fällt auf, dass sie in ihrer Zucht gar keine Verkürzung der Geburtenintervalle feststellen konnten. Sie stellten eine Trächtigkeitsdauer von 45,0 ± 0,19 (± SEM, n=51) und ein Geburtenintervall von 44,8 ± 0,27 (± SEM, n=31) fest, was sich nicht signifikant voneinander unterschied. Dabei unterscheidet sich diese festgestellte Trächtigkeitsdauer jedoch hochsignifikant von der in dieser Studie festgestellten mittleren Tragzeit von 41,89 ± 0,14 (± SEM, n=35) *(t-test mit Welch-Korrektur, p<0,0001)*. Auch das mittlere Wurfintervall dieser Autoren unterschied sich von dem in dieser Studie festgestellten (38,2 ± 0,2, n=29; Mittelwert aus Werten aus Kap. 4.3.1 und 4.3.2) hochsignifikant *(t-test mit Welch-Korrektur, p<0,0001)*. Schon Caillol & Martinet (1981) diskutierten eine Studie von Stavy et al. (1978b) und stellten fest, dass diese eine erheblich längere Pseudoträchtigkeit sowie ein differierendes Progesteronmuster ohne Peak vor der Geburt im Vergleich zu den Daten der französischen Forschergruppe beschrieben. Auffällig ist auch, dass in verschiedenen Veröffentlichungen der israelischen Forscher einerseits der Artname *L. capensis* und später *L. europaeus* auftaucht. Stavy & Terkel (1992) erwähnen selbst, dass sie nicht genau wissen, welche Art sie eigentlich in ihrer Zucht haben, gehen jedoch davon aus, dass es sich um *L. europaeus* handelt. Über die Trennung bzw. Zusammengehörigkeit der beiden *Lepus*-Arten wurde in der Literatur bereits lange diskutiert. Inzwischen herrscht die Ansicht vor, dass es sich bei *L. europaeus* und *L. capensis* um verschiedene Arten handelt (Ben Slimen et al., 2006). Genetische Analysen zeigten, dass gerade die Hasenarten im israelischen Raum einen Zwischenstatus zwischen diesen beiden Arten haben mit einer Tendenz zur engeren Verwandschaft zu den ostafrikanischen *L. capensis* (Suchentrunk et al., 2000). Unter Berücksichtigung aller Aspekte kann man vermuten, dass das israelische Forscherteam in ihrer Zucht eine andere Hasenart als *L. europaeus* beherbergte und deswegen eine experimentelle Auslösung der SF nicht gelang.

Funktionell bedeuten die vorliegenden Ergebnisse, dass das Auffinden verschieden großer Feten *in utero* nicht mit SF in Zusammenhang zu bringen ist. Dies hängt eher mit embryonaler Retardierung zusammen. Zum Zeitpunkt der Geburt befinden sich die neuen Embryonen noch im Eileiter. Die Implantation findet erst nach der Geburt statt. Aufgrund dieser Erkenntnisse wird klar, dass mit bloßem Auge ein Erkennen von SF schwer bis gar nicht möglich war. Der einzige visuelle Hinweis darauf sind die verschiedenen Generationen der C.ll. Damit bleibt ein Fenster von maximal sechs, eher fünf Tagen vor der Geburt, in dem SF entstehen kann. Beobachtungen zeigten ausserdem, dass die Verhaltenssignale zum Stattfinden einer Kopulation eindeutig von der Häsin ausgehen. Unklar ist dabei, woher die Häsin selbst intern ihre Signale bekommt um zu wissen, wann der richtige Zeitpunkt ist. Jedoch ist ausgeschlossen, dass bei paarweiser Haltung der Zuchttiere der Rammler sozusagen zu jedem beliebigen Zeitpunkt Zugriff hat und einen Deckakt erzwingen kann und so für das hohe Auftreten von SF in Zuchtpopulationen verantwortich ist. Das französische

Forscherteam um Martinet & Caillol (1970-1992) untersuchte unter vorwiegend endokrinologischen Gesichtspunkten die Mechanismen der SF. Trotz Herausstellung funktioneller Besonderheiten in der Reproduktionsbiologie des EFH blieb am Ende unklar, welcher Stimulus für die Auslösung der SF verantwortlich ist. Die Antwort auf diese Frage bleibt auch diese Studie schuldig.

Im Gegensatz zu beschriebenen Einzelfällen bei anderen Spezies (s. Kap. 2.3.3.2) ist als Besonderheit der SF beim EFH hervor zuheben, dass SF erst am Ende der Trächtigkeit ausgelöst werden kann. Damit handelt es sich eher um ein nahtloses Überlappen von Trächtigkeiten als um einen parallelen Verlauf, da zu keiner Zeit Konzeptus, die verschiedenen Ovulationszyklen entspringen, gleichzeitig implantiert sind. In dieser Arbeit gelang es mit Hilfe modernster Technik Argumente gegen die Existenz der SF zu entkräften. Trotzdem könnte der Vorwurf erhalten bleiben, dass SF ein Phänomen der Zucht ist. Dagegen spricht zum einen, dass reproduktive Mechanismen evolutionäre Anpassungen sind. Ein halbes Jahrhundert Zucht kann einen solchen Mechanismus kaum erzeugen. Weiterhin zeigen die Daten, dass in der ZP die Reproduktionsparameter nicht von denen in anderen Populationen abweichen. Damit ist kein Grund zur Annahme gegeben, dass SF nur in der ZP vorkommt. Im Gegenteil: Es lässt sich eher der Umkehrschluss treffen, dass SF sehr wahrscheinlich in anderen Populationen auch vorkommt.

Neu an den Ergebnissen dieser Studie zur SF beim EFH ist, dass das erste Mal klar wird, dass SF eine biologische Funktion hat. Die Ergebnisse zeigten, dass Trächtigkeiten, die durch SF entstehen, eine erhöhte Ovulationsrate, eine erhöhte Wurfgröße, eine verminderte relative Resorptionsrate sowie eine Geschlechtsverschiebung zu männlichen Nachkommen aufwiesen. In einer theoretischen Hochrechnung wurden die Teilergebnisse dieser Studie berücksichtigt und der durchschnittlich mögliche Reproduktionserfolg einer Häsin unter der Voraussetzung der maximalen Ausnutzung der Zuchtsaison berechnet:

Erwarteter Reproduktionserfolg einer Häsin pro Zuchtsaison:

Erste Trächtigkeit:	Januar/ Februar
Restliche Zuchtsaison:	März bis September ca. 210 Tage
Tragzeit:	42 Tage

	OHNE SF	MIT SF
Beginn einer neuen Trächtigkeit möglich nach:	42 Tagen	38 Tagen
Maximale Anzahl der Trächtigkeiten:	$210 : 42 = 5$	$210 : 38 = 5,52$
Mittlere Wurfgröße:	2,48	3,19
Maximale Anzahl JH pro Saison:	$5 * 2,48 = 12,4$	$5,52 * 3,19 = 17,6$

☞ **Möglicher Zeitgewinn pro Zuchtsaison durch SF: 1/2 Trächtigkeitsdauer**
☞ **Möglicher Zugewinn im Reproduktionserfolg: fast 1/3 mehr Nachkommen**

Unter Betrachtung der vorliegenden Ergebnisse wird klar, dass SF mehr als nur einen zeitlich rechnerischen Vorteil während der Zuchtsaison bringt. Da ein solcher Aspekt bisher nicht ersichtlich war, wurde umso eher die Existenz von SF abgelehnt (Rieck, 1959; Broekhuizen & Maaskamp, 1981). Der Schluss liegt nahe, dass es sich bei SF um eine evolutionäre Anpassung handelt. Die funktionelle Bedeutung dieses Merkmals liegt im individuellen Vorteil der weiblichen Tiere mehr und schneller Nachkommen pro Zuchtsaison zu produzieren. Mit bis zu einem Drittel mehr Jungtiere pro Zuchtsaison ist dieser Vorteil auch klar quantifiziert.

In dieser Studie wurde in 54% der potentiell möglichen Fälle durch einen fertilen Rammler SF ausgelöst. Dieser Prozentsatz bezog sich auf 12 verschiedene Individuen von 25 möglichen. Dabei bestand bei 16 Individuen nur einmal die potentielle Möglichkeit der Entstehung einer neuen Trächtigkeit durch SF. In fünf Fällen wurde eine neue Trächtigkeit ausgelöst. SF trat bei allen Häsinnen auf, bei denen mehr als einmal die Möglichkeit der Entstehung einer neuen Trächtigkeit durch SF gegeben war. Damit zeigt sich, dass in der ZP das Merkmal der SF fixiert ist und nicht nur sporadisch auftritt. Dies bestätigt die Annahme, dass es sich bei SF um eine evolutionäre Anpassung handelt.

Interessant ist die Betrachtung der SF im Rahmen der Theorie der Lebensgeschichte (Hirshfield & Tinkle, 1975; Stearns, 1976). Der Theorie liegt die Annahme zugrunde, dass für jedes Lebewesen die zur Verfügung stehenden Ressourcen begrenzt sind. Gemessen wird der Erfolg der Verteilung der Ressourcen an der resultierenden Darwin'schen Fitness. Diese wird durch die Anzahl und Qualität der fortpflanzungsfähigen Nachkommen eines Individuums, die im Verlauf des gesamten Lebens produziert werden, determiniert. Geht man davon aus, dass mit SF tatsächlich mehr Nachkommen geboren werden, könnte das langfristig bedeuten, dass entsprechend die Darwinsche Fitness mit SF größer ist als ohne SF. Auch eine Rolle in diesen theoretischen Überlegungen spielen die Konzepte einer „optimalen Wurfgröße" und des evolutionären Optimismus der Eltern von Williams (1966). Charnov et al. (2007) berechneten, dass der mittlere energetische Aufwand für die Reproduktion einer jeden Spezies im gesamten Leben („lifetime reproductive effort") konstant zu sein scheint. Es fehlen Daten, ob mit SF tatsächlich entsprechend mehr JH das reproduktive Alter erreichen. Mit Hilfe genauerer Daten aus dem Freiland und diesen evolutionären Konzepten könnte der Anpassungswert von SF noch besser quantifiziert werden.

Sollten die beschriebenen Mechanismen des Merkmals der SF in dieser Form in Wildpopulationen wirksam sein, zöge das in der Summe einen erheblichen populationsdynamischen Effekt nach sich. Details hierzu blieben in einer Folgestudie zu beurteilen.

Allein der Zeitgewinn einer halben Trächtigkeitsdauer, mag vielleicht dazu führen, dass der letzte Wurf früher, unter klimatisch noch milderen Umständen geboren wird und somit bessere Überlebenschancen hat. Oder auch dazu, dass der letzte Wurf der Saison nicht in einem frühen Stadium resorbiert, sondern noch ausgetragen wird. Ausserdem könnte durch SF die Flexibilität der Muttertiere auf kurzfristige klimatische Veränderungen zu reagieren, eine bestehende Trächtigkeit zu beenden und eine neue zu beginnen, erhöht sein. Damit zeigen die Ergebnisse dieser Studie nicht nur, dass SF ein Phänomen der Reproduktionsbiologie des EFH ist. Die Ergebnisse zeigen vor allem, dass SF als evolutionäre Anpassung und effektive reproduktive Strategie zu betrachten ist. Inwieweit diese Aspekte tatsächlich in Wildpopulationen zutragen kommen, bleibt in weiteren Untersuchungen zu bewerten.

Trotz neuer Erkenntnisse zur Bedeutung und Einordnung der SF bleibt die Studie Erklärungen funktioneller Aspekte schuldig. Besonders die Verschiebung des erwarteten Geschlechterverhältnisses von 50:50 zu männlichen Jungtieren ist überraschend und schwer zu beurteilen. Nur wenige Kenntnisse existieren über die möglichen Regelmechanismen zwischen Insemination und Geburt. Neuere Untersuchungen beschäftigen sich sogar mit dem Geschlechtsverhältnis der Spermien im Ejakulat (Dr. R. Hermes (IZW), pers. Mitteilung, Juni 2007). Für den EFH wurden in der Literatur für verschiedene Populationen Geschlechterverhältnisse beschrieben. So wurden oft überwiegend weibliche Tiere gefunden (Flux, 1967; Jezierski, 1965; Bonino, 1997; Slamecka et al., 1997). In einigen Studien wird jedoch auch von einer Verschiebung zum männlichen Geschlecht (Reynolds & Stinson, 1959; Raczynski, 1964) oder einer Ausgewogenheit (Rieck, 1964) berichtet. Da es sich hauptsächlich um Populationsanalysen von adulten Tieren handelte und die Methode der Materialgewinnung verschieden war, sind Rückschlüsse auf das Geschlechterverhältnis bei der Geburt schwer zu ziehen.

Tatsächlich bieten die vorliegenden Daten eine Reihe neuer interessanter Fragestellungen in funktioneller und evolutionstheoretischer Hinsicht.

5.4.2 Superfetation in der Wildbahn?

Die Ergebnisse dieser Arbeit zeigen, dass momentan die einzige Methode in einer Wildpopulation SF zu detektieren, das Auffinden von C.ll. unterschiedlicher Qualität in einer hochtragenden Häsin ist. Als Methode am lebenden Tier kommt dabei nur die Ultrasonografie in Frage.

Eine Nachbewertung der vom IZW in der Wildbahn erhobenen Daten zeigte, dass durchaus die Annahme der Existenz von SF in Wildpopulationen gerechtfertigt ist. Insgesamt wurden Daten von 143 tragenden Häsinnen ausgewertet. Statistisch gesehen bedeutet das, dass im Mittel drei bis vier Tiere pro Trächtigkeitstag gefangen wurden. Für das Auffinden von frischen C.ll. sind die letzten ein bis zwei Trächtigkeitstage entscheidend. Somit kämen bei der vorhandenen Stichprobengröße im Schnitt sieben Tiere mit Hinweisen auf SF in Frage. Bei einer Nachbewertung der Untersuchungsergebnisse aus der Wildbahn (1998-2003) wurden drei Tiere gefunden, bei denen ultrasonografisch Hinweise auf das Vorhandensein frischer C.ll. vor der Geburt auftraten. Das könnte bedeuten, dass bei 43% der hochtragenden Häsinnen in der Natur der nächste Wurf durch SF entsteht. Diese Prozentsatz liegt im im ungefähren Bereich der Häufigkeit des Auftretens von SF in dieser Studie von 54%. In Betracht gezogen werden muss hierbei muss auch, dass sich hochtragende Tiere in der Wildbahn möglicherweise schlecht oder nicht fangen lassen. Weiterhin muss beachtet werden, dass die Darstellung früher C.ll. Strukturen eine hohe Qualität der Ultraschalltechnik erfordert. Die war zwar einerseits gegeben, andereseits wurde nicht explizit nach den Strukturen gesucht, wodurch sie möglicherweise nicht adäquat dargestellt und übersehen wurden. Aus diesen Gründen ist die Häufigkeit von SF in der Wildbahn möglicherweise noch höher als beobachtet.

Bereits andere Autoren fanden verschiedene Größen von C.ll. an den Ovarien von Sektionsmaterial (Bloch & Strauss, 1958; Bonino, 1997). Ob in diesen Fällen SF eine Rolle spielte, ist unklar. Dieser Aspekt wurde jedoch nicht in Erwägung gezogen. Einzig Flux (1967) bringt das Auffinden verschiedener C.ll.- qualitäten mit SF in Verbindung und berechnet ein Vorkommen von möglicherweise 13% der Häsinnen, bei denen SF vorkommt.

Das Auffinden verschiedener Qualitäten von C.ll. in trächtigen Häsinnen und der Fakt, dass die ZP in ihren Reproduktionsparametern mit anderen Populationen vergleichbar ist, lässt die Schlussfolgerung des häufigen Auftretens von SF in der Wildbahn zu. Damit liefert diese Studie das erste Mal Anhaltspunkte und Methodik für das Auffinden von SF in Wildpopulationen. Ausserdem wird das erste Mal beschrieben, dass SF positiven Einfluss auf den Reproduktionserfolg haben und somit in der Summe ein populationsdynamischer Effekt entstehen könnte. Die tatsächliche Bedeutung für Populationen in der Wildbahn kann im Moment jedoch nur vermutet werden und ist nur in weiterführenden Untersuchungen ermittelbar.

5.5 Superfetation - ein Versuch der Klärung

SF beim EFH ist ein seit langem diskutiertes Phänomen. Die Ergebnisse dieser Arbeit lassen die Schlussfolgerung zu, dass dieses Phänomen auch häufig in der Wildbahn auftritt. Da aus den bisherigen Erkenntnissen keine Anhaltspunkte für die Bedeutung von SF erkennbar waren, wurde leicht der Schluss gezogen, dass SF in der Wildbahn keine Rolle spielt (Rieck, 1959; Broekhuizen & Maaskamp, 1981). Mit Hilfe der Evolutionstheorie nach Darwin (1859) werden heutzutage Fragen in vielen wissenschaftlichen Disziplinen beantwortet (Rose, 2001). Reproduktionsmechanismen sind Ergebnis eines evolutiven Prozesses. Erfolgreiche Reproduktion bedeutet, dass genügend Nachkommen produziert werden, die das reproduktive Alter erreichen und ihrerseits wieder genügend Nachkommen erzeugen. Aus moderner evolutionsbiologischer Sicht sollte SF als Anpassung des EFH verstanden werden und ist somit Teil eines evolutiven Prozesses. Unabhängig von aktuellem Wissen über das Vorkommen und die Effekte der SF in der verschiedenen Wildpopulationen lassen sich aus diesem Überlegungsansatz möglicherweise Schlussfolgerungen über die Bedeutung der SF für die Reproduktionsbiologie des EFH ziehen. Die Frage ist dann nicht mehr ob, sondern warum SF auftritt. Im Folgenden werden dazu Hypothesen aufgestellt und diskutiert.

(I): „Zuchterscheinungshypothese" - SF ist nur ein Phänomen in Zuchten.
Auch wenn dies in keinem evolutionären Kontext steht, soll diese Hypothese an der Stelle als erstes diskutiert werden. Da SF vornehmlich in Zuchten beobachtet wurde (Hediger, 1948; Martinet, 1970; Bürger, 1973; Slamečka & Šebova, 1991; Tocchini, 2001) und keine schlüssigen Anhaltspunkte in der Wildbahn auffindbar waren, blieb der Vorwurf, dass SF ein exklusives Phänomen in Zuchten darstellt, immer bestehen. Argumentiert wurde, dass Häsinnen vor dem Rammler nicht fliehen können (Knaus, 1967). Ein starkes Gegenargument ist hier aber, dass es trotz der chronischen Verfügbarkeit der Häsinnen für den Rammler sehr unwahrscheinlich ist, dass dabei reproduktionsbiologische Grundmechanismen plötzlich ausser Kraft gesetzt werden. Sonst könnte bei Tierhaltungen in Menschenhand SF bei jeder beliebigen anderen Säugetierspezies auch gehäuft auftreten, was nicht der Fall ist. Die Aufnahmen der Videobeobachtungen zeigten auch, dass das Signal zum Deckaktes deutlich von der Häsin ausging. Diese Beobachtung wurde auch von anderen Autoren bestätigt (Caillol & Martinet, 1981). Von „Vergewaltigung" kann also nicht die Rede sein. Insofern Zuchten meist jedoch auf wenige Gründertiere zurückgehen, ist das Argument des Zuchteffektes zunächst nicht ganz von der Hand zu weisen. Von Slamečka et al. (1997) wurde eine gewisse Adaptation der Tiere an Zuchtbedingungen vermutet, da sich mit den Jahren auch die Zuchtergebnisse verbesserten. Die vorliegenden Ergebnisse zeigen jedoch, dass auch mit der Einführung von neuen Genen aus der Wildbahn SF weiterhin vorkommt. Ausserdem gibt es plausible Anhaltspunkte für das Auftreten von SF im Freiland, sogar in Größenordnungen (43% in Nordrhein-Westfalen), die denen der Zucht (54%) nahe kommen. SF als reinen Effekt der Zucht einzustufen ist daher unangemessen.

(II): „Zufallshypothese" - Vgl: das vierblättrige Kleeblatt.
SF hat populationsdynamisch keine Bedeutung und keinen besonderen Anpassungswert. Sie ist eine pure Laune der Natur. So wie Einzelfälle bei anderen Tierarten auftreten, passiert es hier auch, nur eben erheblich öfter, einfach weil es geht. Diese Möglichkeit ist immerhin gegeben. Als essentielle Anpassung ist die Reproduktionsbiologie einer jeden Art jedoch so hoch spezialisiert, dass von puren Zufällen wohl eher nicht ausgegangen werden kann und diese Hypothese eher unwahrscheinlich ist.

(III): „Rudimenthypothese" - SF ist ein evolutionäres Überbleibsel.
Die Frage, welche Funktion oder welchen Vorteil SF als Reproduktionsmechanismus beim EFH *hat* könnte ja eher lauten, ob SF früher eine Funktion *hatte*. Möglicherweise bringt heutzutage SF tatsächlich keinen reproduktiven Vorteil mehr. Nimmt man an, dass bei SF größere Würfe auftreten, aber andererseits auch gezeigt wurde, dass in größeren Würfen das Geburtsgewicht vermindert ist und dadurch auch die Überlebenschancen der JH sinken, ist SF vielleicht eher von Nachteil. Dann könnte es möglicherweise ein Überbleibsel aus einer

wärmeren Zeit, als die Überlebenschancen der JH mit geringer Kondition besser waren, sein. Eine andere Möglichkeit wäre, dass es andersherum eine evolutionäre Vorstufe ist und *noch keine Bedeutung hat*. Vielleicht wird ja die Tragzeit weiter verlängert, so dass die zeitliche Überlappung größer wird und Laktationszeit verkürzt wird, so dass nach der Geburt der JH seitens der Mutter kaum noch Energie in die Nachkommen investiert werden muss. Zur Beurteilung der Überlebenschancen der durch SF geborenen JH liegen aber derzeit keine Daten vor.

(IV): „Besatzeinbruchshypothese" - Fehlende SF in der Natur ist ein Effekt der verminderten Populationsgröße.

An die „Zuchteffekthypothese" schliesst sich die Vermutung an, dass SF in der Wildbahn möglicherweise seltener auftritt, weil sich Rammler und Häsin in der fraglichen Zeit nicht über den Weg laufen. Die eigentliche Forschung über die Reproduktion des EFH und SF begann erst in den fünfziger Jahren (s. Allg. Teil), als es hieß, die EFH-Populationen in Mitteleuropa sind im Rückgang begriffen. Möglicherweise war das ein Aspekt, warum man SF in Freiland keine Bedeutung beigemessen und bisher kaum wahrgenommen hat. In anderen Habitaten wie Neuseeland oder Argentinien gelten EFH-Populationen eher als Pest (Flux, 1967; Mares & Ojeda, 1984). Flux (1967) diskutierte für Neuseeland eine theoretische SF-rate von 13%. Vielleicht müssen Gebiete ja tatsächlich extrem dicht besiedelt sein, damit SF in hohen Raten auftritt. In den vom IZW untersuchten Wildpopulationen konnte kein Zusammenhang zwischen Reproduktionsrate und Besatzdichte gefunden werden (Faßbender, 2004). Möller (1973) jedoch beschrieb erhöhte Reproduktionsraten in dichter besiedelten Gebieten. Hier stellt sich die Frage, ob ein Gebiet dichter besiedelt ist, weil die Reproduktionsraten höher sind, oder ob die Reproduktionsraten höher sind, weil ein Gebiet dichter besiedelt ist.

Die Besiedlung von Gebieten lässt sich nicht nur durch absolute Populationszahlen, sondern auch anhand der Verbreitung und Aktionsräume einzelner Individuen charakterisieren. Bray et al. (2007) stellten fest, dass im Alter von vier bis sechs Monaten Rammler sich öfter neue Aktionsräume suchten als Häsinnen, wobei Häsinnen aber, wenn sie abwanderten, weiter weg zogen als Rammler. In bejagten Gebieten war bei beiden Geschlechtern eine höherer Anteil von Abwanderungen zu beobachten. Dabei wurde ausserdem festgestellt, dass Rammler aus sozialen und Häsinnen aus sozialen oder ökologischen Gründen abwanderten. Die Autoren schlussfolgerten daraus, dass die Ausbreitung von Individuen bei Häsinnen vornehmlich der Verteidigung nicht-sexueller Ressourcen dient. Bei Rammlern liegen der Ausbreitung Mechanismen der Inzuchtvermeidung und der lokalen sexuellen Konkurrenz zugrunde. Bevorzugt philopatrisches Verhalten der Häsinnen wurde auch anhand von mtDNA-Studien von Fickel et al. (1999) beobachtet. Hypothesen zur Abwanderung anhand von Populationsdaten wurden erstmalig an Tüpfelhyänenpopulationen getestet (Höner et al., 2007). Hier wurde festgestellt, dass die Wahl der Weibchen die Ursache für die Abwanderung der männlichen Tiere ist. Die Ergebnisse dieser Arbeit zeigen, dass bei SF potentiell größere Würfe und eher männliche Jungtiere geboren werden. Aufgrund sexueller Konkurrenz würden bei verstärktem Auftreten von SF die männlichen Tiere verstärkt gezwungen sein abzuwandern. Somit würde sich SF als verstärkter Vervielfältigungseffekt in dicht besiedelten Gebieten mit dem Druck der Abwanderung in andere Gebiete darstellen.

(V): *„Immunsystem überlisten"* - *eine Befruchtung vor der Geburt ist effektiver, als eine Befruchtung kurz nach der Geburt.*

Eine Schwangerschaft bzw. Trächtigkeit wird schon seit einiger Zeit nicht mehr als reine friedliche Kooperation zwischen Mutter und Embryo betrachtet. Diese Beziehung ist von Konflikten verschiedener Art geprägt (Haig, 1996). Besonders vom immunologischen Standpunkt aus ist eine erfolgreiche Trächtigkeit eher ein Wunder. Der Embryo muss Mechanismen finden, um das Immunsytem der Mutter zu überlisten und nicht als Fremdmaterial abgestossen zu werden (More, 2006). Es wurde bereits gezeigt, dass für die erfolgreiche Implantation die Vorbereitung des Uterus durch das Seminalplasma wichtig zu sein scheint (Shivaji & Bhargava, 1987). Dies ist wahrscheinlich nur ein Mechanismus unter vielen, der die komplizierte Beziehung zwischen Mutter und Embryo regelt. Wesen der SF ist, dass unmittelbar nach der Geburt eines Wurfes eine erneute Implantation erfolgt. Möglicherweise ist dies günstiger als eine spätere Implantation, da der Uterus die vorhergehende Trächtigkeit noch nicht „vergessen" hat und trotz ablaufender Regenerationsprozesse noch auf Trächtigkeit eingestellt ist. Damit wäre eventuell der geringere relative Anteil von Resorptionen und eine höhere Wurfrate erklärbar. Ein Deckakt unmittelbar nach der Geburt ist beim EFH auch möglich. Für den Durchtritt der Spermien ist vielleicht jedoch der Weg durch den in Regeneration befindlichen Uterus mit potentieller Keimbelastung durch die Geburt schwieriger, als durch einen weitestgehend sterilen Uterus einer hochtragenden Häsin. Erfolgt nach der Geburt eine Insemination und damit höchstwahrscheinlich eine Ovulation und gelangen die Spermien nicht bis zum Ort der Befruchtung, wird durch eine entstehende Scheinträchtigkeit ein Intervall von zwei bis drei Wochen erzeugt, in dem keine neue Trächtigkeit entstehen kann. Möglicherweise ist SF also eine reproduktive Taktik, um immunologische Mechanismen zu umgehen, die am Beginn der Trächtigkeit greifen.

Andererseits ist von anderen Tierarten und dem Menschen bekannt, dass, wenn Sperma im Verlauf der Trächtigkeit in den Uterus gelangt, eine massive immunologische Reaktion hervorgerufen wird, die zum Abort führt (pers. Mitteilung Dr. Hildebrandt, August 2008). Zuzuschreiben ist das womöglich der Keimbelastung des Spermas. Welche Mechanismen der EFH hier entwickelt hat, um die Trächtigkeit trotzdem erfolgreich zu terminieren, bleibt fraglich. Möglicherweise spielt hier die bei den Studien des IZW entdeckte und analysierte besondere Gelfraktion des Spermas (unveröffentlichte Daten) zur Keimdezimierung eine Rolle. Ob seitens der Häsin besondere Mechanismen zur Passage des Spermas durch den Uterus von Bedeutung sind, ist ebenso unklar.

(VI): „Hypothese des minimierten Energieaufwandes" - Mutter hat nach der Geburt keine Zeit für Deckakt.

Die Jungtiere des EFH sind Nestflüchter und haben zum Zeitpunkt der Geburt schon ein fortgeschrittenes Entwicklungsstadium erreicht. Das Säugen erfolgt nur einmal täglich für mindestens drei Wochen (Broekhuizen & Maaskamp, 1980). Die Länge der Säugeperiode kann aus eigenen Erfahrungen bestätigt werden. Ab frühestens einer Woche sind die Jungtiere bereits selbständig überlebensfähig. Dies zeigt, dass das Versorgen der JH durch das Muttertier einerseits notwendig ist, dies jedoch zeitlich und energetisch weitestgehend auf das Notwendigste minimiert wurde. Dabei sind die Tage nach der Geburt besonders wichtig. Noch weniger Investition seitens der Mutter in die JH nach der Geburt würde deren Überlebenschancen reduzieren. Der EFH ist nicht monogam. Für eine erneute Trächtigkeit ist seitens der Häsin energetischer und zeitlicher Aufwand für Partnerwahl und Deckakt notwendig. Fällt dies in die sensible Phase der Versorgung der gerade geborenen JH und bleibt das sowieso nur einmal täglich erfolgende Säugen aus, besteht das Risiko, dass die JH nicht überleben.

(VII): „Hypothese des maximierten Zeitaufwandes" - Mutter hat vor der Geburt mehr Zeit für Partnerwahl.

Betrachtet man es von der anderen Seite, steht durch den Deckakt vor der Geburt vielleicht nicht „Energieersparnis" zugunsten der Jungtiere nach der Geburt im Vordergrund. Vielmehr ist genügend Zeit und Energie für Partnerwahl und Paarungsverhalten vorhanden. Vielleicht gelingt es der Mutter vor der Geburt durch potentiell höheren Zeitaufwand einen genetisch vorteilhafteren Vater auszusuchen.

(VIII): „Überlistungshypothese" (I) - SF Taktik, um Rammler zu überlisten.

Der sexuelle Konflikt zwischen männlichen und weiblichen Tieren stellt heutzutage einen eigenen speziellen Forschungszweig dar (Übersicht in Parker, 2006). Dabei geht es um Strategien beider Geschlechter, möglichst ihr eigenes genetisches Material erfolgreich weiterzugeben. Die Vielfalt der potentiell wirkenden Mechanismen scheint dabei tierartspezifisch zu sein und ist noch weitestgehend unerforscht. Wie solche Strategien aussehen können, wurde beispielsweise für Tüpfelhyänen beschrieben (East et al., 2003). Welche Rolle der sexuelle Konflikt in der Reproduktionsbiologie des EFH spielt, ist gegenwärtig unklar. Betrachtet man jedoch die SF, wären Hypothesen denkbar. Yamaguchi et al. (2006) beschrieben SF und Diapause beim Dachs *(Meles meles)* als Mechanismus, um in einem polyandrischen System Verwirrung über die Vaterschaften zu stiften. Dies wäre auch für den EFH denkbar. Durch das Decken einer tragenden Häsin kann ein potentieller Vater nicht sicher sein, ob die geborenen JH seine Nachkommen sind oder nicht. Dieser Fakt reduziert die Gefahr der Kindstötung seitens der Kandidaten-Männchen. Weiterhin könnte eine Rolle spielen, dass in der sensiblen Phase nach der Geburt eines Wurfes die Mutter bereits schon wieder tragend ist und somit uninteressant für Rammler. Damit läuft sie nicht Gefahr, ihre Jungen, die weitestgehend ungeschützt in ihrer Sasse sitzen, jemand anderem zu „zeigen". Dies könnte ebenfalls der Gefahr einer Kindstötung vorbeugen.

(IX): „Überlistungshypothese" (II) - die Nachkommen überlisten die Mutter

Wie im Teil (IV) bereits erwähnt, wird die Trächtigkeit nicht mehr als friedliche Kooperation zwischen Mutter und Fetus angesehen. Die Interessen von Mutter und Fetus sind grundverschieden. So strebt die Mutter eine kurze Trächtigkeit an, der Fetus jedoch will so lange wie möglich im Schutz des Mutterleibes verbleiben (Fuchs & Fields, 1998). Insofern entspringt SF der Taktik des Fetus, die Geburt so lange wie möglich herauszuschieben wie möglich. Dass eine Geburt dennoch erfolgen muss, könnte einfach ein Platzproblem *in utero* sein. Die Feten erzeugen demnach nicht SF, sondern SF ist ein Resultat der herausgezögerten Geburt.

(X): „Anpassungshypothese" - EFH im Vergleich zu anderen Lagomorpha

Um verstehen zu können, welche Funktion SF haben könnte, ist es wichtig, einen Blick auf die näher verwandten Spezies des EFH und deren gemeinsame Evolutionsgeschichte zu werfen. Dann lautet die Frage nicht - „Warum gibt es beim EFH die SF?"- sondern - „Warum gibt es SF bei anderen Lagomorpha-Arten nicht"? Deshalb ist es wichtig, zuerst die Evolutionsgeschichte der Lagomorpha zu betrachten.

Hasentiere (Lagomorpha) werden neben den Nagetieren (Rodentia) als sehr ursprünglich im Stammbaum der Eutheria eingestuft (Kullberg et al., 2006). Moderne phylogenetische Studien besagen, dass der Ursprung der Familie der Hasen (Leporidae) in Asien, wahrscheinlicher in Nordamerika liegt (Wu et al., 2005). Seit dieser Zeit traten mindestens neun große Verbreitungsereignisse auf, welche zu der heutigen weltweiten geographischen Verbreitung der Hasen und Kaninchen führte. Diese spielten sich im Zeitraum vor 14 bis 9 Mill. Jahren ab (Matthee et al., 2004). Der Genus *Lepus* stammt wahrscheinlich von einem gemeinsamen Vorfahr der existierenden Genera *Sylvilagus* und *Oryctolagus* ab (Hibbard, 1963) und hat sich vor etwa 11,8 Mill. Jahren abgespalten (Matthee et al., 2004). Dies geschah während der dritten Welle der Verbreitung von Nordamerika nach Asien. Der Auslöser für die weltweite Verbreitung des Genus *Lepus* war möglicherweise die globale Entwicklung von Graslandschaften vor ca. 7 bis 5 Mill. Jahren, was durch Ausbildung von Landbrücken unterstützt wurde. Dies ging einher mit diversen Anpassungen wie der Entwicklung nestflüchtender Jungtiere, Vergrößerung der Körpergröße und Hinterbeine. Auch Wu et al. (2005) belegten, dass eine Speziation der *Lepus*- Arten wahrscheinlich vor ca. 5,65 Mill. Jahren erfolgte, was durch diverse Isolationsmechanismen unterstützt wurde. Die afrikanischen und europäischen *Lepus*- Arten sollen sich in etwa in dem Zeitraum vor 6 bis 5 Mill. Jahren separiert haben (Lopez-Martinez, 1989). Studien an mitochondrialer DNA legen nahe, dass die europäischen *Lepus*- Arten *L. europaeus*, *L. granatensis* und *L. castroviejoi* einen gemeinsamen Ursprung haben (Perez-Suarez et al., 1994) und eine Separierung von *L. europaeus* und *L. granatensis* vor ca. 2,5 Mill. Jahren geschah (Wu et al., 2005).

Die Separierung der Hasen von den Kaninchen vor ca. 11,8 Mill. Jahren führte zu vielfältigen Merkmalen innerhalb der Lebensweise der Genera. Exemplarisch hierfür sind der EFH und das Wildkaninchen (WK). Die Lebens- und Überlebensstrategie des EFH unterscheidet sich grundlegend von der des WK (Schneider, 1987). Der EFH baut keine schützenden Baue sondern lebt nur an der Oberfläche in einer Sasse. Seine Physiologie und Anatomie ist auf Flucht ausgelegt. Das zeigt zum einen der Körperbau und zum anderen die histologische Struktur der Muskelzellen. Anpassungen betreffen auch die Reproduktion. So sind die Jungtiere aller Hasen Nestflüchter (NFl) und die der Kaninchen Nesthocker (NHo). Das gilt auch für den EFH und das WK. Grundsätzlich besteht hier phylogenetisch die Frage, ob die Jungen des gemeinsamen Vorfahren nesthockend oder nestflüchtend waren. Heutzutage geht man am ehesten davon aus, dass NFl eher eine spezialisierte Anpassung darstellen und sich später als NHo entwickelt haben. Dies trifft auch auf die Gattung *Lepus* zu (Dieterlein, 1962). Dafür spricht wohl eine phylogenetisch relativ rasche Entwicklung mit stark positivem Selektionsdruck. Auch dass die Augen und Ohren bei der Geburt bereits geöffnet sind, spricht für eine sekundäre Entwicklung vom NHo zum NFl. Die vorliegenden Untersuchungen zeigen, dass die pränatale Entwicklung und das Wachstum von EFH und Kaninchen bis zum 30.Tag p.c. nach den Angaben von Börsch & Meinecke-Tillmann (2004) und der Datensammlung von Benirschke (2008) durchaus äquivalent und vergleichbar sind, was auch von anderen Autoren unterstützt wurde (Sterba, 1981). Weiterhin ist die intrauterine Entwicklung des EFH nach dem 30.Tag p.c. mit der postnatalen Entwicklung der am 29./30.Tag p.c. geborenen Kaninchen vergleichbar (Šterba, 1981). Dabei hat der EFH eine für NFl typische sigmoidale Wachstumskurve. Im relativen Vergleich jedoch mit anderen NFl wie dem Meerschwein zeigt sich jedoch, dass die embryonale Phase beim EFH sehr viel schneller verläuft. Andere NFl haben eine eher ausgedehnte Enbryonalphase und holen im Wachstum in einer späten Trächtigkeitsphase wieder auf (Šterba, 1978). Der Verlauf der Embryonalentwicklung beim EFH entspricht eher der bei einem NHo, was dafür spricht, dass sich das Merkmal des Nestflüchtens erst relativ spät entwickelt hat (Šterba, 1978 & 1981). Die intrauterine Phase beim EFH wurde sozusagen nur verlängert und die Entwicklung als Anpassung an einen veränderten Lebensraum von aussen nach innen verlagert. Mit einer Lebensweise und Lebensbedingungen, die auf Flucht ausgelegt sind, ist es sinnvoll Nestflüchter zu sein (Schneider, 1976). Im Vergleich von EFH und Kaninchen wird deutlich, wie sich an eine konservierte frühembryonale Entwicklung Anpassungen in Lebensweise und Reproduktion anschliessen.

Stellt man sich nun die Frage, warum beim EFH das Phänomen der SF vorkommt und dieses bei anderen Lagomorphen in der Form noch nicht beschrieben wurde, lässt sich das unter dem Gesichtspunkt leicht beantworten. So unterliegt besonders der Ablauf der späten Fetal- und postnatalen Entwicklung enormen Anpassungmechanismen. Das Phänomen der SF wäre dann eine einmalige Anpassung in der Reproduktionsbiologie beim EFH. Versteht man im Vergleich zum WK die späte fetale Entwicklung als Verlagerung der postnatalen Entwicklung nach innen, so wurde diese Zeitspanne quasi soweit ausgedehnt, dass sich aufeinanderfolgende Trächtigkeiten überlappen. Eine Geburt erfolgt sozusagen erst, wenn der Platz im Uterus dringend gebraucht wird und die nächsten Embryonen schon zur Implantation bereit sind. Für den nordamerikanischen Schneeschuhhasen *L. americanus* wird eine Tragzeit von 37 Tagen beschrieben (Bookhout, 1964). Anhand phylogenetischer Studien wurde gezeigt, dass sich diese Art im Stammbaum der *Lepus-* Arten schon vor der Entstehung der anderen *Lepus*-arten abspaltete (Matthee et al., 2004). Geht man von einem gemeinsamen Ursprung der *Lepus-* Arten in Nordamerika aus, könnte man hier spekulieren, dass diese 37 Tage möglicherweise die ursprüngliche Tragzeit des *L. europaeus* bedeuteten und eine Insemination am 38. oder 39. Tag unmittelbar nach der Geburt stattgefunden hätte. Da die *Lepus-* Arten bedeutend größer sind als die Kaninchen und auch innerhalb der Gattung unterschiedliche Körpergrößen charakteristisch sind, könnte man hier vermuten, dass je größer eine Art ist, desto länger die Tragzeit wird. Virgos et al. (2006) analysierten aus der *life-history* verschiedenster Lagomorpha-Arten Zusammenhänge zwischen Saisonalität, Wurfgröße und ökologischen Komponenten. Sie konnten jedoch keine Korrelation der artspezifischen Tragzeit zur Körpergröße und sonstigen Lebensbedingungen finden. Diese ist offensichtlich sehr fein abgestimmt auf die jeweiligen Lebensbedingungen und ökologischen Faktoren. Insgesamt liegt der EFH mit durchschnitllich 42 Tagen innerhalb der Tragzeitvariationsbreite von 36 bis 50 Tagen bei den *Lepus-* Arten im Mittelfeld.

Bei welchen Arten könnte man SF also noch vermuten? Eine Suche danach würde sich am ehesten bei den am nächsten verwandten Arten oder bei den Arten mit der längsten Tragzeit lohnen. Als nächste Verwandte kämen *L. granatensis* oder *L. capensis* in Frage (Lopez-Martinez, 1989; Perez-Suarez et al., 1994; Wu et al., 2005). Auch für den Schneehasen *L. timidus* wird eine enge Verwandschaft zum EFH beschrieben. So belegen Studien, dass während verschiedener Eiszeiten eine Ausbreitung von *L. timidus* vom Norden nach Süden und eine Vermischung mit anderen europäischen Arten erfolgte, so dass eine an Veränderungen besser adaptierte Spezies entstand (Melo-Ferreira et al., 2007). Jansson et al. (2007) beobachteten Hybridisationen von *L. europaeus* und *L. timidus* in Schweden nach *Hubb's principle*, wonach eine Art sich wenn möglich mit einer anderen Art paart, wenn Artgenossen nur spärlich vorhanden sind. Schröder et al. (1987) zeigten in Zuchten, dass diese Hybriden auch fertil sind. Dies bestätigt die enge Verwandtschaft der beiden Arten. Trotz der engen Verwandtschaftsverhältnisse wurde bisher für keine der europäischen *Lepus-* Arten SF beschrieben.

Zieht man auch parallele Entwicklungsprozesse in Betracht, könnte man SF bei *Lepus-* Arten mit ähnlichen Reproduktionsparametern wie dem EFH vermuten. Hier käme der Eselshase *L. californicus* in Frage. Dieser trägt 41 bis 47 und im Mittel 43 Tage und bekommt ein bis vier Jungtiere, im Mittel 2,3 bis 2,5 (Lechleitner, 1959). Die Entwicklung der C.ll. während der Trächtigkeit ist mit der beim EFH vergleichbar (Bronson & Tiemeier, 1958; Lechleitner, 1959) und ein postpartaler Östrus wurde beobachtet. Dies wurde daran festgestellt, dass bei Häsinnen, die gerade geworfen hatten, unmittelbar neue C.ll. gefunden wurden. Aus den vorliegenden Erkenntnissen zum EFH ist klar geworden, dass SF in der Wildbahn nicht so leicht zu detektieren ist, wenn nicht die richtigen Parameter gemessen werden. Möglicherweise wurde beim Eselshasen nur noch nicht nach entsprechenden Indizien gesucht und die C.ll.- Struktur könnte ein Hinweis drauf sein.

Entwicklungsgeschichtlich stellt sich SF beim EFH derzeit als Anpassung dar und ist wahrscheinlich als erweiterte Verlängerung der Entwicklung vom Nesthocker zum Nestflüchter zu interpretieren. Dass SF bei anderen *Lepus*- Arten auftritt ist jedoch nicht ausgeschlossen.

SCHLUSSFOLGERUNG:

Das Phänomen der SF beim EFH sollte als evolutive Anpassung verstanden werden. Um die Bedeutung der SF für den Reproduktionserfolg des EFH tiefer bewerten zu können, wären Freilandstudien über das Auftreten der SF erforderlich. Um Effekte und Mechanismen zu überprüfen, wären jedoch auch verschiedene experimentelle Ansätze in einer Zuchtpopulation denkbar.

5.6 SUPERFETATION? - EINE BEGRIFFSANALYSE

Der Fachbegriff „Superfetation" kommt aus dem Lateinischen (*superfetatio*) und setzt sich aus dem Wort „über" (*super*) und dem Wortstamm „frucht" (*fetus, fetura*), im Sinne von „befruchten", „fruchtbar" oder „Jungtier" zusammen. Am besten übersetzt man es wahrscheinlich als „Überbefruchtung". Das bedeutet, eine Befruchtung passiert, wenn schon kürzlich eine vonstatten gegangen ist. Definiert ist der Begriff dafür, wenn die befruchteten Eizellen aus verschiedenen ovulatorischen Zyklen stammen. Dabei wird ein regulärer ovulatorischer Zyklus angenommen und erwartet, dass die befruchteten Eizellen aus zwei aufeinanderfolgenden Zyklen stammen. Somit ergeben sich zwei Trächtigkeiten im Abstand der Zykluslänge und gegebenenfalls zwei Geburten im Abstand der Zykluslänge. Bei polyöstrischen Tieren ist die Zykluslänge gewöhnlich kürzer als die Trächtigkeitsdauer. Das impliziert, dass die zweite Befruchtung in einem frühen Stadium der ersten Trächtigkeit erfolgt, so dass auch tatsächlich später nicht nur zwei Feten (bzw. zwei Sätze von Feten) im Sinne des lateinischen Wortes (*fetus, fetura*= Frucht, Ertrag, Jungtier), sondern auch zwei Feten (bzw. zwei Sätze von Feten) im embryologisch fachlichen Sinne gleichzeitig im Uterus vorhanden sind. So kommt dem Begriff „Superfetation" in Bezug auf Feten eine engere Bedeutung zu, die auch in der fachlichen Definition impliziert ist.

Beim EFH liegen die Dinge etwas anders. Erstens gibt es keinen ovulatorischen Zyklus im klassischen Sinne. Zweitens erfolgt die zweite Befruchtung erst sehr spät in der Trächtigkeit. Drittens sind üblicherweise (von Ausnahmefällen abgesehen) zu keinem Zeitpunkt zwei verschiedene Sätze von Feten im embryologischen Sinne gleichzeitig vorhanden. Vielmehr befinden sich Embryonen im Morulastadium im Eileiter und Feten im Uterus. Vandeplaasche (1969) erkannte an, dass für den EFH eine Befruchtung vor der Geburt wohl möglich sein kann, gab aber zu bedenken, dass es sich dabei dann nicht um richtige SF handelt, da ja die Implantation zu einem Zeitpunkt stattfindet, an dem der Uterus schon leer ist.

Auch wenn bisher beim EFH immer von Superfetation die Rede war und er als das beste Beispiel für dieses Phänomen gilt, so zeigen die Ergebnisse dieser Arbeit, dass dieser Fachbegriff nicht mehr länger angemessen zur Beschreibung der Verhältnisse beim EFH erscheint.

Geht man davon aus, dass sich „Superfetation" auf die zwei verschiedenen Zeitpunkte der Befruchtung bezieht, ist der Begriff im wörtlichen Sinne tatsächlich allgemein genug, um dem Phänomen beim EFH genüge zu tun. Korrekter wären die Verhältnisse mit dem Begriff „Pränatale Konzeption" beschrieben.

Versteht man den Begriff im klassischen und geschichtlich entwickelten Sinne eher dahingehend, dass sich zwei Sätze von Feten gleichzeitig im Uterus befinden, was für den EFH ja auch lange angenommen wurde, ist der Begriff zur Beschreibung der Verhältnisse bem EFH nicht nur unzureichend, sondern unter Betrachtung der vorliegenden Ergebnisse der Arbeit auch falsch. Genauer beschreibend wären zum Beispiel Termini wie „Graviditas duplex" oder "Embryo cum fetus uteri" oder "Embryofetale Koexistenz".

Diese Bezeichnungen beschreiben nur Teilbereiche des Phänomens. Umfassender und angemessener wäre zum Beispiel „Superkonzeption" (lat. *conceptio* = Empfängnis, *conceptus* = Leibesfrucht). Wörtlich meint dies eine „Überempfängnis". Angelehnt an die Begriffsbedeutung von „Superfetation" aus dem Lateinischen bedeutete "Superkonzeption" einerseits die Befruchtung verschiedener Sets von Eizellen aber in einem weiter gefassten Zeitraum. Zum anderen sagt es auch aus, dass verschiedene Konzeptus, also Fruchtanlagen, gleichzeitig im Reproduktionstrakt vorhanden sind und schließt umfassend alle embryologischen Stadien ein.

Schlussfolgernd aus den Ergebnissen dieser Arbeit wäre eine Umbenennung des Phänomens der „Superfetation" beim EFH in „Superkonzeption" angebracht.

Experimentelle Untersuchungen zur Superkonzeption (Superfetation) beim Europäischen Feldhasen (*Lepus europaeus* Pallas, 1778)

Superfetation (SF) ist die erneute Konzeption während bereits bestehender Trächtigkeit. Dieses Phänomen wird für den EFH schon lange vermutet. Die vorliegende Arbeit beschäftigt sich im Rahmen eines experimentellen Ansatzes in einer Zuchtpopulation (Feldforschungsstation des IZW) mit der Frage der Existenz der SF und seiner Funktionsweise. Die Fragestellung entwickelte sich als Fortsetzung einer Studie des IZW zur Reproduktionsfähigkeit von freilebenden EFH in Nordrhein-Westfalen.

Insgesamt wurden 663 bzw. 163 Untersuchungen an 55 verschiedenen weiblichen bzw. 34 männlichen Individuen durchgeführt. Dabei wurden 159 Trächtigkeiten in 45 Häsinnen diagnostiziert und ausgewertet. Die Datenaufnahme erstreckte sich über drei vollständige Zuchtsaisonzyklen.

Die Ergebnisse und Schlussfolgerungen der Studie lassen sich wie folgt darstellen:

Charakterisierung der pränatalen Entwicklung des EFH:

Mit Hilfe von Langzeitultraschalluntersuchungen an tragenden Häsinnen wurde die sonografische Erscheinung der pränatalen Entwicklung sowie der Ovarien und deren Funktionskörper qualitativ und quantitativ beurteilt. Weiterhin wurden endokrinologische Aspekte und Störungen der pränatalen Entwicklung untersucht.

o Die mittlere Trächtigkeitsdauer betrug 41,9 ± 0,8 Tage (n=35).

o Es wurden neun verschiedene biometrische Parameter an den Konzeptus gemessen, sowie die qualitative Entwicklung ultrasonografisch beurteilt. Mit Hilfe der linearen und nichtlinearen Regression wurden Wachstumskurven für die gesamte pränatale Entwicklung berechnet. Daraus wurden Gleichungen zur Berechnung des Gestationsalters einer tragenden Häsin erstellt.

o Qualitativ wurden typische sonografische Eckpunkte für verschiedene Trächtigkeitsstadien beschrieben. Hervorzuheben ist die sonografische Detektion von Gelbkörpern (C.ll.) am 3. Tag post conceptionem (p.c.) und die erste Detektion von Keimblasen am 6. Tag p.c.

o Die Entwicklung der C.ll. wurde verfolgt und für die gesamte Trächtigkeit dargestellt. Dies schloss die postnatale Regression ein. Daraus wurde ein mathematisches Modell berechnet. Die follikuläre Entwicklung folgte keinem spezifischen Schema.

o Der Serumprogesteronspiegel (P4) stieg bis zum 10. Tag p.c. bis auf ein Plateau an, erhöhte sich kurz vor der Geburt und fiel dann auf basales Niveau ab. Im Serumestrogenspiegel (E2) ließen sich keine Gesetzmäßigkeiten erkennen.

○ Embryonale Verluste und Resorptionen traten in mehr als der Hälfte der Trächtigkeiten auf. Die Arbeit liefert detaillierte Beschreibungen zur sonografischen Detektion und Diagnostik dieser Phänomene. In 3,5% der Trächtigkeiten kamen embryonale Retardierungen vor.

Aus allen Eckpunkten wurde ein Schema zur Beurteilung des Gestationsalters einer Häsin mit unbekanntem Deckzeitpunkt erstellt.

EXISTENZ UND FUNKTIONSWEISE DER SUPERFETATION:

○ Die mittlere Zwischentragezeit bei permanenter Anpaarung betrug 38,1 ± 1,1 Tage und war signifikant kürzer als die physiologische Trächtigkeitsdauer (n=18, p<0,0001).
○ Bei temporärer Anpaarung kurz vor der Geburt entstanden in 33% der Fälle neue Trächtigkeiten.
○ Bei ultrasonografischen Untersuchungen um den Geburtszeitpunkt konnten C.ll. und Keimblasen früher als bei einer Befruchtung nach der Geburt möglich detektiert werden. Damit gibt es eindeutige Kriterien zum ultrasonografischen Auffinden der SF: Der Nachweis von C.ll. unterschiedlicher Größe und Beschaffenheit in einer hochtragenden Häsin ist ein Hinweis auf SF.
○ Bei gezielten Eileiterspülungen an hochtragenden Häsinnen (n=6) wurden embryonale Stadien im Eileiter parallel zu voll ausgebildeten Feten *in utero* gefunden.
○ SF wurde durch einen fruchtbaren Rammler in 54% der möglichen Fälle ausgelöst.
○ Zum Testen der Hypothese der Spermienspeicherung wurden hochtragende Häsinnen mit vasektomierten Rammlern angepaart. Das führte trotz Ovulation nicht zu SF.
○ Desweiteren wurde mit Hilfe der Mikrosatellitenanalyse die Vaterschaft der Rammler aus der Kopulation vor der Geburt bestätigt (n=5).
○ Das ist die erste Studie, in der SF mit künstlicher Besamung ausgelöst wurde (n=6).

FOLGEN DER SUPERFETATION FÜR DEN REPRODUKTIONSERFOLG:

○ Unabhängig von der Art der Insemination war die mittlere Ovulationsrate bei Trächtigkeiten MIT SF (3,8 ± 1,1) signifikant höher als bei Trächtigkeiten OHNE SF (3,0 ± 1,4) *(p=0,0009)*.
○ Bei 60,5% der SF war mindestens eine der Trächtigkeiten, ob vorhergehende oder folgende SF-Trächtigkeit, bilateral. Eine einseitige Trächtigkeit mit der Möglichkeit des Spermiendurchtritts ist demnach keine Voraussetzung für die Entstehung von SF.
○ Die mittlere Wurfgröße war bei Trächtigkeiten MIT SF (3,1 ± 1,1 JH (n=35)) signifikant höher als bei Trächtigkeiten OHNE SF (2,3 ± 1,1 JH (n=96)) *(p=0,0003)*.
○ Es konnte insgesamt ein deutlicher Trend dazu beobachtet werden, dass bei Trächtigkeiten MIT SF der Anteil männlicher Junghasen signifikant höher war als OHNE SF.
○ Die absolute pränatale Verlustrate unterschied sich nicht zwischen Trächtigkeiten MIT

und OHNE SF. Rein rechnerisch ist durch die erhöhte Ovulations- und Wurfrate der relative Anteil der pränatalen Verluste MIT SF niedriger als OHNE SF.

SCHLUSSFOLGERUNGEN:

SF trat bei EFH in der Zucht häufig auf. Zum Zeitpunkt der Geburt befanden sich die neuen Embryonen noch im Eileiter. Die Entstehung von SF war nicht auf die Speicherung von Sperma aus einem früheren Deckakt zurück zu führen. Bei der Analyse von Daten aus einer früheren Studie wurden Hinweise zum Auftreten von SF bei EFH im Freiland gefunden. SF stellt eine evolutionäre Anpassung dar und hat möglicherweise einen erheblichen positiven Effekt auf das Populationswachstum. Eine Umbenennung des Phänomens der „Superfetation" beim EFH in „Superkonzeption" wäre angebracht.

AN EXPERIMENTAL STUDY ON SUPERCONCEPTION (SUPERFETATION) IN EUROPEAN BROWN HARES (*Lepus europaeus* PALLAS, 1778)

Successful reproductive strategies are important to maximize reproductive output and therefore Darwinian fitness. Superfetation (SF) is the ability to conceive during an existing pregnancy. For a long time, it has been proposed that SF occurs in the European brown hare. The EBH- populations have been declining across Europe over recent decades. To ensure survival of this species it will be important to understand its reproductive strategies. In this study we initially characterised pregnancy and prenatal development in EBH using ultrasound technology. Furthermore we investigated the occurrence, mechanisms and potential advantages of SF.

Data was collected from hares in a breeding colony at the field research station of the IZW over three full seasonal cycles. Altogether 663 and 163 examinations, on 55 females and 34 male respectively, were conducted. A total of 159 pregnancies in 45 females were diagnosed and evaluated. Results and conclusions are summarized:

CHARACTERIZATION OF EBH PRENATAL DEVELOPMENT:

During pregnancy long-term ultrasound examinations were carried out to follow the development of the fetus as well as to examine and evaluate the appearance of the reproductive tract of the female. Furthermore, hormonal levels were assessed as well as malfunctions during pregnancy. The collected data was used to develop a comprehensive model of prenatal development in EBH. The model can be used in future studies to assess gestational age when the conception date is unknown.

- Mean pregnancy length was $41{,}9 \pm 0{,}8$ days (n=35).
- Embryonic loss and resorption occurred in more than half of all pregnancies. In addition, embryonic retardation was observed in 3,5% of all pregnancies. This study provides detailed description for the ultrasound detection and diagnosis of the malfunctions.
- During prenatal development nine biometric parameters (embryonic vesicle, biparietal diameter, crown-rump-length, thorax diameter, femur length, kidney diameter, eye diameter, eye lens diameter) were measured. From these parameters growth curves, spanning the entire prenatal development, were calculated using linear and non-linear regression models. Mathematical equations were developed to determine the gestational age in pregnant females.
- Ultrasound data was used to define characteristic pregnancy stages. For instance, Copus luteum (C.ll) of pregnancy and embryonic vesicles could first be detected on day 3 and 6 p.c., respectively. The C.ll. development was followed during the course of pregnancy including postnatal regression. A mathematical model was established describing C.ll. de-

velopment. The follicular development did not follow a particular pattern.

o The serum progesterone (P4) level followed a characteristic pattern as previously described. On the other hand the serum estrogen (E2) level did not show any obvious trend.

EXISTENCE AND FUNCTIONAL MECHANISMS OF SUPERFETATION:

o In permanent breeding pairs mean interbirth interval was significantly shorter than mean pregnancy length (38,1 ± 1,1 days (n=18) vs 41,9 ± 0,8 days (n=35) p<0,0001).

o In temporary breeding pairs males and pregnant females were bred shortly prior delivery. An additional pregnancy developed in 33% of these cases.

o C.ll. and embryonic vesicles were detected during ultrasound examinations before and shortly after birth, suggesting that an additional conception occurred during pregnancy. The confirmation of C.ll. of different quality in a late pregnant female was a clear sign for the occurrence of SF.

o In selected flushings of the oviduct in late pregnant does (n=6) early embryonic stages (morulae) were found in addition to fully developed fetuses in utero.

o SF was induced with a fertile male in 54% of all possible cases.

o To test the hypothesis of additional pregnancies due to sperm storage, late pregnant females were bred with vasectomised males. This did not lead to new pregnancies. However, ovulations were detected via ultrasound.

o In addition, paternity tests were conducted via microsatellite analysis, confirming the paternity of the male from the mating of pregnant females shortly prior delivery (n=5).

o SF was successfully induced via artificial insemination(AI) for the first time (n=6).

EFFECTS OF SUPERFETATION ON REPRODUCTIVE SUCCESS:

o Ovulation rate in pregnancies initiated via SF was significantly higher than in pregnancies initiated without SF (3,8 ± 1,1 vs. 3,0 ± 1,4, p=0,0009), irrespective of the method of insemination.

o In 60,5% of all SF pregnancies at least one of the pregnancies (preceding or following SF pregnancy) was bilateral. This suggests that unilateral pregnancies with the possibility of sperm passage are not a requirement for the occurrence of SF.

o In SF- pregnancies mean litter size was significantly higher compared to non-SF pregnancies (3,1 ± 1,1 JH (n=35) vs. 2,3 ± 1,1 JH (n=96), p=0,0003).

o There was a clear tendency that SF- pregnancies produced more male offspring than non-SF pregnancies.

o No absolute difference in prenatal loss rate was observed between SF and non-SF pregnancies. However, a lower relative rate in prenatal loss was estimated due to increased ovulation and birth rates in SF pregnancies.

CONCLUSIONS:

SF in EBH was frequent under breeding conditions. At the time of birth a new brood was already observed in the oviduct. Paternity tests and breeding experiments with vasectomised males suggest that SF does not occur due to sperm storage. The re-evaluation of data from free-ranging brown hares confirmed that SF does occur in wild hare populations. SF is supposed to be an evolutionary adaptation and probably has a dramatic positive effect on population dynamics. The new results indicate that the old term „superfetation" has to be re-evaluated and changed to „superconception".

ZITIERTE LITERATUR

ADAMS CE 1957. *An attempt to cross the domestic rabbit (Oryctolagus cuniculus) and hare (Lepus europaeus).* Nature 180, 853.

ALVES PC, GONCALVES H, SANTOS M & ROCHA A 2002. *Reproductive biology of the Iberian hare, Lepus granatensis, in Portugal.* Mamm Biol 67, 358-371.

AMSTISLAVSKY S, LINDEBERG H, TERNOVSKAYA Y, ZAHJALOV, E, ZUDOVA, G, KLOCHKOW, D & GERLINSKAYA, L 2008. *Reproduction in the European Mink Mustela lutreola: Oestrus cyclicity and early Pregnancy.* Reprod Dom Anim 44, 489-498.

ANDERSON HL & LENT PC 1977. *Reproduction and growth of the Tundra hare (Lepus othus).* J Mammal 58, 53-57.

ANGHI CsG, LEHOCZKY Z & ORBANYI I 1978. *Superfoetation bei Panthern.* Zool Gart 48, 189-191.

ANTONIOU A, KOTOULAS G, MAGOULAS A & ALVES PC 2008. *Evidence of autumn reproduction in female European hares (Lepus europaeus) from southern Europe.* Eur J Wildl Res 54, 581-587.

ARAV A 1999. *Device and methods for multigradient directional cooling and warming of biological samples.* US Patent 5 873 254.

ARBEITER K 1965. *Zur Superfetation beim Pferd.* Dtsch Tierärztl Wschr 72, 1-3.

ARENDT J 1998. *Melatonin and the pineal gland: influence on mammalian seasonal and circadian physiology.* Rev Reprod 3, 13-22.

ARNOLD S 2001. *Weiblicher Geschlechtsapparat.* In: Niemand, H.G, Suter, P.F.: Praktikum der Hundeklinik. 9.Aufl., Berlin: Parey. 903-956.

BAIJAL N, SAHNI M, NEERAJ V, KUMAR A, PARKHE N & PULIYEL JM 2007. *Discordant twins with the smaller baby appropriate for gestational age - unusual manifestation of superfoetation: A case report.* BMC Pediatr 7, 1-5.

BARNETT SA & MUNRO KMH 1970. *Superfoetation of Mice.* Nature 227, 1343-1344.

BARTEL M, GRAUER A, GREISER G, HEYEN B, KLEIN R, MUCHIN A, STRAUS E, WENZELIDES L. & WINTER A 2007. *Wildtier-Informationssystem der Länder Deutschlands Status und Entwicklung ausgewählter Wildtierarten in Deutschland, Jahresbericht 2006.* Deutscher Jagdschutz-Verband e.V. (Hrsg.). Bonn. ISSN 1863-7582, 13.

BARTIKOVA J 1978. *Superfoetation bei der Salzkatze Leopardus geoffroyi d'Orbigny und Gervais 1844.* Zool Gart 45, 462-463.

BARTMANN W 1971. *Superfetation beim Virginia-Hirsch (Odocoileus virginianus Zimmermann 1780)?* Z Säugetierkd 36, 200-201.

BEHR B, RATH D, HILDEBRANDT TB, GOERITZ F, BLOTTNER S, PORTAS TJ, BRYANT BR, SIEG B, KNIERIEM A, DE GRAAF SP, MAXWELL WMC & HERMES R 2008. Germany/Australia Index of sperm sex sortability in elephants and rhinoceros. Reprod Dom Anim 44, 273-277.

BEN SLIMEN H, SUCHENTRUNK F, MEMMI A, SERT H, KRYGER U, ALVES PC & BEN AMMAR ELGAAIED A 2006. Evolutionary relationship among hares from North Africa (Lepus sp. or Lepus spp.), Cape hares (L. capensis) from South Africa, and Brown hares (L. europaeus), as inferred from mtDNA PCR-RFLP and allozyme data. JZS 44, 88-99.

BENIRSCHKE K 2008. Comparative Placentation. Lagomorpha: Domestic Rabbit (Oryctolagus cuniculus). URL: http://placentation.ucsd.edu/indxfs.html (01.12.2008)

BERMANN EB 1986. Fetal and Neonatal Growth and Development. In: D.A. Morrow (Hrsg.), Current Therapy in Theriogenology. 2. Aufl. Saunders, Philadelphia.

BERTALANFFY Lv 1957. Wachstum. In: Helmeke J-G, v Lengerken H & Starck G: Kückenthals Handbuch der Zoologie. Bd. 8 ,10. Lieferung, 1-68. Berlin: W. de Gruyter.

BLICKSTEIN I 2003. Superfecundation and superfetation: lessons from the past on early human development. J Matern Fetal Neonatal Med 14, 217-219.

BLOCH S 1952. Untersuchungen über Superfetation an der Maus. Schweiz Med Wschr 24, 632-637.

BLOCH S 1976. Some aspects of the early development and implantation of the mammalian egg. Experimentia 32, 542-548.

BLOCH S, HEDIGER H, LLOYD HG, MÜLLER C & STRAUSS S 1967. Beobachtungen zur Superfetation beim Feldhasen (Lepus europaeus). Z Jadwiss 13, 49-52.

BLOCH S, HEDIGER H, MÜLLER C & STRAUSS, F 1961. Probleme der Fortpflanzung des Feldhasen. Rev Suisse Biol 61, 485-490.

BLOCH S, HEDIGER H, MÜLLER C & STRAUSS, F 1963. Die Kontrolle der Genitalzyklen beim Feldhasen durch Vaginalabstriche. Säugetierkd Mitt 11, 186-187.

BLOCH S & STRAUSS F 1958. Die weiblichen Genitalorgane von Lepus europaeus Pallas. Zeitschr Säugetierkd 23, 66-80.

BLOOMFIELD FH, OLIVER MH & HARDING JE 2006. The late effects of fetal growth patterns. Arch Dis Child 91, F299-304.

BLOTTNER S 1998. Semen preservation for reproduction management in rare and endangered species. Adv Ethol Suppl 33, 9-13.

BLOTTNER S 2001. Gestörte Fortpflanzungsfähigkeit des Feldhasen? Notwendigkeit und Schwierigkeit der Unterscheidung zwischen physiologischen, ökologischen und anthropogenen Einflussfaktoren. Z Jagdwiss 47, 77-83.

BLOTTNER S, LANGE A, GÖRITZ F, FASSBENDER M, BROICH A, QUEST M, GILLES M, LENGWINAT T & HILDEBRANDT TB 2001. *Untersuchungen zur reproduktiven Fitness an lebenden männlichen Feldhasen aus unterschiedlichen Habitaten.* Z Jagdwiss 47, 84-91.

BMELV 2008. *Gutachten über die Mindestanforderungen an die Haltung von Säugetieren (10. Juni 1996).* URL: http://www.bmelv.de. (01.08.2008)

BONINO N 1997. *Prenatal development of the European hare (Lepus europaeus) in Patagonia, Argentina.* J Wildl Res 2, 43-46.

BONINO N & MONTENEGRO A 1997. *Reproduction of the European hare in Patagonia, Argentina.* Acta Theriol (Warsz) 42, 47-54.

BONNAR GL 1865. *A critical inquiry of superfetation, with cases.* Edinburgh Med J 10, 2.

BOOKHOUT TA 1964. *Prenatal development of snowshoe hares.* J Wildl Manage 28, 338-345.

BOOKHOUT TA 1965. *Breeding biology of snowshoe hares in Michigan's upper peninsula.* J Wildl Manage 29, 296-303.

BÖRSCH M & MEINECKE-TILLMANN, S 2004. *Ultrasonographische Fetometrie beim Kaninchen.* Tierarztl Prax 32, 343-351.

BRAY Y, CHAMPELY S & SOYEZ D 2002. *Age determination in leverets Lepus europaeus based on body measurements.* Wildl Biol 8, 31-39.

BRAY Y, DEVILLARD S, MARBOUTIN E, MAUVY B & PEROUX R 2007. *Natal dispersal of European har ein France.* J Zool 273, 426-434.

BREUER HW & CLAUSSEN U 1977. *Correlation of birth weight and crown-rump to the number of implantations and litter size in rabbits.* Anat Embryol 151, 91-95.

BROEKHUIZEN S & MAASKAMP F 1980. *Behaviour of does and leverets of the European hare (Lepus europaeus) whilst nursing.* J Zool 191, 487-501.

BROEKHUIZEN S & MAASKAMP F 1981. *Annual production of young in European hares (Lepus europaeus) in the Netherlands.* J Zool 193, 499-516.

BROEKHUIZEN S & MARTINET L 1979. *Growth of embryos of the European hare (Lepus europaeus Pallas).* Z Säugetierkd 44, 175-179.

BRONSON FH & TIEMEIER OW 1958. *Reproduction and age distribution of black-tailed Jack rabbits in Kansas.* J Wildl Manage 22, 409-414.

BROWN JL, GÖRITZ F, PRATT-HAWKES N, HERMES R, GALLOWAY M, GRAHA LH, GRAY C, WALKER SL, GOMEZ A, MORELAND R, MURRAY S, SCHMITT DL, HOWARD

JG, LEHNHARDT J, BECK B, BELLEM A, MONTALI R & HILDEBRANDT TB 2004. *Successful artificial insemination of an Asian elephant at the National Zoological Park.* Zoo Biol 23, 45-63.

BÜRGER M 1973. *Weitere Beobachtungen zur Zucht des Europäischen Feldhasen, Lepus europaeus Pallas, in Gefangenschaft.* Zool Gart 43, 275-277.

BUFFON B 1797. *Hares.* In: Buffon's Natural History, Vol. 6, London.

CAILLOL M & MARTINET L 1976. *Preliminary results on plasma progesterone levels during pregnancy and superfetation in the hare, Lepus europaeus.* J Reprod Fertil 46, 61-64.

CAILLOL M & MARTINET L 1981. *Estrous behaviour, follicular growth and pattern of circulating sex steroids during pregnancy and pseudopregnancy in the captive brown hare.* In: Meyers K, MacInnes CD (Hrsg) Proceedings of the World Lagomorph Conference, pp 142-154.

CAILLOL M & MARTINET L 1983. *Mating periods and fertility in the doe hare (Lepus europaeus) bred in captivity.* Acta zool fenn 174, 65-68.

CAILLOL M, MARTINET L & LACROIX MC 1989. *Relative roles of oestradiol and of the uterus in the maintenance of the corpus luteum in the pseudopregnant brown hare (Lepus europaeus).* J Reprod Fertil 87, 603-612.

CAILLOL M, MEUNIER M, MONDAIN-MONVAL M & SIMON P 1986. *Seasonal variations in the pituarity response to LHRH in the brown hare (Lepus europaeus).* J Reprod Fertil 78, 479-486.

CAILLOL M, MONDAIN-MONVAL M & MCNEILLY AS 1990A. *Pattern of serum concentrations of prolactin and progesterone during pregnancy and lactation in the brown hare (Lepus europaeus).* J Endocrinol 124, 11-17.

CAILLOL M, MONDAIN-MONVAL M, MEUNIER M & MCNEILLY AS 1990B. *Effect of ovariectomy at two periods of the year on LH and FSH basal concentrations and pituarity response to LHRH in the brown hare (Lepus europaeus).* J Reprod Fertil 88, 533-542.

CAILLOL M, MONDAIN-MONVAL M & ROSSANO B 1991A. *Gonadotrophins and sex steroids during pregnancy and natural superfetation in captive brown hares (Lepus europaeus).* J Reprod Fertil 92, 299-306.

CAILLOL M, MONDAIN-MONVAL M, MEUNIER M & ROSSANO B 1991B. *Pituitary and ovarian responses to luteinizing-hormone-releasing hormone (LHRH) during pregnancy and after parturition in brown hares (Lepus europaeus).* J Reprod Fert 92, 89-97.

CARTER JA 2002. *Superfetation in Beef Cattle.* Diss. Louisiana State University.

CASSAN AL 1826. Recherches anatomiques et physiologiques sur les cas d'uterus double et de superfetation. A Paris, Londres: Bailliere.

CHANDLEY AC, FLETCHER J & ROSSDALE PD 1975. Chromosome abnormalties as a cause of infertility in mares. J Reprod Fert Suppl 23, 377-383.

CHANG MC, MARSTON JH & HUNT DORETHY M 1964. Reciprocal fertilization between the domestic rabbit and the snowshoe hare with special reference to insemination of rabbits with an equal number of hare and rabbit spermatozoa. J Exp Zool 155, 437-445.

CHARNOV EL, WARNE R & MOSES M 2007. Lifetime Reproductive Effort. Am Nat 170, 129-142.

CIBEREJ J 1993. Growth of embryos and losses during the prenatal development in European hare. Folia Venat 23, 99-113.

COREY EL 1933. The maceration and resorption of fetuses in the rat. Anat Rec 56, 195-209.

CPPS (CENTRO PUBBLICO PRODUZIONE SELVAGGINA) „MONTALTO" 2008. URL: www.cppsmontalto.it (01.04.2008).

DALRYMPLE DBH & JENKINS D 1951. A probable case of superfetation in the bovine. Cornell Vet. 41, 340-341.

DARWIN C 1859. On the origin of species by means of natural selection, or the preservation of favoured races in the struggle for life. John Murray, London, Albemarle Street.

DATHE H 1961. Superfoetation beim Löwen. Zool Gart 25, 410-411.

DE BONILLA H & RASWEILER JJ 1974. Breeding activity, preimplantation development, and oviduct histology of the short-tailed fruit bat, Carollia, in captivity. Anat Rec 179, 383-404.

DE LA CRUZ JP, DAURIA PG, VIVAS AB, CASTANIGNO RA & IBANEZ N 1997. Seasonal changes in the female reproductive apparatus of Lepus europaeus (P) in a population from the rural area of Rio Cuarto (Cordoba-Argentina). Rev Fac Cien Med Univ Nac Cordoba 55, 9-13.

DÉNIAU R 1904. Considérations sur la fécondation: la chiniotaxie joue-t-elle un rôle dans la fécondation chez les animaux?; interprétation des phénomènes de superfécondation et de superfétation. Université Lyon, Diss.

DIETERLEIN F 1962. Vergleichende Untersuchungen zur Ontogenese von Stachelmaus (Acomys) und Wanderratte (Rattus norvegicus) - Beiträge zum Nesthocker-Nestflüchter-Problem bei Nagetieren. Z Säugetierkd 28, 193-227.

DIETRICH U 1985. Populationsökologie des in Argentinien eingebürgerten europäischen Feldhasen (Lepus europaeus). Z Jagdwiss 31, 92-102.

DIEZEL KE 1903. *Niederjagd.* 9.Aufl., Paul Parey, Berlin.

DU BOULAY GH & WILSON OL 1988. *Diagnosis of pregnancy and disease by ultrasound in exotic species.* Symp Zool Soc Lond 60, 135-150.

EAST ML, BURKE T, WILHELM K, GREIG C & HOFER H 2003. *Sexual conflicts in spotted hyenas: male and female tactics and their reproductive outcome with respect to age, social status and tenure.* Proc R Soc Lond B 270, 1247-1254.

EBERLE H 1958. *Ein Fall von Superfecundatio: Kritische Betrachtungen zum Problem der Nachempfängnis.* Arch Gynäkol 191, 45-56.

EDWARDS RG & FOWLER RE 1958. *The experimental induction of superfetation in the mouse.* J Endocrinol 17, 223-236.

EGBERTS J & FONTYNE P 1977. *Superfoetation following artificial insemination in a ewe.* Tijdschr Diergeneeskd. 15, 1312-1314.

ENDERS RK 1952.*Reproduction in the mink (Mustela Vison).* Proc Am Phil Soc 96, 691-755.

EVANS HE & SACK WO 1973. *Prenatal development of domestic and laboratory mammals: growth curves, external features and selected references.* Anat Histol Embryol 2, 11-45.

FASSBENDER M 2004. *Charakterisierung lokaler Feldhasenpopulationen (Lepus europaeus PALLAS, 1778) in Nordrhein-Westfalen durch reproduktionsphysiologische und habitatrelevante Parameter.* Freie Universität Berlin, Diss.

FASSBENDER M, HILDEBRANDT TB, PARIS MCJ, COLENBRANDER B & JEWGENOW K 2007. *High-resolution ultrasonography of xenografted domestic cat ovarian cortex.* J Reprod Dev 53, 1023-34.

FICKEL J, LIECKFELDT D & PITRA C 1999. *Analyse der genetischen Diversität und Struktur in benachbarten Populationen des Feldhasen (Lepus europaeus, PALLAS 1778).* Z Jagdwiss 45, 230-237.

FICKEL J, SCHMIDT A, PUTZE M, SPITTLER H, LUDWIG A, STREICH WJ & PITRA C 2005. *Genetic structure of populations of European brown hare: implications for mamagement.* J Wildl Manag 69, 760-770.

FLUX JEC 1965. *Timing of the breeding season in the hare, Lepus europaeus PALLAS, and rabbit, Oryctolagus cuniculus.* Mammalia 29, 557-562.

FLUX JEC 1967. *Reproduction and body weights of the hare Lepus europaeus in New Zealand.* N Z J Sci. 10, 357-401.

FLUX JEC & ANGERMANN R 1990. *Chapter 4: The Hares and Jackrabbits*. In: Chapman JA & Flux JEC (Hrsg) Rabbits, Hares and Pikas: Status Survey and Conservation Action Plan (IUCN/ SSP Lagomorph Specialist Group), Gland, Schweiz, pp 61-94.

FONTANA J & GILLES RGM 1970. *Superfetation.* Obstet Gynecol 35, 585-588.

FRAGUGLIONE D 1962. *Le foetus du lièvre commun (Lepus europaeus, Pallas).* Rev R St Hubertus Cl 2, 35-37.

FRENCH NR, McBRIDE R & DETMER J 1965. *Fertility and population density of the black-tailed jackrabbit.* J Wildl Manage 29, 14-26.

FUCHS AR & FIELD MJ 1998. *Parturition, Nonhuman Mammals.* In: Knobil E, Neill JD (Hrsg) Encyclopedia of Reproduction, Volume 3, Academic Press, San Diego.

GILLE U 1989. *Vergleichende Betrachtungen zum postnatalen Wachstum der Körpermasse und ausgewählter Extremitätenmaße verschiedener Haus- und Labortierspezies.* Universität Leipzig, Diss.

GITLIN G & ADLER JH 1968. *Coexisting intrauterine and abdominal (intraperitoneal) pregnancy with possible superfoetation (superfecundation) and with adhesion of placenta to foetus in a chinchilla (Chinchilla laniger).* Acta Zool Pathol Antv 49, 65-76.

GODDARD PJ 1995. *Veterinary Ultrasonography.* CAB International, Wallington, UK.

GÖRITZ F 1996. *Sonographie bei Zoo- und Wildtieren.* Freie Universität Berlin, Diss.

GÖRITZ F, FASSBENDER M, BROICH A, QUEST M, LANGE A, BLOTTNER S, GILLES M, LENGWINAT T, SPITTLER H & HILDEBRANDT TB 2001. *Untersuchungen zur reproduktiven Fitness lebender weiblicher Feldhasen aus unterschiedlichen Habitaten.* Z Jagdwiss 47, 92-99.

GÖRITZ F, HILDEBRANDT TB, JEWGENOW K, WAGNER N, HERMES R, STRAUSS G & MEYER HDD 1997. *Transrectal ultrasonographic examination of the female urogenital tract in nonpregnant and pregnant captive bears (Ursidae).* J Reprod Fert Suppl. 51, 303-312.

GÖRITZ F, NEUBAUER K, NAIDENKO SV, FICKEL J & JEWGENOW K 2006. *Investigations on reproductive physiology in the male Eurasian lynx (Lynx lynx).* Theriogenology 66, 1751-4.

GOMPERTZ B 1825. *On the nature of the function expressive of the law of human mortality, and a new mode of determining the value of live contengencies.* Phil Trans Roy Soc 182, 513-585.

GOOLD G P (ED) 1979. In: *Aristotle XIII Generation of animals.* Loeb Classical Library. Cambridge, Massachusetts: Harvard University Press, London: William Heinemann.

GOPALAKRISHNA A & RAMAKRISHNA PA 1977. *Some reproductive anomalies in the Indian rufus horse-shoe bat, Rhinolophus rouxi (Temminck).* Curr Sci 46, 767-770.

GOUAT J 1985. *Notes sur la reproduction de Ctenodactylus gundi rongeur Ctenodactylidae.* Z Säugetierkd 50, 285-293.

GRIFFIN PC, BIENEN L, GILLIN CM & SCOTT MILLS L 2003. *Estimating pregnancy rates and litter size in snowshoe hares using ultrasound.* Wildl Soc Bull 31, 1066-1072.

GRIMM JLC & GRIMM WK 1843. *Die Kinder- und Hausmärchen der Gebrüder Grimm.* Nr. 187, 5. Aufl., Reimer, Leipzig.

GUNDEL PE 2003. *Examples help demonstrate the mechanisms underlying the development of solutions.* Conserv Ecol 7 (1. r1.online. URL: http://www.consecol.org/vol7/iss1/resp1/)

GUSTAVSSON I & SUNDT CO 1965. *Anwendung künstlicher Befruchtung bei der Hybridisierung von zwei Hasenarten.* Z Jagdwiss 11, 157-159.

HACKLÄNDER K, MIEDLER ST, BEIGLBÖCK CH & ZENKER W 2003. *The assessment of female reproduction and gestational age in European hares (Lepus europaeus) using ultrasonography.* Mamm Biol 68, 187-191.

HAERER G, NICOLET J, BACCIARINI L, GOTTSTEIN B & GIACOMETTI M 2001. *Todesursachen, Zoonosen und Reproduktion bei Feldhasen in der Schweiz.* Schweiz Arch Tierheilkd 143, 139-201.

HAFEZ ES 1964. *Effects of over-crowding in utero on implantation and fetal development in the Rabbit.* J Exp Zool 156, 269-288.

HAIG D 1996. *Altercation of generations: genetic conflicts of pregnancy.* Am J Reprod Immunol 35, 226-32.

HALL WH 1987. *Short communication: Bovine superfetation by natural conception secondary to an embryo transfer pregnancy.* Cornell Vet 77, 282-283.

HANSEN K 1992. *Reproduction in European hares in Danish farmland.* Acta Theriol 37, 27-40.

HANSSON A 1947. *The physiology of reproduction in mink (Mustela vison, Schreb.) with special reference to delayed implantation.* Acta Zool 28, 1-136.

HARMAN MT 1917. *A case of superfetation in the cat.* Anat Rec 13, 145-157.

HARMAN MT 1919. *A probable case of superfetation in the cow.* Anat Rec 14, 335-336.

HARRISON A, VALENZUELA A, GARDINER J, SARGENT M & CHESSEX P 2005. *Superfetation as a cause of growth diacordance in a multiple pregnancy.* J Pediatr 147, 254-255.

HARRISON MATTHEWS L 1956. *Breeding hares in captivity.* Proc Zool Soc 126, 161-163.

HARTEL J 1958. *Doppelseitige Extrauteringravidität (Superfetatio?)*. Zentralbl Gynäkol 29, 1148-1150.

HEDIGER H 1948. *Die Zucht des Feldhasen (Lepus europaeus PALLAS) in Gefangenschaft.* Physiol Comp Oecol 1, 46-63.

HELL P, FLAK P & SLAMECKA J 1997. *Korrelation zwschen der Streckenentwicklung des Rot- und Rehwildes sowie des Feldhasen und ihrer wichtigsten Prädatoren in der Slowakei in den Jahren 1968-1995*. Z Jagdwiss 43 73-84.

HELLWAG C 2003. *Die Anatomie der männlichen Reproduktionsorgane bei Lagomorpha mit phylogenetischer Bewertung.* Freie Universität Berlin, Dipl.

HERMES R 1997. *Sonographie der Trächtigkeit beim Europäischen Reh (Capreolus Capreolus) und Quantifizierung endometrialer Veränderungen während der Diapause mittels computergestützter Graustufenanalyse.* Freie Universität Berlin, Diss.

HERMES R, BEHR B, HILDEBRANDT TB, BLOTTNER S, SIEG B, FRENZEL A, KNIERIEM A, SARAGUSTY J & RATH D 2009. *Sperm sex-sorting in the Asian elephant (Elephas maximus).* Anim Reprod Sci 112, 390-396.

HERMES R, HILDEBRANDT TB, BLOTTNER S, WALZER C, SILINSKI S, PATTON ML, WIBBELT G, SCHWARZENBERGER F & GÖRITZ F 2005. *Reproductive soundness of captive southern and northern white rhinoceroses (Ceratotherium simum simum, Cs. cottoni) Evaluation of male genital tract morphology and semen quality before and after cryopreservation.* Theriogenology 63, 219-238.

HERMES R, HILDEBRANDT TB, GÖRITZ F, JEWGENOW K, LENGWINAT T & HOFMANN RR 2000. *Ultrasonography of the ovaries and uterus and grey scale analysis of the endometrium during embryonic diapause in European roe deer (Capreolus capreolus).* Acta Theriol 45, 559-572.

HIBBARD CW 1963. *The origin of the P3 pattern of Sylvilagus, Caprolagus, Oryctolagus and Lepus.* J Mammal 44, 1-15.

HILDEBRANDT TB, BROWN JL, HERMES R & GÖRITZ F 2003. *Ultrasound for analysis of reproductive function in wildlife species.* In: Holt WV, Pickard AR, Rodger JC, Wildt DE (Hrsg). Conservation Biology 8: Reproductive Science and Integrated Conservation. Cambridge University Press, 166-182.

HILDEBRANDT TB, DREWS B, GAETH AP, GOERITZ F, HERMES R, SCHMITT D, GRAY C, RICH P, STREICH WJ, SHORT R & RENFREE MB 2007A. *Foetal age determination and development in elephants.* Proc R Soc B 274, 323-331.

HILDEBRANDT TB & GÖRITZ F 1999. *Use of Ultrasonography in Zoo Animals.* In: Zoo and Wild Animal Medicine IV. Fowler ME and Miller RE (Hrsg), Philadelphia: W. B. Saunders Co., pp 41-54.

HILDEBRANDT TB, GÖRITZ F, BOARDMAN W, STRIKE T, STRAUSS G & JEWGENOW K 2006. *A non-surgical uterine lavage technique in large cats intended for treatment of uterine infection-induced infertility.* Theriogenology 66, 1783-6.

HILDEBRANDT TB, GÖRITZ F & HERMES R 2006. *Ultrasonography: an important tool in captive breeding management in elephants and rhinoceroses.* Eur J Wildl Res 52, 23-27.

HILDEBRANDT TB, GÖRITZ F, PRATT NC, BROWN JL, MONTALI RJ, SCHMITT D, FRITSCH G & HERMES R 2000C. *Ultrasonography of the urogenital tract in elephants (Loxodonta africana and Elephas maximus) an important tool for assessing female reproductive function.* Zoo Biol 19, 321-332.

HILDEBRANDT TB, HERMES R, JEWGENOW K & GÖRITZ F 2000A. *Ultrasonography as an important tool for the development and application of reproductive technologies in non-domestic species.* Theriogenology 53, 73-84.

HILDEBRANDT TB, HERMES R, PRATT N, FRITSCH G, BLOTTNER S, SCHMITT D, RATANAKORN P, BROWN JL, RIETSCHEL W & GÖRITZ F 2000B. *Ultrasonography of the urogenital tract in elephants (Loxodonta africana and Elephas maximus) an important tool for assessing male reproductive function.* Zoo Biol 19, 333-345.

HILDEBRANDT TB, HERMES R, WALZER C, SOS E, MOLNAR V, MEZÖSI L, SCHNORRENBERG A, SILINSKI S, STREICH J, SCHWARZENBERGER F & GÖRITZ F 2007B. *Artificial insemination in the anoestrus and the postpartum white rhinoceros using GnRH analogue to induce ovulation.* Theriogenology 67, 1473-1484.

HINRICHS K & WATSON ED 1987. *Clinical report: Recovery of a degenerating 14-day embryo in the uterine flush of a mare 7 days after ovulation.* Theriogenology 30, 349-353.

HIRSHFIELD MF & TINKLE DW 1975. *Natural selection and the Evolution of Reproductive Effort.* Proc Nat Acad Sci USA 72, 2227-2231.

HÖNER OP, WACHTER B, EAST ML, STREICH WJ, WILHELM K, BURKE T & HOFER H 2007. *Female mate-choice drives the evolution of male-biased dispersal in a social mammal.* Nature 448, 798-801.

HOLLEY AJF & GREENWOOD PJ 1984. *The myth of the mad March hare.* Nature 309, 549-550.

HONORE LH & NICKERSON KG 1977. *Combined intrauterine and tubal ectopic pregnancy: A possible case of superfetation.* Am J Obstet Gynecol 127, 885-887.

HOOGEWEG JH & FOLKERS ERJR 1970. *Superfetation in a cat.* J Am Vet Med Assoc 156, 73-75.

HOWARD JG 1999. *Assisted reproductive techniques in nondomestic carnivores.* In: Zoo and Wild Animal Medicine IV. Fowler ME and Miller RE (Hrsg), W. B. Saunders Co. Philadelphia, pp 449-457.

HUNT HR 1919. *Birth of two unequally developed cat fetuses (Felis domestica).* Anat Rec 16, 371-378.

IASON GR 1990. *The effects of size, age and a cost of early breeding on reproduction in female mountain hares.* Holarctic Ecol 13, 81-89.

IUCN 2008. *2007 IUCN Red List of threatened species.* URL: http://www.iucnredlist.org. (01.08.2008).

JACKSON JE 1988. *Terrestrial Mammalian Pests in Argentina.* Proc Vertebr Pest Conf (A.C. Crabb and R. E. Marsh Eds.) Printed at University of California Davis 13, 196-198.

JANSSON G, THULIN C-G & PEHRSON A 2007. *Factors related to the occurence of hybrids between brown hares Lepus europaeus and mountain hares L. timidus in Sweden.* Ecography 30, 709-715.

JEZIERSKI W 1965. *Studies on the European hare. VII. Changes in some elements of the structure and size of population.* Acta Theriol 10, 11-25.

JOHANNSON I & VENGE O 1951. *Relation of the mating interval to the occurrence of superfetation in the mink.* Acta Zool 32, 255-258.

JONES CB 2005. *Behavioral flexibility in primates. Causes and consequences.* Springer, New York.

KÄHN W 1992. *Ultrasonography as a diagnostic tool in female animal reproduction.* Anim Reprod Sci 28, 1-10.

KARIM KB & GUPTA N 1986. *A case of superfetation in the Indian Fruit Bat, Rousettus Leschenaulti (Desmarest).* Bat Res News 27, 13-14.

KAYANJA FIB & BLANKENSHIP LH 1973. *The ovary of the giraffe, Giraffa camelopardalis.* J Reprod Fert 34, 305-313.

KEMKES H 1921. *Ein Beitrag zum Problem der Superfoetatio.* Universität Würzburg, Diss.

KNAUS H 1966. *Zur Frage der Superfetation beim Feldhasen.* Z Jagdwiss 12, 1-5.

KNAUS H 1967. *Zur Frage der Superfetation beim Feldhasen-Schlußwort.* Z Jadwiss 13, 52-53.

KOENEN F 1956. *Der Feldhase.* Die Neue Brehm-Bücherei, A. Ziemsen, Wittenberg Lutherstadt.

KOPPEN K 1952. *Alters- und krankheitsbedingte Veränderungen am Ovar der Frau.* Arch Gynäkol 181, 290-299.

KORSTANJE R, GILLISSEN GF, VERSTEEG SA, VAN OOST BA, BOSMA AA, ROGEL-GAILLARD C, VAN ZUTPHEN LFM & VAN LITH HA 2003. *Mapping of rabbit microsatellite markers using chromosome-specific libraries.* J Hered 94, 161-169.

KOVÁCS A & FOOTE RH 1992. *Viability and acrosome staining of bull, boar and rabbit spermatozoa.* Biotech Histochem 67, 119-24.

KOZDROWSKI R, DUBIEL A & SIEMIENIUCH, M 2006. *Preliminary studies on cryopreservation of hare (Lepus europaeus Pallas, 1778) semen.* Anim Reprod Sci 93, 379-382.

KREHBIEL RH 1952. *Mating of the golden hamster during pregnancy.* Anat Rec 113, 117-121.

KROON RH 1829. *Superfetation bei einer Ziege.* Tijdschr Nekartenskd.

KÜDERLING I, TROCCHI W, DELLANTONIO M, SPAGNESI M & FRASCHINI F 1979. *Investigations on seasonal rhythms and the effect of melatonin in the Alpine hare (Lepus timidus L.).* Prog Brain Res 52, 417-20.

KULLBERG M, NILSSON MA, ARNASON U, HARLEY EH & JANKE A 2006. *Housekeeping Genes for Phylogenetic Analysis of Eutherian Relationships.* Mol Biol Evol 23, 1493-1503.

KUMMER J 1970. *Beobachtungen bei der Aufzucht und Haltung des Feldhasen.* Zool Gart 38, 138-140.

KUNTZ A 1920. *Retention of dead fetuses in utero and its bearing on the problems of superfetation and superfecundation.* Anat Rec 18, 295-307.

KUSSMAUL A 1859. *Von dem Mangel, der Verkümmerung und der Verdoppelung der Gebärmutter, von der Nachempfängnis und der Überwanderung des Eies.* Würzburg.

KUSUNOKI H, DAIMARU H, MINAMI S, NISHIMOTO S, YAMANE K & FUKUMOTO Y 2001. *Birth of a chimpanzee (Pan troglodytes) after artificial insemination with cryopreserved epididymal spermatozoa collected postmortem.* Zoo Biol 20, 135-143.

KÚTVÖLGYI G, STEFLER J & KOVÁCS A 2006. *Viability and acrosome staining of stallion spermatozoa by Chicago sky blue and Giemsa.* Biotech Histochem 81, 109-17.

LARIVEE JM 1972. *Superfetation chez une truie.* Can Vet J 13, 242-243.

LEAKEY LSB 1969. *Presumed super-foetation in an Erythrocebus patas monkey.* Nature 223, 754.

LECHLEITNER RR 1959. *Sex ratio, age classes and reproduction of the black-tailed jack rabbit.* J Mammal 40, 63-81.

LÉONARD A & LINDEN G 1972. *Superfoetation in CBA Mice.* Cell Mol Life Sci 28, 159.

LIENHARDT R 1940. *A propos de la durée de la gestation chez le lièvre.* C r Soc Biol 1, 133-135.

LINCOLN GA 1974. *Reproduction and „March Madness" in the Brown hare, Lepus europaeus.* J Zool 174, 1-14.

LINCOLN GA 1976. *Seasonal changes in the pineal gland related to the reproductive cycle in the male hare, Lepus europaeus.* J Reprod Fertil 46, 489-491.

LISTER M 1695. *Exercitatio Anatomica altera.* Smith & Benj. Walford.

LITTLEFORD RA & GYSIN HM 1944. *Observations on superfetation in mice.* Anat Rec 89, 507-513.

LOPEZ-MARTINEZ N 1989. *Tendencias en paleografia.* In: Paleontologia, Col. „Nuevas tendencias", CSIC, Madrid, pp 271-296.

LOVELL R 1661. *A complete history of animals and minerals.* Oxford.

MARES MA & OJEDA RA 1984. *Faunal Commercialization and Conservation in South America.* Bioscience 34, 580-584.

MARKEE JE & HINSEY JC 1935. *A case of probable superfetation in the cat.* Anat Rec 61, 241-251.

MARSHALL 1984. *Marsupials: Reproductive Patterns and Strategies.* In: Marshall's Physiology of Reproduction. 4th Ed. G.E. Lamming (Hrsg). Vol.1. Edinburgh: Churchill Livingstone, 417-420.

MARTINET L 1976. *Seasonal reproduction cycles in the European hare, L. europaeus, raised in captivity; Role of photoperiodicity.* In: Pielowski, Z., Pucek, Z. (Hrsg) Ecology and management of European hare populations. Proc. Int. Symp. 23. - 24. Dec., Warszawa, pp 55-57.

MARTINET L 1977. *Reproduction et fertilité du lièvre en captivité.* In: Pesson, P, Birkan, M.G. (Hrsg) Écologie du petit gibier et aménagement des chasses. Paris: Gauthier-Villars, 265-272.

MARTINET L 1980. *Oestrus behaviour, follicular growth and ovulation during pregnancy in the hare (Lepus europaeus).* J Reprod Fertil 59, 441-445.

MARTINET L, LEGOUIS JJ & MORET B 1970. *Quelques observations sur la reproduction du lièvre européen (Lepus europaeus PALLAS) en captivité.* Ann Biol Anim Bioch Biophys 10, 195-202.

MARTINET L & RAYNAUD F 1972. *Méchanisme possible de la superfetation chez la Hase.* C R Acad Sci Paris 274, 2683-86.

MARTINET L & RAYNAUD F 1973. *Prolonged spermatozoan survival in the female hare uterus: explanation of superfetation.* The Biology of Spermatozoa. In: INSERM International Symposium, Nouzilly, 134-144 (Karger, Basel 1975).

MATTER HE 1965. *A case of superfetation in the karakul sheep.* Berl Münch Tieraerztl Wochenschr. 78, 469-470.

MATTHEE CA, JANSEN VAN VUUREN B, BELL D & ROBINSON TJ 2004. *A molecular supermatrix of the rabbits and hares (Leporidae) allows for the identification of five intercontinental exchanges during the Miocene.* Syst Biol 55, 433-447.

MAUQUEST DE LAMOTTE G 1718. *Dissertations sur la generation sur la superfetation et Reponse au livre intitule.* Paris.

MAYER G & KLEIN M 1946. *Production dúne nouvelle gestation au cours dúne gravidité chez la lapine.* Soc Biol 140, 1011-12.

MELO-FERREIRA J, BOURSOT P, RANDI E, KRYUKOV A, SUCHENTRUNK F, FERRAND N & ALVES PC 2007. *The rise and fall of the mountain hare (Lepus timidus) during Pleistocene glaciations: expansions and retreat with hybridization in the Iberian Peninsula.* Mol Ecol 16, 605-618.

MILLAR JS 1973. *Evolution of litter-size in the pika, Ochotona princeps (Richardson).* Evolution 27, 134-143.

MILLAR JS 1974. *Success of reproduction in pikas, Ochotona princeps (Richardson).* J Mammal 55, 527-42.

MILNE IA 1978. *A case of prolonged pregnancy and a review of the literature on superfoetation in an endeavour to explain the phenomenon.* Centr Afr J Med 2, 385-389.

MÖLLER D 1973. *Die Reproduktivität des Feldhasen auf dem Territorium der deutschen Demokratischen Republik.* Eberswalde-Finow: Akademie der Landwirtschaftswissenschaften der DDR, Institut für Forstwirtschaften, Diss.

MÖLLER D 1980. *Der Verlauf der Fortpflanzungsaktivität beim Feldhasen im Jahresverlauf.* Beiträge zur Jagd- und Wildforschung 11, 310-324.

MORE G 2006. *Immunology of pregnancy.* Georgetown, New York, Springer-Verlag.

MORRELL JM 1995. *Artificial insemination in rabbits.* Br Vet J 151, 477-488.

MOUGEL F, MOUNOLOU J-C & MONNEROT M 1997. *Nine polymorphic microsatellite loci in the rabbit, Oryctolagus cuniculus.* Anim Gen 28,58-71.

MÜLLER F 1992. *Der Schneehase (Lepus timidus LINNE).*

NAGY SZ, HÁZAS G, BALI PAPP A, IVÁNCSIS J, SZÁSZ F, SZÁSZ F JR, KOVÁCS A & FOOTE RH 1999. *Evaluation of sperm tail membrane integrity by light microscopy.* Theriogenology 52, 1153-59.

NANCE WE, WINTER PM, SEGRETI WO, COREY LA, PARISI-PRINZI G & PARISI P 1978. *A search for evidence of hereditary superfetation in man.* Prog Clin Biol Res 24, 65-70.

NEUHAUS L 1954. *Die biologischen Voraussetzungen einer Superfetation der Frau.* Zeitschr Geburtsh Gynäkol 141, 1-67.

NEUMANN E & NEUMANN V 1983. *Erfahrungen bei der Aufzucht und Haltung von Feldhasen.* Säugetierkd Inf 2, 37-49.

NICHOLAS KR 1988. *Asynchronous dual lactation in a marsupial, the tammar wallaby (Macropus eugenii).* Biochem Biophys Res Comm 154, 529-536.

NIETHAMMER J & KRAPP F 2003. *Ordnung Lagomorpha - Hasentiere.* In: Franz Krapp (Hrsg) Handbuch der Säugetiere Europas. Bd. 3, Wiebelsheim: Aula.

NOTTLE FK 1976. *Superfetation in a sow and a cow.* Austr Vet J 52, 298.

NOWAK RM 1991. *Order Lagomorpha.* In: Walkers Mammals of the World 5th ed., Nowak RM. p.cm. Baltimore & London: The John Hopkins University Press, 539-560.

O'LEARY S, JASPER MJ, ROBERTSON SA & ARMSTRONG DT 2006. *Seminal plasma regulates ovarian progesterone production, leukozyte recruitement and follicular cell rsponses in the pig.* Reproduction 132, 147-158.

OTSU S 1973. *The breeding and ecology of the Tohoku hare Lepus brachyurus angustidens HOLLISTER.* Jikken Dobutsu, Suppl 0, 237-244.

OTTOW B 1952. *Sondervorgänge in der Fortpflanzungsphysiologie der Säugetiere.* Säugetierkd Mitt 1, 154-162.

PAPLINSKA JZ, MOYLE RL, TEMPLE-SMITH PD & RENFREE MB 2006. *Reproduction in female swamp wallabies.* Reprod Fertil Dev 18, 735-43.

PARKER GA 2006. *Sexual conflict over mating and fertilization: an overview.* Phil Trans R Soc B 361, 235-259.

PEIL J 1978. *Das logistische Wachstumsgesetz und seine Erweiterungen.* Gegenbaurs Morph Jahrb 124, 524-545.

PEREZ-SUAREZ G, PALACIOS F & BOURSOT P 1994. *Speciation and paraphyly in Western Mediterranean hares (Lepus castriviejoi, L. europaeus, L. granatensis, and L. capensis) revealed by mitochondrial DNA phylogeny.* Biochem Genet 32, 423-436.

PETER CK & MILLER RB 1993. *The female genital system.* Jubb KVF, Kennedy PC, Palmer N (Hrsg.), Pathology of domestic animals. Volume III. Academic Press Limited, London 349-470.

PICKARD JN 1928. *Cases of prolonged gestation, superfoetation and abnormal pseudopregnancy in the rabbit.* Vet J 84, 471-473.

PIELOWSKI Z 1990. *Über die Abhängigkeit der Besatzdichte und anderer Populationsparameter des Hasen von der Agrarstruktur und landwirtschaftlichen Aktivitäten.* Beiträge zur Jagd- und Wildforschung 17, 156-162.

PILLON J 1948. *Superfetation et anomalies du développement des oeufs chez les mammiferes.* Alfort: École Nat. Vét, Diss.

PODUSCHKA W 1996. *Hyperthelie, Wurfgröße und Trächtigkeitsdauer bei der Unterfamilie Tenrecinae Cabrera, 1925 (Mammalia: Insectivora: Tenrecidae), nebst Bemerkungen zur Längsstreifung der Gattung Hemicentetes.* Contr Zool 66, 119-128.

PRAKASH BS, MEYER HHD, SCHALLENBERGER E & VAN DE WEIL DFM 1987. *Development of a sensitive enzymeimmunoassay (EIA) for progesterone determination in unextracted bovine plasma using the second antibody technique.* J Steroid Biochem 28, 623-627.

PRAKASH I & TANEJA GC 1969. *Reproduction biology of the Indian desert hare (Lepus nigricollis dayanus BLANFORD).* Mammalia 33, 102-117.

RACZYNSKI J 1964. *Studies on the European hare V Reproduction.* Acta Theriol 9, 305-352.

RAMASWAMI LS & ANAND KUMAR TC 1963. *Differential implantation of twin blastocysts in Megaderma (Michrochiroptera).* Experientia 19, 641-642.

RAO KS, RAO ER & SIVAIAH K 1987. *Superfetation in a non-descript buffalo heifer.* Ind Vet J 64, 798.

RASWEILER JJ 1982. *The contribution of observations on early pregnancy on the little sac-winged bat, Peropteryx kappleri to an understanding of the evolution of reproductive mechanisms in monovular bats.* Biol Reprod 27, 681-702.

REYNOLDS JK & STINSON RH 1959. *Reproduction in the European hare in Southern Ontario.* Can J Zool 37, 627-631.

REZNICK D, MEREDITH R & COLLETTE BB 2007. *Independent evolution of complex life history adaptations in two families of fishes, live-bearing halfbeaks (Zenarchopteridae, Beloniformes) and Poeciliidae (Cypinodontiformes).* Evolution 61, 2570-83.

RICHTER WIF, KLEIN FW & WEIKEL J 1991. *Einsatz von Silomais- und Zuckerrübenschnitzelpellets als Ergänzungsfuttermittel für ausschlieSSlich mit frischem Doppelnullraps gefütterten Feldhasen.* Z Jagdwiss 37, 185-194.

RIECK W 1956. *Untersuchungen über die Vermehrung des Feldhasen.* Z Jagdwiss 2, 49-90.

ROBECK TR, STEINMAN KJ, YOSHIOKA M, JENSEN E, O'BRIEN JK, KATSUMATA E, GILI C, MCBAIN JF, SWEENEY J & MONFORT SL 2005. *Estrous cycle characterisation and artificial insemination using frozen-thawed spermatozoa in the bottlenose dolphin.* Reproduction 129, 659-674.

ROBERTSON SA, O'LEARY S & ARMSTRONG DT 2006. *Influence on semen on inflammatory modulators of embryo implantation.* Soc Reprod Fertil Suppl 62, 231-245.

ROELLIG K, HERMES R, GOERITZ F, FASSBENDER M, WIBBELT G & HILDEBRANDT TB 2007. *Destruction of testicular integrity due to Ductus deferens ligation in European brown hare (EBH).* Reprod Dom Anim 42 (Suppl. 1), 27.

ROLDAN ERS, GOMEDIO M, GARDE JJ, ESPESO G, LEDDA S, BERLINGUER F, DEL OLMO A, SOLER AJ, ARREGUI L, CRESPO C & GONZALEZ R 2005. *Inbreeding and reproduction in endangered ungulates: preservation of genetic variation through the organization of genetic resource banks.* Reprod Dom Anim 41 (Suppl. 2), 82-92.

ROLLHÄUSER H 1949. *Superfetation in a mouse.* Anat Rec 105, 657-663.

ROSE MR 2001. *Darwins Schatten.* Stuttgart, München, DVA.

ROSENBERG H 1954. *Mehrlingsschwangerschaft oder Superfötation?* Zeitschr Tierärztl Fortbild 48, 629-631.

RUDOLPH W & KALINOWSKI T 1982. *Das Hauskaninchen.* Die Neue Brehm-Bücherei, Wittenberg Lutherstadt: A. Ziemsen Verlag. 7-11.

SACKMANN HJ 1977. *Erfahrungen bei der Haltung des Feldhasen (Lepus europaeus PALL.).* Beiträge zur Jagd- und Wildforschung 10, 267-276.

SARAGUSTY J, GACITUA H, PETTIT MT & ARAV A 2007. *Directional Freezing of Equine Semen in Large Volumes.* Reprod Dom Anim 42, 610-615.

SCANLON PF 1960. *An apparent case of superfoetation in a ewe.* Austr Vet J 48, 74.

SCHÄFERS G 1996. *Die Jagdstreckenentwicklung des Feldhasen (Lepus europaeus PALLAS) von 1959 bis 1993 in der alten Bundesrepublik Deutschland in Abhängigkeit von der Landwirtschaftsstruktur.* Beiträge zur Jagd- und Wildforschung 21, 215-228.

SCHLOLAUT W (HRSG.) 1995. *Das groSSe Buch vom Kaninchen/ künstliche Besamung.* Frankfurt a. M.: DLG-Verlags-GmbH.

SCHNEIDER E 1976. *Derzeitige Kenntnisse über das Paarungsverhalten des Feldhasen.* In: Pielowski Z & Pucek Z (Hrsg) Ecology and management of European hare populations. Proc. Int. Symp. 23. - 24. Dec., Warszawa, 75-78. pp 41-53.

SCHNEIDER E 1978. *Der Feldhase. Biologie- Verhalten- Hege und Jagd.* München: BLV Verlagsgesellschaft mbH.

SCHNEIDER E 1987. *Hasenartige (Leporidae).* In: Grzimek B (Hrsg) Grzimeks Enzyklopädie Säugetiere. Bd IV, München: Kindler. 254-313.

SCHRÖDER J, SOVERI T, SUOMALAINEN HA, LINDBERG L-A & VAN DER LOO W 1987. *Hybrids between Lepus timidus and Lepus europaeus are rare although fertile.* Hereditas 107, 185-189.

SCHURIG M 1731. *Syllepsilogia Historico-Medica: Hoc Est Conceptionis Muliebris Consideratio Physico-Medico-Forensis.* Hekelius, Dresdae.

SCRIMGEOUR JB & BAKER TG 1974. *A possible case of superfetation in man.* J Reprod Fertil 36, 69-73.

ŠEBOVÁ K 1991. *Plodnost a prenatalny vyvoj zajacej zveri v Zapadoslovenskom kraji (Fecundity and prenatal development of hare in the west slovakian region).* Folia Venat 21, 113-122.

SEMIZOROVÁ I, BUKOVJAN K & PROSEK J 1990. *Vztah mezi koncentraci progesteronu v krvi dospelych zajecek (Lepus europaeus Pall.) a velikosti jejich vajecniku (Relation between the concentration of progesterone in the blood of hares (Lepus europaeus Pall.) and the size of ist ovaria).* Folia Venat 20, 125-134.

ŠEBOVÁ K, DOBROTOVÁ M & SLAMEČKA J 1992. *Hladina progesteronu v krvnej plazme zajacic (Lepus europaeus) v roznych usekoch ich pohlavneho cyklu (Progesterone level in the blood plasma of female hares (Lepus europaeus) in various stages of their sexual cycle).* Folia Venat 22, 145-154.

SHACKELFORD RM 1952. *Superfetation in the ranch mink.* Am Nat 86, 311-319.

SHARIFI M, GHORBANI R, FAZELI A & HOLT W 2004. *Evidence of sperm storage in Pipistrellus kuhlii (Chiroptera: Vespertilioniodae) in western Iran.* Folia Zool 53, 1-6.

SHIVAJI S & BHARGAVA PM 1987. *Antifertility factors of mammalian seminal fluid.* BioEssays 7, 13-17.

SHORT CE 1964. *Superfetation in a burro.* J Am Vet Med Assoc 144, 257-258.

SI W, HILDEBRANDT TB, REID C, KRIEG R, JI W, FASSBENDER M & HERMES R 2006. *The successful double cryopreservation of rabbit (Oryctolagus cuniculus) semen in large volume using the directional freezing technique with reduced concentration of cryoprotectant.* Theriogenology 65, 788-798.

SINGHAL SR, AGARWAL U, SHARMA D & SEN J 2003. *Superfetation in uterus pseudo didelphys: an unreported event.* Arch Gynecol Obstet 268, 243-244.

SLAMEČKA J, HELL P & JURĆIK R 1997. *Brown hare in the westslovak lowland.* Acta sci nat acad sci bohem brno, XXXI Nova Series (3-4), 66-67.

SLAMEČKA J & ŠEBOVÁ K 1991. *Reproductive parameters of brown hare kept in captivity.* In: XXth Congress of the International Union of Game Biologist, Gödöllö, Hungary, 21.-26. August, 1991, pp 618-627.

SLONAKER JR 1934. *Superfetation in the albino rat.* Am J Physiol 108, 302-323.

SOUDRE G, GUETTIER X, MARPEAU L, LARUE L, JAULT T & BARRAT J 1992. *In utero early suspicion of superfetation by ultrasound examination: a case report.* Ultrasound Obstetr Gynecol 2, 51-54.

SPARROW S 1977. *Naturally occuring superfoetation in a rat.* Lab. Anim. 11, 49-50.

SPERLING O 1926. *Superfoetatio et Superfecundatio.* Universität München, Diss.

STARCK D 1965. *Superfecundation und Superfeatio.* In: Starck D, Embryologie. Ein Lehrbuch auf allgemein biologischer Grundlage. Stuttgart: Georg Thieme. 257-8.

STARCK D 1995. *Ordo 10. Lagomorpha.* In: Starck D (Hrsg), Lehrbuch der speziellen Zoologie. Bd. II Wirbeltiere, Teil 5/2 Säugetiere, Jena, Stuttgart, New York: Gustav Fischer. 695-706.

STAVY M, TERKEL J & KOHEN F 1978A. *Plasma progesterone levels during pregnancy and pseudopregnancy in the hare (Lepus europaeus syriacus).* J Reprod Fertil 54, 9-14.

STAVY M, TERKEL J & MARDER U 1978B. *Artficial insemination in the European hare (Lepus europaeus syriacus).* Lab Anim Sci 28(2), 163-166.

STAVY M & TERKEL J 1992. *Interbirth interval and duration of pregnancy in hares.* J Reprod Fertil 95, 609-615.

STEARNS SC 1976. *Life-history tactics: a review of the ideas.* Q Rev Biol 51, 3-47.

STECK T & BUSSEN S 1997. *Conception during pregnancy (superfetation).* Human Reprod 12, 1835-36.

ŠTERBA O 1978. *Prenatal growth and development of Oryctolagus cuniculus and Felis catus.* Folia Zool 27, 1-12.

ŠTERBA O 1981. *Prenatal development and growth of Lepus europaeus.* Folia Zool Brno 30, 147-154.

STIEVE H 1952. *Zur Fortpflanzungsbiologie des europäischen Feldhasen (Lepus europaeus PALLAS).* Zool Anz 148, 101-114.

STIEVE-MIEGEL B 1955. *Über Superfetation bei der Bisamratte (Ondatra zibetica) (Superfetation in the Muskrat)*. Z Mikrosk Anat Forsch 61, 82-92.

STOTT P & WIGHT N 2004. *Female reproductive tract abnormalities in European hares (Lepus europaeus) in Australia*. J Wildl Dis 40, 696-703.

STOWELL RE 1941. *A case of probable superfetation in a mouse*. Anat Rec 81, 215-220.

STRAUSS F 1957. *Die Placenta des Feldhasen*. Acta Anat 30, 815-826.

STRAUSS F 1964. *Weibliche Geschlechtsorgane: Lagomorpha*. In: Handbuch der Zoologie. Eine Naturgeschichte der Stämme des Tierreichs. Bd. 8. Helmcke JG, von Lengerken H, Starck D, Wermuth H (Hrsg), Berlin: Walter de Gruyter & Co.

SUCHENTRUNK F, ALKON PU, WILLING R & YOM-TOV Y 2000. *Epigenetic dental variability of Israeli hares (Lepus spp.): ecogenetic or phylogenetic causation?* J Zool Lond 252, 503-515.

TAKEDA Y, TORII H & AIKO S 1994. *Reproductive traits of captive Japanese hares Lepus brachyurus in Central Japan*. J Mammal Soc Japan 19, 83-88.

TIERPARK GOLDAU 2008. *Homepage*. URL: http://www.tierpark.ch (01.08.2008)

TIERPARK GÖRLITZ 2008. *Homepage*. URL: http://www.tierpark-goerlitz.de (01.02.2008)

TOCCHINI M, FRONTE B, NELLI G, FICHI G & SAMMURI G 1999. *Performance riproduttive della lepre allevata in cattivita a fini di ripopolamento faunistico-venatorio (Reared hare reproductive performances for faunal-hunting restocking)*. Ann Fac Med Vet (Pisa), 189-200.

TOCCHINI M, FRONTE B, NELLI G, FICHI G & DIMATTEO S 2000. *Osservazioni sul fenomeno della superfetazione nella lepre in condizioni di allevamento in cattivita (Observations about the phenomenon of the superfetation of the hare in captivity)*. Ann Fac Med Vet (Pisa), 79-84.

TOEPFER I 1974. *Bemerkungen zur Aufzucht von Feldhasen (Lepus europaeus Pallas)*. Zool Gart 44, 36-39.

TÖPFER-PETERSEN E, PETRUNKINA A, EHKLASI-HUNDRIESER M & WABERSKI D 2003. *Funktion des weiblichen Spermienreservoirs beim Säugetier*. Reproduktionsmedizin 19, 173-180.

TRAVIS J, FARR JA, HENRICH S & CHEONG RT 1987. *Testing theories of clutch overlap with the reproductive ecology of Heterandria formosa*. Ecology 68, 611-623.

TSCHUDI F V 1853. *Das Thierleben der Alpenwelt*. Leipzig.

TUPPEN GD, FAIRS C, DE CHAZAL RC & KONJE JC 1999. *Spontaneous superfetation diagnosed in the first trimester with successful outcome.* Ultrasound Obstet Gynecol 14, 219-221.

TURNER CL 1937. *Reproductive cycles and superfetation in poeciliid fishes.* Biol Bull 72,145-164.

ULLMANN SL 1976. *Anomalous litters in hybrid mice and the retention of spermatozoa in the female tract.* J Reprod Fertil. 47, 13-18.

VALENTINČIC SI 1956. *Resultate zweijähriger Beobachtungen und Studien über den idealen Zuwachs beim Feldhasen auf der Insel „Biserni otok".* Z Jagdwiss 2, 152-160.

VAN HAERINGEN WA, DEN BIEMAN M, VAN ZUTPHEN LFM & VAN LITH HA 1997. *Polymorphic microsatellite DNA markers in the rabbit (Oryctolagus cuniculus).* J Exp Anim Sci 38, 49-57.

VANDEPLASSCHE M 1969. *The physiological explanation of split parturition in the pig and other mammalian species.* Ann Endocrinol (Paris) 30, 328-341.

VANDER VLIET WL & HAFEZ ESE 1974. *The fertilizing life of spermatozoa in the rabbit oviduct.* J Anim Sci 39, 373-379.

VAUGHAN MR & KEITH LB 1980. *Breeding by juvenile snowshoe hares.* J Wildl Manage 44, 948-951.

VIRGOS E, CABEZAS-DIAZ S & BLANCE-AGUIAR JA 2006. *Evolution of life history traits in Leporidae: a test of nest predation and seasonality hypotheses.* Biol J Linnean Soc 88, 603-610.

VISHWANATH R 2003. *Artificial insemination: the state of the art.* Theriogenology 59, 571-584.

WALTER A, HASENOHR G & KERIN JFP 1975. *Superfetation in Man* Aust N Z J Obstet Gynaec 15, 240-246.

WANDREY R 1977. *Ein Fall von Superfötation bei Robben?* Aus dem Ruhr-Zoo Gelsenkirchen, 53.

WATZKA M 1959. *Superfecundatio, Superfetatio, multiple Ovulatione, Zwillinge, Mehrlinge bei Säugetieren: 1. Superfecundatio und Superfetatio.* In: Helmcke JG, Lengerken H, Starck D & Wermuth, H. (Hrsg), Handbuch der Zoologie. Bd. 8, 23. Lieferung, Berlin: Walter de Gruyter & Co., 9/10. 1-6.

WAZA 2008. *Homepage.* URL: http://www.waza.org/virtualzoo. (01.08.2008)

WEICHERT CK 1942. *A case of parallel embryonic development in the rat and its bearing on the question of superfetation.* Anat Rec 83, 511-519.

WEIR BJ 1974. *Reproductive characteristics of hystricomorph rodents.* Symp Zool Soc Lond 34, 265-301.

WEITZE K-F 2001. *Spermatologische Untersuchung.* In: Busch W & Holzmann A (Hrsg), Veterinärmedizinische Andrologie. Stuttgart, New York: Schattauer, pp 87-118.

WIESNER E & RIBBECK R 1991. *Wörterbuch der Veterinärmedizin.* Gustav Fischer, Jena.

WILLIAMS GC 1966. *Natural selection, the cost of reproduction and a refinement of Lack's principle.* Am Nat 100, 687-690.

WIMSATT J, JOHNSON JD, WRIGLEY RH, BIGGINS DE & GODBEY JL 1998. *Noninvasive monitoring of fetal growth and development in the Siberian polecat (Mustela eversmanni).* J Zoo Wildl Med 29, 423-431.

WINSO CP 1932. *The Gompertz Curve as a Growth Curve* PNAS 18, 1-8.

WU C, WU J, BUNCH TD, LI Q, WANG Y & ZHANG Y 2005. *Molecular phylogenetics and biogeoraphy of Lepus in Eastern Asia based on mitochondrial DNAsequences.* Mol Phylogen Evol 37, 45-61.

WU G, BAZER FW, WALLACE JM & SPENCER TE 2006. *Board invited review: intrauterine growth retardation: implications for the animal science.* J Anim Sci 84, 2316-37.

YAMAGUCHI N, DUGDALE HL & MACDONALD DW 2006. *Female receptivity, embryonic diapause, and superfetation in the European badger (Meles meles): implications for the reproductive tactics of males and females.* Q Rev Biol 81, 33-48.

YAMANE J & EGASHIRA T 1924. *Über Kreuzungsversuche zwischen Kaninchen (Lepus cuniculus) und Schneehasen (Lepus timidus ainu) durch natürliche Paarung und künstliche Befruchtung. Experimentelle Untersuchungen zur Frage der „Leporiden".* Zool Mag, Tokyo, p 36.

ZÖRNER H 1980. *Zur Anzahl der Embryonen in den Uterushörnern und die Lage der Foeten im Uterus beim Feldhasen (Lepus europaeus, PALLAS 1778).* Beiträge zur Jagd- und Wildforschung 11, 325-334.

ZÖRNER H 1981. *Der Feldhase.* Die Neue Brehm-Bücherei, A. Ziemsen Verlag. Wittenberg Lutherstadt.

ZÚÑIGA-VEGA JJ, REZNICK DN & JOHNSON JB 2007. *Habitat predicts reproductive superfetation and body shape in the livebearing fish Poeciliopsis turrubarensis.* Oikos 116, 995-1005.

ZUROWSKI W & DOBOSZYNSKA T 1975. *Superfoetation in European Beaver.* Acta Theriol 20, 97-104.

A ANHANG - Tabellen

Tabelle A.1 – **Systematik der Lagomorpha** (Flux & Angermann, 1990).

Ordnung Hasenartige *(Lagomorpha)*
  Familie Hasen *(Leporidae)*
    Unterfamilie *(Palaeolaginae)*
      Buschmannhase *(Bunolagus monticularis)*
      Ryukyu-Kaninchen *(Pentalagus furnessi)*
      Rotkaninchen *(Pronolagus)*
        Natal-Wollschwanzhase *(Pronolagus crassicaudatus)*
        Rand-Wollschwanzhase *(Pronolagus randensis)*
        Rotkaninchen *(Pronolagus rupestris)*
    Unterfamilie *(Leporinae)*
      Streifenkaninchen *(Nesolagus)*
        Sumatra-Kaninchen *(Nesolagus netscheri)*
        Annamitisches Streifenkaninchen *(Nesolagus timminsi)*
      Vulkankaninchen *(Romerolagus diazi)*
      Zwergkaninchen *(Brachylagus idahoensis)*
      Baumwollschwanzkaninchen *(Sylvilagus)*
        Sumpfkaninchen *(Sylvilagus aquaticus)*
        Marschkaninchen *(Sylvilagus palustris)*
        Tapeti oder Brasilien-Waldkaninchen *(Sylvilagus brasiliensis)*
        Dice-Baumwollschwanzkaninchen *(Sylvilagus dicei)*
        Omilteme-Baumwollschwanzkaninchen *(Sylvilagus insonus)*
        Strauchkaninchen *(Sylvilagus bachmanni)*
        San-José-Strauchkaninchen *(Sylvilagus mansuetus)*
        Neuengland-Baumwollschwanzkaninchen *(Sylvilagus transitionalis)*
        Mexikanisches Baumwollschwanzkaninchen *(Sylvilagus cunicularius)*
        Tres-Marias-Baumwollschwanzkaninchen *(Sylvilagus graysoni)*
        Audubon-Baumwollschwanzkaninchen *(Sylvilagus audubonii)*
        Berg-Baumwollschwanzkaninchen *(Sylvilagus nuttallii)*
      Wildkaninchen *(Oryctolagus cuniculus)*
      Buschkaninchen *(Poelagus marjorita)*
      Borstenkaninchen *(Caprolagus hispidus)*
      Echte Hasen *(Lepus)*
        Feldhase *(L. europaeus)*
        Schneehase *(L. timidus)*
        Korsika-Hase *(L. corsicanus)*
        Iberischer Hase *(L. granatensis)*
        Lepus castroviejoi
        Alaskahase *(L. othus)*
        Polarhase *(L. arcticus)*
        Schneeschuhhase *(L. americanus)*
        Präriehase *(L. townsendii)*
        Eselhase *(L. californicus)*
        Antilopenhase *(L. alleni)*
        Espiritu-Santo-Hase *(L. insularis)*
        Weißflankenhase *(L. callotis)*
        Tehuantepec-Hase *(L. flavigularis)*

(Fortsetzung - Echte Hasen - s. folgende Seite)

(Fortsetzung - Echte Hasen (Systematik der Lagomorpha (Flux & Angermann, 1990)))

        Kaphase *(L. capensis)*
        Savannenhase oder Mosambik-Hase *(L. victoriae)*
        Buschhase *(L. saxatilis)*
        Äthiopischer Hase *(L. fagani)*
        Äthiopischer Hochlandhase *(L. starcki)*
        Tolai-Hase *(L. tolai)*
        Burmesischer Hase *(L. peguensis)*
        Hainan-Hase *(L. hainanus)*
        Schwarznackenhase *(L. nigricollis)*
        Tibetanischer Wollhase *(L. oiostolus)*
        Yunnan-Hase *(L. comus)*
        Chinesischer Hase *(L. sinensis)*
        Yarkand-Hase *(L. yarkandensis)*
        Korea-Hase *(L. coreanus)*
        Mandschurischer Hase *(L. mandshuricus)*
        Kurzschwanzhase oder Japanischer Hase *(L. brachyurus)*
Familie Pfeifhasen oder Pikas *(Ochotonidae)*
    Ochotona
        Altai-Pfeifhase *(Ochotona alpina)*
        Ochotona argentata
        Alaska-Pfeifhase *(Ochotona collaris)*
        Ochotona hoffmanni
        Nördlicher Pfeifhase *(Ochotona hyperborea)*
        Ochotona pallasi
        Amerikanischer Pfeifhase *(Ochotona princeps)*
        Ochotona turuchanensis
        Ochotona cansus
        Schwarzlippiger Pfeifhase *(Ochotona curzoniae)*
        Daurischer Pfeifhase *(Ochotona dauurica)*
        Ochotona huangensis
        Ochotona nubrica
        Steppenpfeifhase *(Ochotona pusilla)*
        Rötlicher Pfeifhase *(Ochotona rufescens)*
        Ochotona thibetana
        Ochotona thomasi
        Ochotona erythrotis
        Ochotona forresti
        Ochotona gaoligongensis
        Ochotona gloveri
        Himalaya-Pfeifhase *(Ochotona himalayana)*
        Ochotona iliensis
        Ochotona koslowi
        Ochotona ladacensis
        Ochotona macrotis
        Ochotona muliensis
        Ochotona nigritia
        Ochotona roylei
        Ochotona rutila
Familie *(Prolagidae)*
    Prolagus
        † Sardischer Pfeifhase *(Prolagus sardus)*

Tabelle A.2 – Untersuchungsanzahl im Jahresverlauf - Häsinnen

Monat	Jahr				Gesamt pro Monat
	2004	2005	2006	2007	
Januar		13	17	1	31
Februar		30	22	28	80
März		32	41	54	127
April		19	21	26	66
Mai		8	26	26	60
Juni	8	24	41	26	99
Juli	2	15	27		44
August	13	26	36		75
September	19	10	6		35
Oktober					
November	17	7			24
Dezember	16	6			22
Gesamt pro Jahr	**76**	**190**	**237**	**161**	**Total: 663**

Tabelle A.3 – Untersuchungsanzahl im Jahresverlauf - Rammler   ♂

Monat	Jahr				Gesamt pro Monat
	2004	2005	2006	2007	
Januar					
Februar		14	7	9	30
März		8	9	5	22
April		15	1		16
Mai			3		3
Juni	7	11	9	7	34
Juli					
August		12			12
September					
Oktober		7			7
November	19				19
Dezember	13	7			20
Gesamt pro Jahr	**39**	**74**	**29**	**21**	**Total: 163**

Tabelle A.4 – Zuchtsaison und Zuchterfolg.

Zuchtparameter	2004	2005	2006	2007
erster Satz		22.01.05	31.01.06	14.03.07[1]
letzter Satz	26.09.04	01.10.05	11.10.06	
Zuchtsaisonlänge		253 Tage	254 Tage	

[1] KB am 01.02.07, vorher keine Deckakte zugelassen

Tabelle A.5 – Biometrische Messwerte. Anzahl der Messungen (n), Mittelwerte (MW) und Standardabweichung (SD) der ultrasonografischen Messungen an den Konzeptus an den einzelnen Trächtigkeitstagen (d). FB=Keimblasendurchmesser bzw. Fruchthöhle, SSL=Scheitel-Steiß-Länge, BPA=Biparietaler Abstand, TH=Thoraxdurchmesser, FL=Femurlänge, HD=Herzdurchmesser, AD=Augendurchmesser, LD=Linsendurchmesser. Messeinheit: mm.

d	FB n	FB MW	FB SD	SSL n	SSL MW	SSL SD	BPA n	BPA MW	BPA SD	TH n	TH MW	TH SD	FL n	FL MW	FL SD	HD n	HD MW	HD SD	AD n	AD MW	AD SD	LD n	LD MW	LD SD
6	33	1,13	0,32																					
7	43	2,78	0,95																					
8	18	6,69	1,65																					
9	27	11,33	2,14																					
10	10	11,48	2,00	2	1,56	0,14																		
11	13	16,26	2,36	19	3,78	0,94																		
12	6	17,24	1,14	12	5,39	1,41																		
13	3	18,36	1,29	7	6,88	1,78																		
14				10	8,17	0,81																		
15				7	10,62	1,17																		
16				11	13,28	2,03	1	4,85	0,52															
17				14	16,98	1,66	1	6,18	0,41															
18				10	18,73	1,66																		
19				12	22,02	1,60	1	6,50																
20				7	26,06	1,55	1	7,07																
21				8	37,27	4,31	7	8,11	0,52	1	7,25													
22				4	45,24	5,05	18	9,48	0,69	4	8,08	0,35												
23				2	37,35	1,34	7	10,06	0,93	5	8,86	1,65												
24							2	7,85		4	9,90	0,08												
25							1	12,86	0,37	1	11,95	1,39	1	5,38	0,86									
26				5	59,10	7,55	16	12,33	0,81	12	13,17		3	7,97	0,76	1	6,43		1	3,69	1,57	1	2,66	
27				2	71,48	8,62	15	13,77	0,82	10	13,54	1,58	8	9,58	1,11	9	6,79	0,53	1	5,37	0,18			
28				5	66,86	3,51	11	14,11	0,68	10	14,60	2,40	3	10,15	0,81	10	7,42	0,10	3	7,06	1,27	3	3,57	0,22
29				2	78,69	1,10	15	14,51	0,41	8	14,60	1,09	3	10,15	1,89	3	7,22	0,10	4	7,38	1,51	3	3,14	0,25
30				3	80,14	9,68	12	16,61	0,99	10	15,98	1,09	7	11,64	0,66	5	8,69	0,66	3	8,14	1,02	3	3,30	0,34
31							16	16,61	1,01	13	18,58	3,24	9	12,74	1,24	8	9,58	1,35	3	8,43	0,57	3	3,46	0,64
32							5	16,51	0,41	7	18,39	1,21	7	14,08	1,34	5	12,38		3	3,69		3	2,72	0,64
33							9	17,73	1,01	8	14,08		6	16,01	1,53	3	11,11	1,39	3	9,15	0,36	3	2,97	0,27
34							3	17,46	0,41	1	20,24		8	16,08	0,93	3	10,75	1,07	2	9,79	1,42	1	2,94	0,27
35							4	19,25	0,47	4	20,13	1,20	3	16,01	0,93	3	10,38	0,93	1	9,28	0,65	3	3,18	0,27
36							3	17,48	1,22	3	24,09	3,52	3	18,39	2,62	4	12,73	0,93	4	10,34	0,65	2	3,36	0,43
37							6	19,39	2,46	8	22,14	1,99	1	19,36	1,52	2	10,10		6	10,34	1,35	3	3,58	0,23
38							5	20,56	1,10	6	22,97	3,40	1	19,36	1,87	2	10,10		2	10,03	0,93	5	3,51	0,28
39							11	19,76	2,73	12	21,26	3,54	8	22,84	2,52	6	12,28	1,62	5	10,03	0,46	5	3,51	0,28
40							4	20,52	0,75	4	19,06	1,76	4	21,61	1,13	6	12,93	1,37	5	10,26	0,55	5	3,75	0,43
41							12	21,55	1,02	6	21,30	1,73	13	22,76	1,80	10	13,86	1,18	10	10,43	0,72	3	3,58	0,93
43							2	21,06	1,08	16	25,52	5,77	13	24,63	3,08				1	10,40	2,48	1	3,61	
ges	153	6,98	5,77	144	21,69	20,51	223	14,44	5,10	106	16,63	5,51	143	15,21	7,09	79	9,90	3,32	85	7,31	3,33	49	3,14	0,62

Tabelle A.6 – Ovarfunktionskörper - Messwerte. Anzahl der Messungen (n), Mittelwert (MW), Standardabweichung (SD) der ultrasonografisch detektierten Ovarparameter an den einzelnen Trächtigkeitstagen (d) bzw. postpartal. CLD= Gelbkörperdurchmesser (mm), Follanz= Follikelanzahl, FollD= Follikeldurchmesser (mm).

d	CLD			Follanz			FollD		
	n	MW	SD	n	MW	SD	n	MW	SD
				25	4,52	1,50	103	1,92	0,43
				4	3,25	1,50	13	1,42	0,41
3	38	2,33	0,66	4	3,00	1,41	12	1,56	0,68
4	31	2,68	0,45	8	1,75	1,58	12	1,38	0,16
5	15	3,34	0,48	6	2,17	1,33	11	1,52	0,23
6	65	3,78	0,71	20	2,55	1,39	49	1,58	0,42
7	58	4,14	0,67	18	1,89	1,02	34	1,85	0,50
8	19	4,99	0,83	7	2,57	1,40	17	1,75	0,45
9	42	5,25	0,79	13	2,85	1,21	28	1,70	0,42
10	7	5,64	0,47	5	3,40	0,89	16	1,27	0,31
11	24	5,93	1,04	7	2,86	1,21	13	1,59	0,34
12	17	5,96	0,80	6	3,00	1,79	12	1,67	0,27
13	12	7,05	0,94	10	2,70	1,16	23	1,77	0,41
14	13	7,15	0,93	5	1,40	1,52	7	1,98	0,49
15	9	7,07	0,67	2	3,50	0,71	7	1,71	0,50
16	14	7,72	1,18	8	3,25	1,49	26	2,07	0,58
17	26	6,78	0,76	9	3,67	1,22	32	1,89	0,57
18	9	5,77	1,11	4	3,75	2,06	13	2,19	0,59
19	27	6,55	0,72	9	5,00	1,00	37	2,11	0,57
20	11	7,47	0,70	5	3,60	0,89	15	1,93	0,48
21	1	10,49		2	4,50	0,71	9	2,69	0,67
22	25	7,60	0,72	10	3,80	2,35	30	1,86	0,50
23	12	7,31	0,72	5	4,80	1,92	18	2,05	0,58
24	1	6,07		2	6,00	0,00	6	1,43	0,36
25	3	8,06	0,18	2	3,50	0,71	7	1,88	0,28
26	32	7,60	0,93	12	3,42	1,62	39	1,95	0,41
27	18	7,75	0,98	9	3,22	1,30	20	1,85	0,37
28	16	8,22	1,30	9	3,33	2,24	21	1,94	0,50
29	28	7,67	1,08	9	4,89	2,03	26	1,98	0,52
30	20	8,46	0,82	9	4,33	1,87	36	1,74	0,54
31	51	7,52	1,27	18	4,17	1,65	62	1,75	0,41
32	13	6,91	0,86	6	3,50	1,87	21	1,52	0,38
33	32	7,95	1,05	13	3,62	1,66	32	1,72	0,44
34	24	7,78	0,98	8	3,00	1,41	20	1,74	0,43
35	11	8,30	1,57	8	4,00	2,45	26	1,92	0,48
36	28	7,65	0,61	9	3,56	1,24	28	1,78	0,28
37	15	8,02	0,93	5	3,60	2,41	16	1,55	0,46
38	43	8,01	1,11	17	4,35	2,09	63	1,74	0,42
39	21	7,88	1,17	9	2,67	1,87	22	1,52	0,41
40	100	8,01	1,00	29	3,55	1,90	100	1,60	0,44
41	56	7,51	1,17	20	3,40	1,98	56	1,60	0,51
postpartal									
42	28	6,37	1,44	12	2,33	2,19	28	1,66	0,43
43	21	6,09	1,57	8	2,63	2,20	20	2,07	0,55
44	40	5,86	0,90	6	3,33	1,37	17	1,89	0,32
45	30	5,55	0,76	9	3,89	2,98	28	1,79	0,40
46	11	4,61	0,41	2	2,50	2,12	5	1,51	0,42
47	28	5,06	0,73	2	2,00	2,83	21	1,43	0,05
48	6	5,00	0,79	5	3,40	1,52	14	1,57	0,41
49	19	4,80	0,86	7	3,14	2,73	18	1,69	0,37
50	7	4,51	1,11	3	6,00	2,65	16	1,64	0,42
51	16	4,27	0,57	3	4,33	3,21	10	1,79	0,42
52	2	4,22	0,42	2	3,50	3,54	7	1,44	0,48
53	4	4,31	0,74	2	3,00	1,41	4	1,81	0,50
54	4	3,39	0,15						
55	11	3,66	0,71	3	6,33	3,06	15	1,59	0,52
56	11	3,65	0,74	3	4,67	0,58	10	1,77	0,33
57	3	4,10	0,98	1	3,00		3	1,33	0,30
58	1	3,96		1	3,00		3	1,23	0,45
59									
60				1	3,00		3	1,83	0,12
61	1	3,57		1	2,00		2	1,43	0,05
62	1	4,13		1	3,00		3	1,16	0,08
63	2	3,16	0,74	1	4,00		4	1,84	0,49
ges	1233			459			1350		

V

Tabelle A.7 – Superfetation-Vaterschaftsanalyse. Mikrosatellitenanalyse von Elterntieren und Junghasen für jeweils zwei aufeinanderfolgende Würfe mit Superfetation. Farblich unterlegt sind die Allele: dunkelgrau - Muttertier, mittelgrau - erster Rammler, hellgrau - zweiter Rammler. Den JH sind die ererbten farblich Allele zugeordnet (☺ eindeutig dem Vater zuordenbar). Eine Zusammenfassung der Ergebnisse zeigt Tab.A.8. D7 = D7UTR1 (Korstanje et al., 2003); Sat2, Sat3, Sat8 (Mougel et al., 1997); OCE = OCELAMB, OCL1 (Van Haeringen et al., 1997).

		D7/1	D7/2	OCE/1	OCE/2	OCL1/1	OCL1/2	Sat3/1	Sat3/2	Sat8/1	Sat8/2	Sat2/1	Sat2/2
Mutter	001	123	127	111	111	158	170	135	135	95	95	240	244
Vater 1	11	123	159	111	113	166	168	135	135	95	95	238	252
JH 1		123	159 ☺	111	113	158	168	135	135	95	95	238	252
JH 2		125	127	111	113	158	166	135	135	95	95	240	244
JH 3		125	127	111	113	158	170	135	135	95	95	240	244
JH 4		123	127	111	113	156	170	135	135	95	95	244	244
Mutter	037	123	127	111	111	158	165	135	135	95	95	242	244
Vater 1	061	123	127	111	111	156	168	135	135	91	95	238	252
Vater 2	077	125	127	111	111	158	175	135	135	95	95	239?	244
JH 1		125 ☺	127	111	111	158	170	135	135	95	95	240	244
JH 2		125 ☺	127	111	111	158	175 ☺	135	135	95	95	239?	242
JH 3		125 ☺	127	111	111	158	166	135	135	95	95	239?	244
JH 4		125 ☺	127	111	111	158	175 ☺	135	135	95	95	239?	244
Mutter	045	123	127	111	111	158	166	135	135	95	95	240	244
Vater 1	053	123	127	111	111	156	175	135	135	95	95	241	252
Vater 2	074	123	127	111	111	156	175	135	135	95	95	241	244
JH 1		123	127	111	111	156	158	135	135	95	99	241	252
JH 2		123	161	111	111	165	175	135	135	95	99	241	252
JH 3		123	127	111	111	158	175	135	135	95	99	241	252
JH 4		127	127	111	111	158	166	135	135	95	95	244	252 ●
JH 5		127	127	111	111	158	166	135	135	95	99	241	244
Mutter	063	123	125	111	111	154	158	135	135	95	95	240	252
Vater 1	075	125	125	111	111	154	156	135	135	95	95	238?	252
Vater 2	075	123	125	111	111	156	158	135	135	95	99	240	252
JH 1		125	125	111	111	154	166	135	135	95	99	238?	254?
JH 2		125	127	111	111	154	156	135	135	95	99	241	252
Mutter	073	123	127	111	111	156	170	135	135	95	95	240	244
Vater 1	052	123	127 ☺	111	111	158	168	135	135	95	95	241	252
JH 1		123	159 ☺	111	111	158	170	135	135	95	95	241	244
Vater 2	076	123	159	111	111	154	158	135	135	95	99	239?	244
JH 2		125	125	111	111	168	170	135	135	95	99	241	244
JH 3		123	125	111	111	166	170	135	135	95	95	244?	244

VI

Tabelle A.8 – **Vaterschaftsanalyse bei Superfetation - Ergebnisübersicht.** Zusammenfassung der Ergebnisse der Mikrosatellitenanalyse (s. Tab. A.7) für den zweiten, durch SF entstandenen Wurf. „✓"=zweiter Rammler ist eindeutig das Vatertier,„ ≈"=nicht klar, welcher Rammler Vatertier, „-"=kein Ergebnis, Ges.=Gesamtauswertung der Vaterschaft.

	D7	OCE	OCL	Sat3	Sat8	Sat2	Ges.
(1): ♀ 001, ♂₁ 11, ♂₂ 077							
JH 1	✓	✓	✓	≈	≈	-	✓
JH 2	✓	✓	≈	≈	≈	✓	✓
JH 3	✓	✓	≈	≈	≈	✓	✓
JH 4	≈	✓	✓	≈	≈	✓	✓
(2): ♀ 037, ♂₁ 061, ♂₂ 074							
JH 1	≈	✓	✓	≈	≈	✓	✓
JH 2	≈	✓	✓	≈	✓	≈	✓
JH 3	✓	≈	≈	≈	✓	≈	✓
JH 4	≈	≈	≈	≈	≈	≈	≈
(3): ♀ 045, ♂₁ 053, ♂₂ 075							
JH 1	✓	≈	✓	≈	≈	-	✓
JH 2	✓	≈	✓	≈	≈	≈	✓
JH 3	✓	≈	✓	≈	≈	-	✓
JH 4	-	≈	-	≈	≈	-	≈
JH 5	✓	≈	✓	≈	≈	-	✓
(4): ♀ 063, ♂₁ 075, ♂₂ 053							
JH 1	≈	≈	✓	≈	≈	≈	✓
JH 2	✓	≈	✓	≈	≈	≈	✓
JH 3	✓	≈	✓	≈	≈	✓	✓
(5): ♀ 073, ♂₁ 052, ♂₂ 076							
JH 1	✓	≈	✓	≈	✓	-	✓
JH 2	✓	≈	≈	≈	✓	-	✓
JH 3	✓	≈	✓	≈	≈	-	✓

Tabelle A.9 – **Wurfverteilung Vgl. OHNE und MIT SF**

Wurfgröße	Anzahl der Würfe			
	OHNE SF		MIT SF	
	absolut	relativ	absolut	relativ
1	28	29,17 %	1	2,86 %
2	32	33,33 %	11	31,43 %
3	22	22,92 %	11	31,43 %
4	11	11,46 %	9	25,71 %
5	3	3,13 %	2	5,71 %
6		0,00 %	1	2,86 %
ges	96	100 %	35	100,00 %

VII

Tabelle A.10 – **Parametervergleich von Trächtigkeiten OHNE bzw. MIT SF** Mann-Whitney-Test gegen Testwert U. Mittelwerte und Standardabweichungen im Unterschied zum Text auf zwei Kommastellen genau angegeben.

Parameter	ohne SF	mit SF	p-Werte	gesamt
Mittlere Ovulationsgröße				
alle Trächtigkeiten (n=159)				
ganzjährig	3,03±1,41 (n=116)	3,81±1,05 (n=43)	U(1642,0),0; **p=0,0009**	3,25±1,37 (n=159)
ab März	3,53±1,35 (n=79)	3,95±1,01 (n=38)	U(1219,0); p=0,100	3,65±1,26 (n=117)
natürlich	2,93±1,34 (n=95)	3,78±1,10 (n=37)	U(1072,0); **p=0,001**	3,16±1,33 (n=132)
KB	3,52±1,66 (n=21)	4,17±0,75 (n=6)	U(60,5); p=0,431	3,64±1,50 (n=27)
nur ausgetragene (n=131)				
ganzjährig	3,17±1,39 (n=96)	4,00±0,87 (n=35)	U(1044,5),0; **p=0,0009**	3,39±1,32 (n=131)
ab März	3,65±1,32 (n=66)	4,09±0,82 (n=32)	U(849,0); p=0,116	3,80±1,19 (n=98)
natürlich	3,00±1,31 (n=79)	3,97±0,91 (n=29)	U(641,0); **p=0,0005**	3,26±1,29 (n=108)
KB	3,94±1,52 (n=171)	4,17±0,75 (n=6)	U(47,5); p=0,812	4,00±1,35 (n=23)
nicht ausgetragene (n=28)				
ganzjährig	2,40±1,39 (n=20)	3,00±1,41 (n=8)	U(54,5),0; p=0,400	3,25±1,37 (n=28)
ab März	2,92±1,38 (n=13)	3,00±1,53 (n=6)		2,95±1,39 (n=20)
natürlich	2,56±1,46 (n=16)	3,00±1,53 (n=6)		2,70±1,46 (n=22)
KB	1,75±0,96 (n=4)			1,75±0,96 (n=4)
Mittlere Wurfgröße				
alle Trächtigkeiten (n=159)				
ganzjährig	1,87±1,31 (n=116)	2,51±1,56 (n=43)	U(1856,5); **p=0,0133**	2,04±1,41 (n=159)
natürlich	1,82±1,28 (n=95)	3,07±1,10 (n=37)	U(1260,5); **p=0,0203**	2,00±1,40 (n=132)
KB	2,10±1,45 (n=21)	2,71±1,60 (n=6)	U(56,5); p=0,376	2,25±1,48 (n=27)
nur ausgetragene (n=131)				
ganzjährig	2,26±1,10 (n=96)	3,09±1,10 (n=35)	U(1008,5); **p=0,0003**	2,48±1,15 (n=131)
ab März	2,48±1,14 (n=66)	3,19±1,06 (n=32)	U(705,0); **p=0,006**	2,71±1,16 (n=98)
natürlich	2,19±1,09 (n=79)	3,07±1,10 (n=29)	U(651,5); **p=0,0002**	2,43±1,15 (n=108)
KB	2,59±1,12 (n=17)	3,17±1,17 (n=6)	U(37,5); p=0,380	2,74±1,14 (n=23)
♂ (ganzjährig)	0,99±0,90 (n=96)	1,71±1,18 (n=35)	U(1080,0); **p=0,001**	1,18±1,03 (n=131)
♀ (ganzjährig)	1,06±0,91 (n=96)	1,14±1,12 (n=35)	U(1649,0); p=0,865	1,08±0,97 (n=131)
♂ (ab März)	1,06±0,96 (n=66)	1,72±1,22 (n=32)	U(729,0); **p=0,010**	1,28±1,09 (n=98)
♀ (ab März)	1,21±0,95 (n=66)	1,22±1,13 (n=32)	U(1045,0); p=0,931	1,21±1,01 (n=98)
Anzahl der Jungtiere				
♂, ♀, unbest.	95, 102, 20 (217)	60, 40, 8 (108)		155, 142, 28 (325)

Tabelle A.11 – **Parametervergleich von Trächtigkeiten OHNE bzw. MIT SF** Mittelwerte und Standardabweichungen. Mann-Whitney-Test gegen Testwert U bzw. Fisher's Exact Test (FET).

Parameter	ohne SF	mit SF	p-Werte	gesamt
Resultierende pränatale Verluste				
alle Trächtigkeiten/ absolut (n=159)				
ganzjährig	1,16±1,31 (n=116)	1,30±1,47 (n=43)	U(2391,0); p=0,690	1,20±1,35 (n=159)
natürlich	1,11±1,29 (n=95)	1,31±1,51 (n=37)	U(1622,0); p=0,651	1,16±1,35 (n=132)
KB	1,43±1,36 (n=21)	1,00±1,26 (n=6)	U(51,5); p=0,512	1,39±1,34 (n=27)
alle Trächtigkeiten/ relativ (n=159)				
ganzjährig	38,3% (135/352)	34,1% (56/164)	(FET) p=0,277	36,9% (191/516)
natürlich	37,9% (105/278)	34,6% (47/136)	(FET) p=0,586	36,7% (152/414)
KB	40,6% (30/74)	24,0% (9/28)	(FET) p=0,499	36,5% (39/102)
ausgetragene Trächtigkeiten/ absolut (n=131)				
ganzjährig	0,91±1,13 (n=96)	0,91±1,20 (n=35)	U(1656,5); p=0,904	0,91±1,15 (n=131)
natürlich	0,81±1,04 (n=79)	0,90±1,21 (n=29)	U(1136,0); p=0,950	0,83±1,08 (n=108)
KB	1,35±1,46 (n=17)	1,00±1,26 (n=6)	U(44,5); p=0,657	1,26±1,39 (n=23)
ausgetragene Trächtigkeiten/ relativ (n=131)				
ganzjährig	28,7% (87/304)	22,8% (32/140)	(FET) p=0,248	26,8% (119/444)
natürlich	27,0% (64/237)	22,7% (26/115)	(FET) p=0,435	25,5% (90/352)
KB	34,2% (23/67)	24% (6/25)	(FET) p=0,451	31,5% (29/92)

Tabelle A.12 – **Geschlechterverteilung Vgl. OHNE und MIT SF** ♂ = männlich, ♀ = weiblich, ∞ = unbestimmt, JH = Junghase

Wurfgröße	Anzahl der JH des jeweiligen Geschlechts					
	OHNE SF			MIT SF		
	♂	♀	∞	♂	♀	∞
1	11	14	3	1	0	0
2	29	30	5	12	9	1
3	28	30	8	22	7	4
4	19	22	3	18	16	2
5	8	6	1	3	6	1
6				4	2	0
ges	95	102	20	60	40	8

Tabelle A.13 – Relative Häufigkeiten der Wurfverteilungen (binomial). Für jede Wurfgröße (a) ergibt sich bei einer angenommenen wahrscheinlichen Geschlechterverteilung männliche zu weibliche Junghasen von 50:50 nach der Binomialverteilung ein theoretisches Wurfverhältnis (c) für verschiedene Wurfmöglichkeiten (b). Daraus wurde für Trächtigkeiten OHNE (d-g) bzw. MIT SF (h-l) berechnet: Die Wahrscheinlichkeit (WSK) für eine Wurfgröße (d,h) (ergibt sich aus den relativen beobachteten Häufigkeiten der Wurfgrößen (s. Tab. A.9)) multipliziert mit dem Wurfverhältnis (c) ergibt die theoretische WSK für das Auftreten eines Wurfes (e,i). Diese wurde verglichen mit der tatsächlich aufgetretenen relativen Anzahl der Wurfmöglichkeiten (g,l), bestimmt aus tatsächlicher absoluter Anzahl (f,k) pro gesamter Würfe (83 OHNE und 30 MIT SF).

(a)	(b)	(c)	(d)	(e)	(f)	(g)	(h)	(i)	(k)	(l)
Wurf- größe	Wurf- möglich- keiten ($\male$/$\female$)	Wurfver- hältnis (binomial)	OHNE SF				MIT SF			
			WSK Wurf- größe	WSK Wurf	Anz. be- ob. abs.	Anz. be- ob. rel.	WSK Wurf- größe	WSK Wurf	Anz. be- ob. abs.	Anz. be- ob. rel.
1	1/0	0,5000	0,2920	0,1460	11	0,1325	0,0290	0,0145	1	0,0333
	0/1	0,5000	0,2920	0,1460	14	0,1687	0,0290	0,0145	0	0,0000
2	2/0	0,2500	0,3330	0,0833	4	0,0482	0,3140	0,0785	5	0,1667
	1/1	0,5000	0,3330	0,1665	20	0,2410	0,3140	0,1570	1	0,0333
	0/2	0,2500	0,3330	0,0833	5	0,0602	0,3140	0,0785	4	0,1333
3	3/0	0,1250	0,2290	0,0286	3	0,0361	0,3140	0,0393	5	0,1667
	2/1	0,3750	0,2290	0,0859	5	0,0602	0,3140	0,1178	2	0,0667
	1/2	0,3750	0,2290	0,0859	6	0,0723	0,3140	0,1178	2	0,0667
	0/3	0,1250	0,2290	0,0286	4	0,0482	0,3140	0,0393	0	0,0000
4	4/0	0,0625	0,1150	0,0072	0	0,0000	0,2570	0,0161	1	0,0333
	3/1	0,2500	0,1150	0,0288	2	0,0241	0,2570	0,0643	3	0,1000
	2/2	0,3750	0,1150	0,0431	3	0,0361	0,2570	0,0964	1	0,0333
	1/3	0,2500	0,1150	0,0288	4	0,0482	0,2570	0,0643	3	0,1000
	0/4	0,0625	0,1150	0,0072	0	0,0000	0,2570	0,0161	0	0,0000
5	5/0	0,0313	0,0310	0,0010	0	0,0000	0,0570	0,0018	0	0,0000
	4/1	0,1563	0,0310	0,0048	1	0,0120	0,0570	0,0089	0	0,0000
	3/2	0,3125	0,0310	0,0097	1	0,0120	0,0570	0,0178	0	0,0000
	2/3	0,3125	0,0310	0,0097	0	0,0000	0,0570	0,0178	1	0,0333
	1/4	0,1563	0,0310	0,0048	0	0,0000	0,0570	0,0089	0	0,0000
	0/5	0,0313	0,0310	0,0010	0	0,0000	0,0570	0,0018	0	0,0000
6	6/0	0,0156	0,0000	0,0000	0	0,0000	0,0290	0,0005	0	0,0000
	5/1	0,0938	0,0000	0,0000	0	0,0000	0,0290	0,0027	0	0,0000
	4/2	0,2344	0,0000	0,0000	0	0,0000	0,0290	0,0068	1	0,0333
	3/3	0,3125	0,0000	0,0000	0	0,0000	0,0290	0,0091	0	0,0000
	2/4	0,2344	0,0000	0,0000	0	0,0000	0,0290	0,0068	0	0,0000
	1/5	0,0938	0,0000	0,0000	0	0,0000	0,0290	0,0027	0	0,0000
	6/0	0,0156	0,0000	0,0000	0	0,0000	0,0290	0,0005	0	0,0000
ges				1	83	1		1	30	1

B ANHANG - Abbildungen

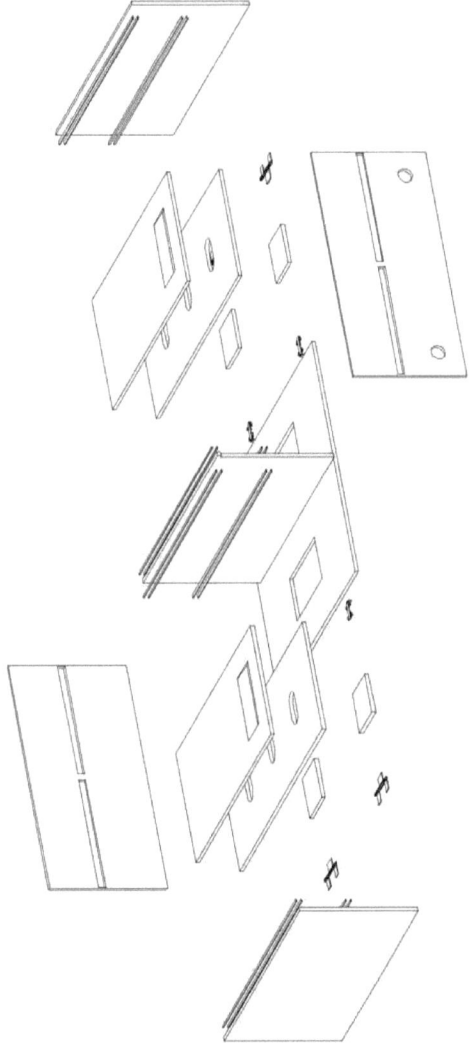

Abbildung B.1 – EMU-Box: Ansicht der Einzelnen Bauteile. Zeichnung nach Vorgaben freundlicherweise angefertigt von Dipl.-Ing. A. Röllig.

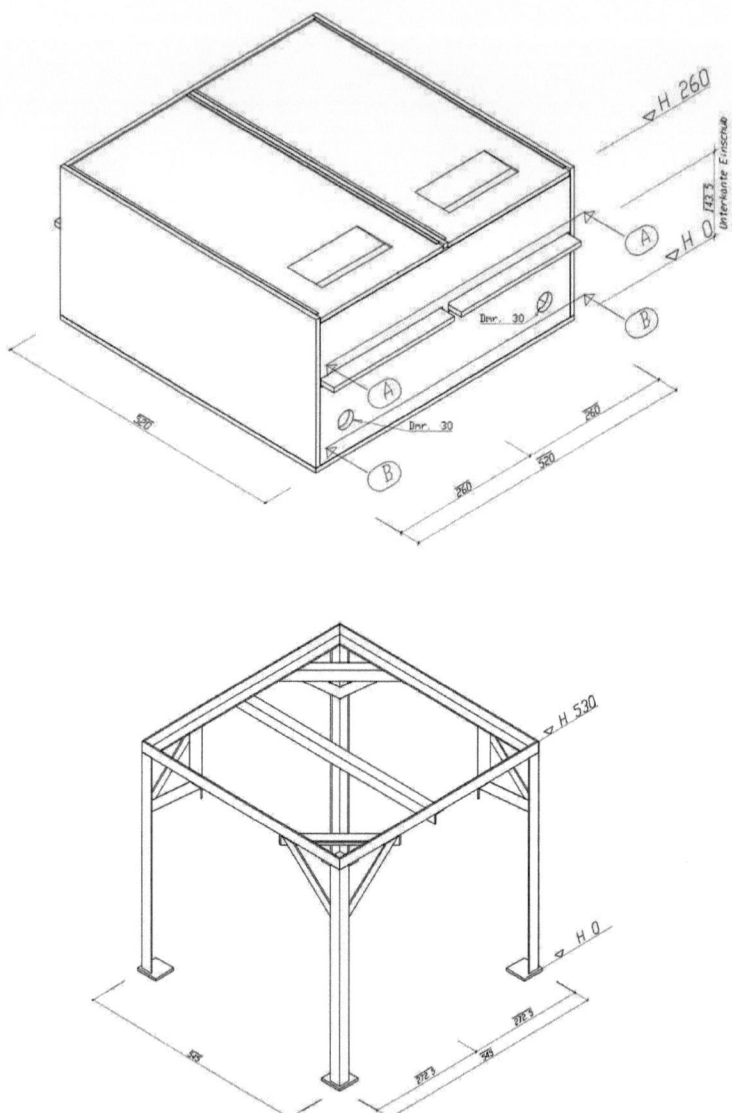

Abbildung B.2 – EMU-Box: Abmessungen (1) Oberes Bild: Untersuchungsbox (Schnitt A-A bzw. B-B s. Abb.B.3). Unteres Bild: Gestell. Zeichnung nach Vorgaben freundlicherweise angefertigt von Dipl.-Ing. A. Röllig.

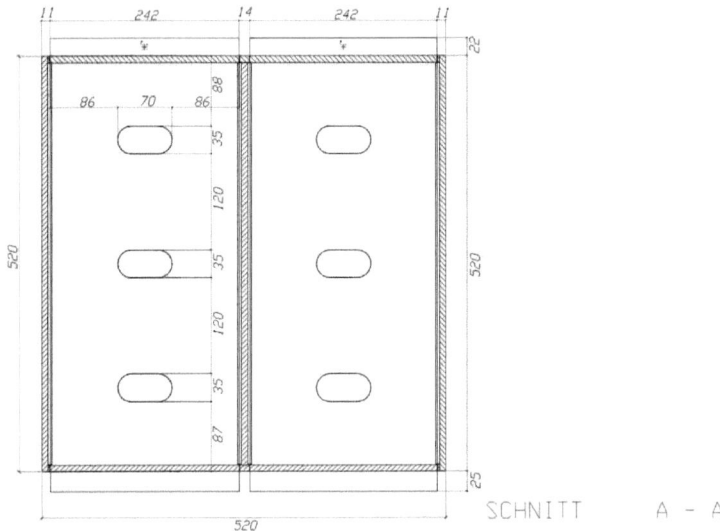

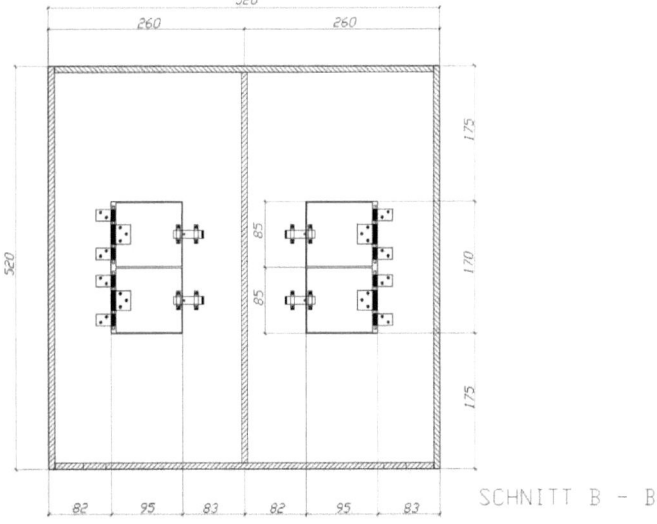

Abbildung B.3 – EMU-Box: Abmessungen (2) Oberes Bild: Ansicht der Untersuchungsbox von oben mit geöffneter Klappe (Vgl. Schnitt A-A s. Abb.B.2). Unteres Bild: Ansicht von unten (Vgl. Schnitt B-B s. Abb.B.2) Zeichnung nach Vorgaben freundlicherweise angefertigt von Dipl.-Ing. A. Röllig.

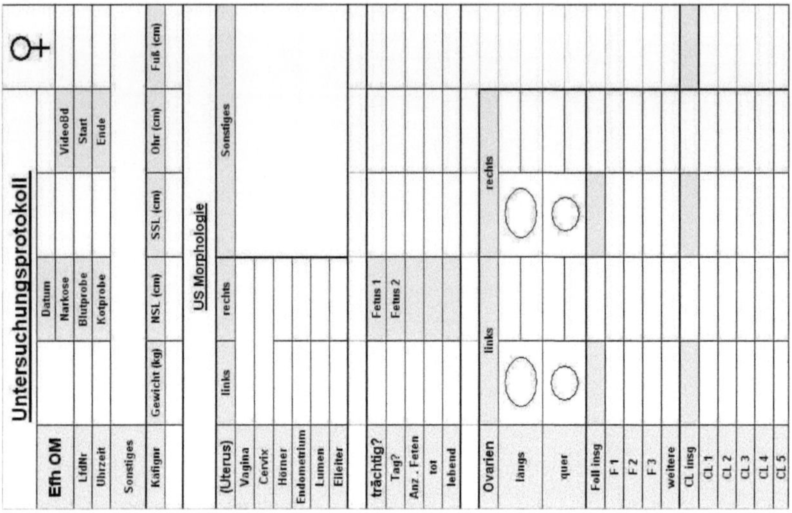

Abbildung B.4 – Untersuchungsprotokoll weiblich

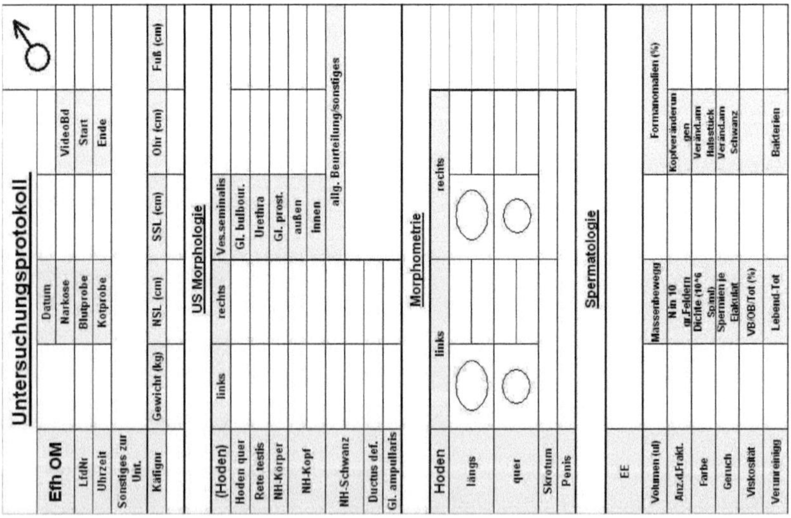

Abbildung B.5 – Untersuchungsprotokoll männlich

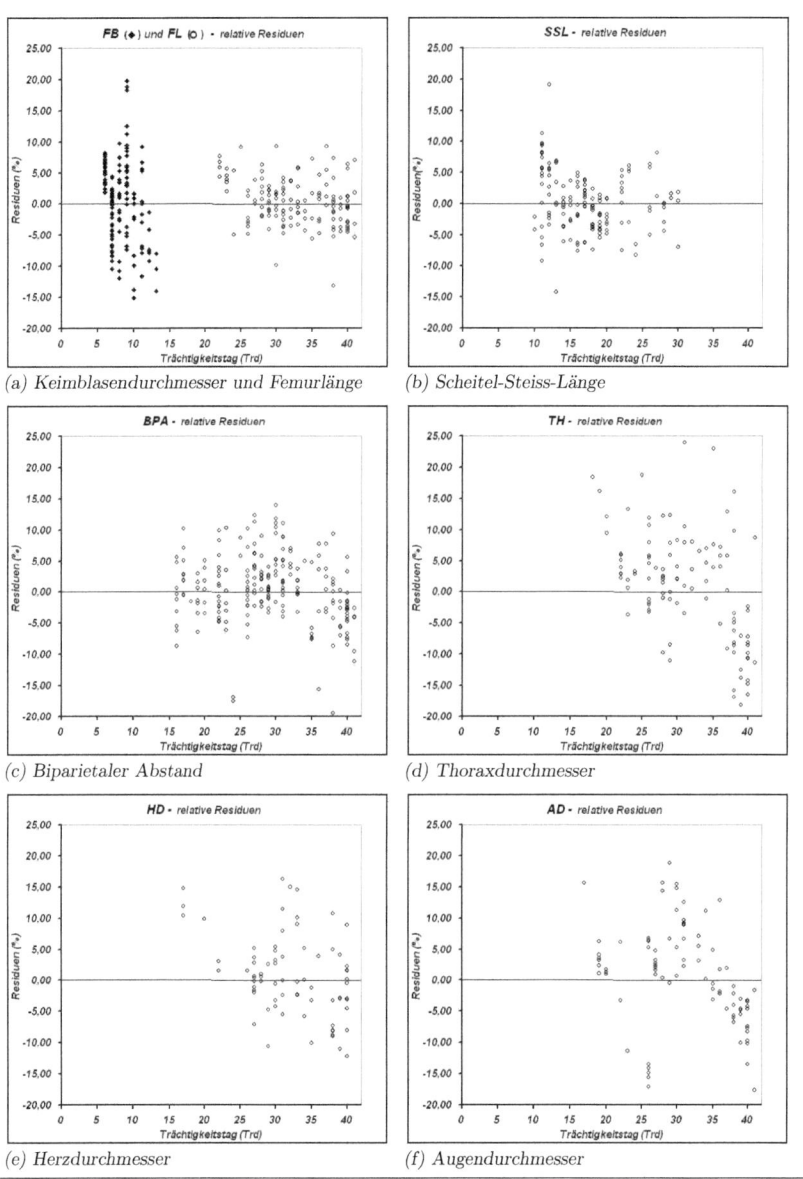

Abbildung B.6 – Relative Residuen der Wachstumskurven berechnet aus: Residuen (%) = ((vorausgesagtes Alter - bekanntes Alter)/bekanntes Alter)*100. Diese verdeutlichen die Annahmen zur Normalverteilung und Gleichverteilung der Varianz.

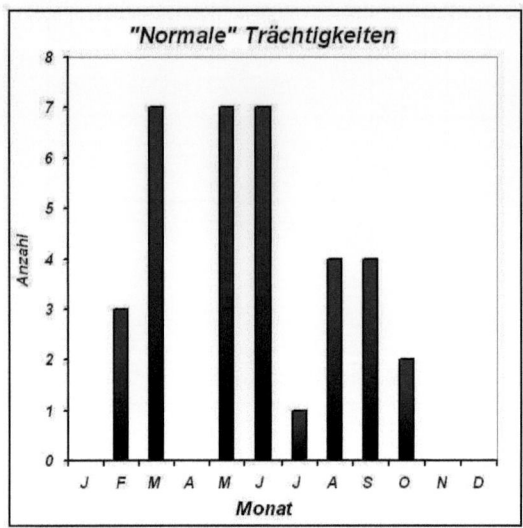

Abbildung B.7 – **Häufigkeitsverteilung „normaler" Trächtigkeiten im Jahresverlauf,** die zur Bestimmung der physiologischen Trächtigkeitsdauer einbezogen wurden (n=35, nInd=24) (s. Kap. 4.1.1, S. 60).

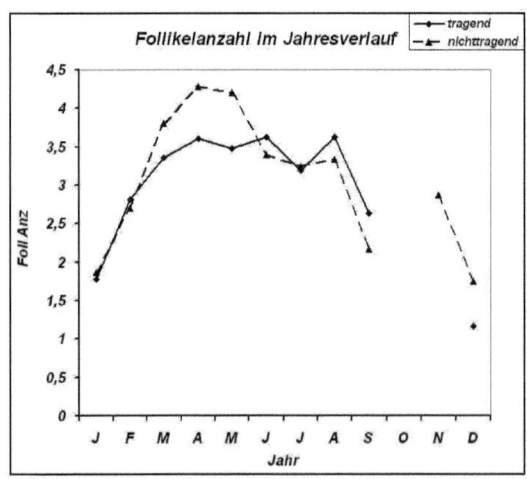

Abbildung B.8 – **Follikeldynamik im Jahresverlauf.** Die mittlere Anzahl ultrasonografisch detektierter Follikel (FollAnz) in den einzelnen Monaten pro Jahr bei tragenden und nichttragenden Häsinnen.

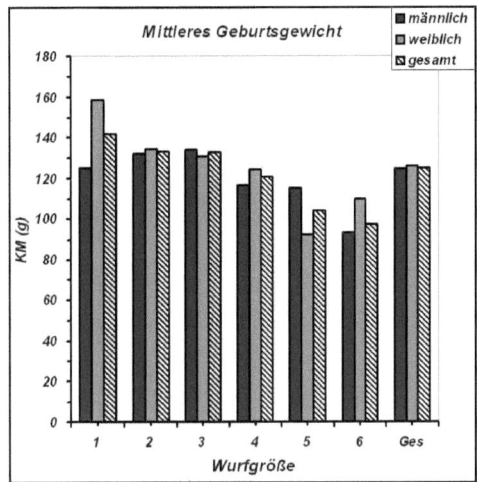

Abbildung B.9 – **Mittleres Geburtsgewicht und Wurfgröße.** Die mittlere Körpermasse (KM) der JH am ersten Lebenstag betrug 125,1 ± 26,7 (n=83). Die KM der weiblichen (125,9 ± 27,4 (n=38)) und männlichen JH (124,4 ± 26,4 (n=45)) unterschieden sich dabei nicht voneinander *(U=833,0; p=0,844)*. Je höher die Wurfgröße, desto geringer war die mittlere KM am ersten Lebenstag *(ϱ = -0,263; n=102; p=0,0163)*.

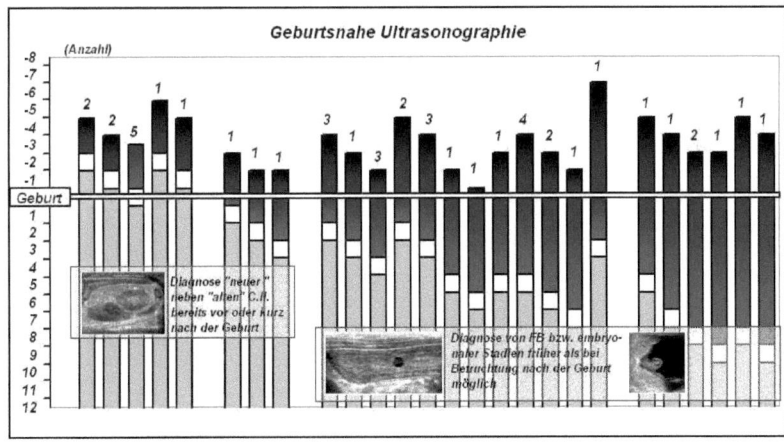

Abbildung B.10 – **Diagnostik geburtsnahe Ultrasonografie.**

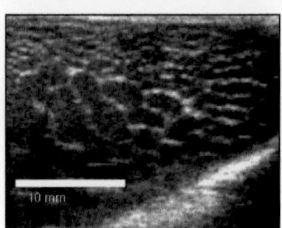
(a) Ultraschall: hochgradige Stauungserscheinungen im Nebenhoden

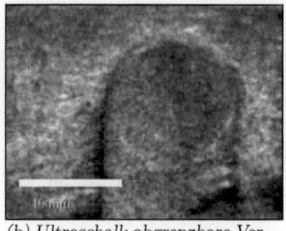
(b) Ultraschall: abgrenzbare Verdichtung im Hodengewebe

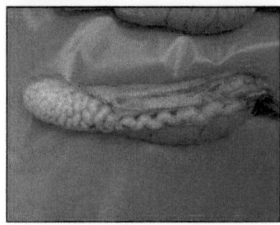
(c) Sektion: Hochgradige Stauung des Nebenhodens (Vgl.a)

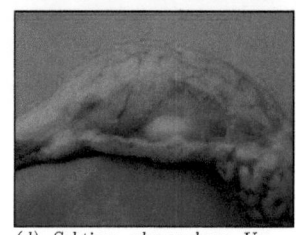
(d) Sektion: abgrenzbare Umfangsvermehrung im Hodengewebe (Vgl.b)

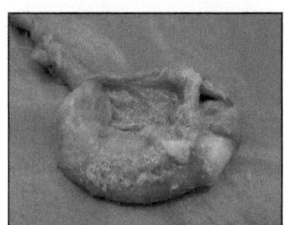
(e) Sektion: hochgradige Entzündungserscheinungen Hoden und Nebenhoden

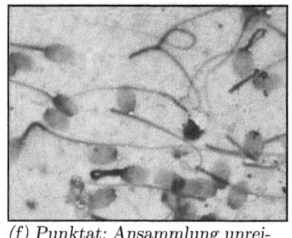
(f) Punktat: Ansammlung unreifer Spermien

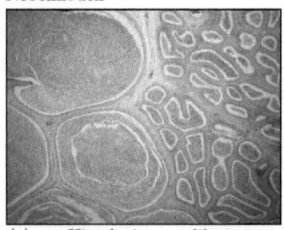
(g) Histologie: dilatierter D.deferens

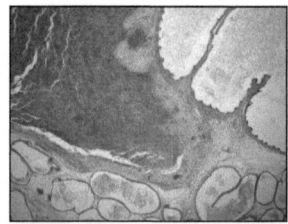
(h) Histologie: granulomatöse Entzündung

Abbildung B.11 – Hodenbefunde sterilisierter Rammler. Die Sterilisation männlicher EFH (chirurgische Teilresektion des *Ductus deferens*) führte zu fortschreitenden hochgradigen pathologischen Hodenveränderungen im Verlauf der Zuchtsaison (s. Abb. B.12). Eine Euthanasie der Tiere war wegen Verschlechterung des Allgemeinbefindens erforderlich.

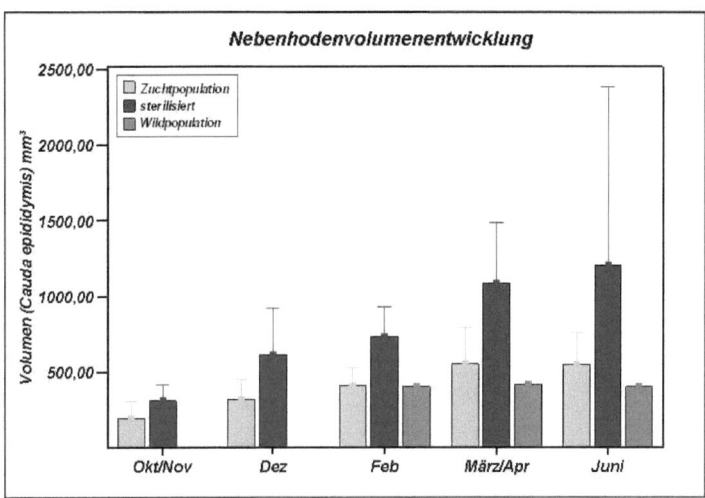

Abbildung B.12 – Nebenhodenentwicklung sterilisierte Rammler. Der Vergleich mit unsterilisierten Tieren aus Zucht und Wildbahn zeigte eine deutliche Vergrößerung des Nebenhodens bei sterilisierten Tieren durch Stauungserscheinungen um bis zu 200% im Verlauf der Zuchtsaison.

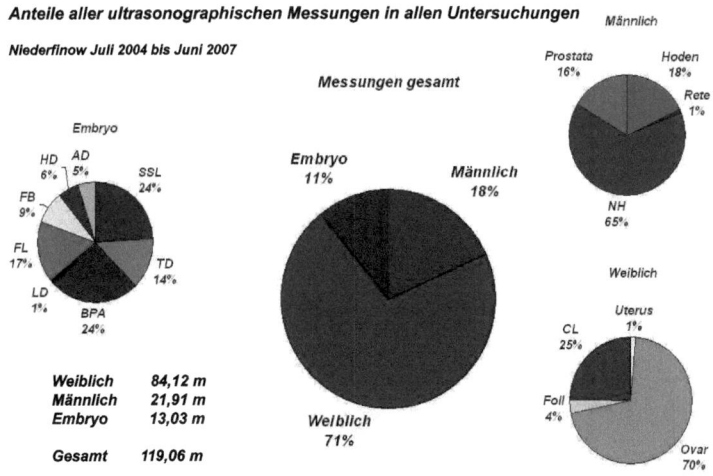

Abbildung B.13 – Ultrasonographische Messungen gesamt. Ausgewertet wurde die absolute Summe aller erfassten ultrasonographischen Messungen aus dem Untersuchungszeitraum von Juli 2004 bis Juni 2007.

XIX

Tabellen

2.1	Superfetation bei nicht-Lagomorphen Säugetierarten	23
2.2	Superfetation bei nicht-Lagomorphen Säugetierarten, Fortsetzung	24
3.1	Anzahl Ultraschalluntersuchungen pro Häsin im Jahr	40
3.2	Untersuchungsanzahl (Ultraschall und Spermatologie) Rammler im Jahr	43
3.3	Externe Rammler (Gewinnung von Tiefgefriersperma)	44
3.4	Allgemeiner Untersuchungsgang	45
3.5	Ultrasonografischer Untersuchungsgang	48
4.1	Regressionsformeln zur Altersbestimmung des Konzeptus anhand biometrischer Parameter	69
4.2	Ultrasonografische Charakterisierung des Trächtigkeitsverlaufes beim EFH	72
4.3	Ergebnisse der Eileiterspülung	90
4.4	Vaterschaft	92
4.5	Künstliche Besamung: Spermaparameter	94
4.6	Erfolg der Künstlichen Besamung	95
A.1	Systematik der Lagomorpha Teil 1/2	I
A.2	Untersuchungsanzahl im Jahresverlauf - Häsinnen	III
A.3	Untersuchungsanzahl im Jahresverlauf - Rammler	III
A.4	Zuchtsaison und Zuchterfolg	III
A.5	Biometrische Messwerte - Mittelwerte	IV
A.6	Ovarfunktionskörper - Messwerte	V
A.7	Superfetation-Vaterschaftsanalyse	VI
A.8	Vaterschaft-Ergebnisübersicht	VII
A.9	Wurfverteilung Vgl. OHNE und MIT SF	VII
A.10	Populationsdynamisch relevante Daten Vgl. mit - ohne SF	VIII
A.11	Populationsdynamisch relevante Daten Vgl. mit - ohne SF	IX
A.12	Geschlechterverteilung Vgl. OHNE und MIT SF	IX
A.13	Häufigkeiten der Wurfverteilung (binomial)	X

Abbildungen

2.1 The SUN: Superfetation bei einer Frau 25
3.1 Haltungsbedingungen und Methodendarstellung 37
3.2 Trächtigkeiten pro Häsin. 39
3.3 Anzahl der Ultraschalluntersuchungen pro Trächtigkeitstag 41
3.4 EMU-Box: Ansicht und Funktionelle Übersicht 47
3.5 Darstellung der ultrasonografisch bestimmten biometrischen Parameter . . 50
4.1 Pränatales Wachstum (FB, BPA, FL) des EFH 61
4.2 Pränatales Wachstum (TH, HD, AD) beim EFH 63
4.3 Pränatales Wachstum (LD, ND, SSL) beim EFH 65
4.4 Pränatales Wachstum beim EFH (SSL - Modelle) 68
4.5 Ultrasonographischer Atlas des Trächtigkeitsverlaufes beim EFH (I) 73
4.6 Ultrasonographischer Atlas des Trächtigkeitsverlaufes beim EFH (II) . . . 74
4.7 Ultrasonographischer Atlas des Trächtigkeitsverlaufes beim EFH (III) . . . 75
4.8 Ultrasonographischer Atlas des Trächtigkeitsverlaufes beim EFH (IV) . . . 76
4.9 Ovardynamik und Sexualsteroide während der Trächtigkeit 79
4.10 Schematische Darstellung der ultrasonografischen Befunde der embryonalen Entwicklung beim EFH 81
4.11 Embryonale Retardierung 82
4.12 Ultrasonografische Diagnostik embryonaler Resorptionen 84
4.13 Geburtenintervalle 87
4.14 Ultrasonografische Diagnostik der Superfetation 88
4.15 Eileiterspülung zum Nachweis der Superfetation 90
4.16 Anteil SF-Trächtigkeiten. 91
4.17 Vaterschaftsanalyse 93
4.18 Künstliche Besamung: Methode und ultrasonografische Befunde 94
4.19 VergleichReproduktionserfolg mit/ohne SF 97
4.20 Nachbewertete Trächtigkeitsdiagnostik Wildpopulation 101
4.21 Ultrasonografische Hinweise auf SF in der Wildbahn 102
5.1 Vergleich Wachstummodelle (SSL) mit Literaturangaben 106
5.2 „Embryonic Spacing" 114
B.1 EMU-Box: Ansicht der Einzelnen Bauteile. XI

B.2	EMU-Box: Abmessungen (1)	XII
B.3	EMU-Box: Abmessungen (2)	XIII
B.4	Untersuchungsprotokoll weiblich	XIV
B.5	Untersuchungsprotokoll männlich	XIV
B.6	Relative Residuen - Wachstumskurven (FB, FL, SSL, BPA, TH, HD, AD)	XV
B.7	„Normale" Trächtigkeiten im Jahresverlauf	XVI
B.8	Follikeldynamik im Jahresverlauf	XVI
B.9	Mittleres Geburtsgewicht und Wurfgröße	XVII
B.10	Diagnostik geburtsnahe Ultrasonografie	XVII
B.11	Hodenbefunde sterilisierter Rammler	XVIII
B.12	Nebenhodenentwicklung sterilisierte Rammler	XIX
B.13	Ultrasonographische Messungen gesamt	XIX

Wissenschaftliche Veröffentlichungen bzw. Teilnahme an wissenschaftlichen Veranstaltungen

REFERIERTE WISSENSCHAFTLICHE ZEITSCHRIFTEN

- HILDEBRANDT TB, **ROELLIG K**, GOERITZ F, FASSBENDER M, KRIEG R, BLOTTNER S, BEHR B, HERMES R (2009): *Artificial insemination of captive European Brown Hares (Lepus europaeus PALLAS, 1778) with fresh and cryopreserved semen derived from free-ranging males.* Theriogenology, 72 (8): 1065-72.

- **ROELLIG K**, GOERITZ F, HILDEBRANDT TB (2009): *The ultrasonographic characterization of prenatal development in European brown hares (Lepus europaeus PALLAS, 1778) –an evolutionary approach.* Reproduction, Fertility and Develoment, accepted 08.08.2009.

- **ROELLIG K**, MENZIES BR, HILDEBRANDT TB, GOERITZ F (2009): *The concept of superfetation: a critical review on a myth in mammalian reproduction.* Biological Reviews, accepted 26.10.2009.

WISSENSCHAFTLICHE VORTRÄGE

- 38th Annual Meeting on Physiology and Pathology of Reproduction; 10.-11.02.2005, Zürich, Schweiz:
  ROELLIG K, FASSBENDER M, GOERITZ F, SLAMECKA J, HILDEBRANDT TB (2005): *Evaluation of embryonic mortality in European brown hares (EBH) using transcutaneous ultrasonography.* Schweizer Archiv für Tierheilkunde 147 (2), 72.

- 40th Annual Conference of Physiology and Pathology of Reproduction; 22.-23.02.2007, Berlin, Deutschland:
  ROELLIG K, HERMES R, GOERITZ F, FASSBENDER M, WIBBELT G, HILDEBRANDT TB (2007): *Destruction of testicular integrity due to Ductus deferens ligation in European brown hare (EBH).* Reproduction in Domestic Animals, 42, (Suppl. 1), 27.

- 43. Internationales Symposium über die Erkrankungen der Zoo- und Wildtiere; 19.-20.05.2007, Edinburgh, Schottland:
  ROELLIG K, GOERITZ F, BLOTTNER S, HERMES R, FASSBENDERR M, LANGE A, KRIEG R, HILDEBRANDT TB (2007): *Artificial insemination in European brown hares (Lepus europaeus): A reproductive and experimental tool.* Verhandlungsbericht Erkrankungen der Zootiere 43, 274.

- 31.Dreiländertreffen DEGUM-ÖGUM-SGUM, 19th Euroson Congress EFSUMB; 24.-27.10.2007, Leipzig, Deutschland:
  RÖLLIG K, GÖRITZ F, HERMES R, HILDEBRANDT TB (2007): *Hochauflösender Ultraschall als diagnostisches Hilfsmittel in der Wildtierforschung am Beispiel des Europäischen Feldhasen (EFH)*. Ultraschall in der Medizin 28, S63.

- 10th International Mammological Congress; 9.-14-08.2009, Mendoza, Argentinien:
  ROELLIG K, GOERITZ F, HERMES R, HOFER H, HILDEBRANDT TB (2009): *Life history, superfetation and sex allocation in European brown hares: an experimental approach.*

- British Medical Ultrasound Society Meeting; 12.-14-12.2006 Manchester UK, Plenary talk:
  HILDEBRANDT TB, DREWS B, GRAY C, RICH P, ROELLIG K, HERMES R, GOERITZ F (2006): *3D-ultrasound-a new tool in veterinary research on gestational development.*

WISSENSCHAFTLICHE POSTER

- 42. Internationales Symposium über die Erkrankungen der Zoo- und Wildtiere; 4.-8.05.2005, Prag, Tschechische Republik:
  ROELLIG K, FASSBENDER M, GOERITZ F, HERMES R, SLAMECKA J, HILDEBRANDT TB (2005): *Intrauterine events during embryogenesis in European brown hare (Lepus europaeus)*. Verhandlungsbericht Erkrankungen der Zootiere 42, 274.

- 7th Congress of the European Association of Zoo and Wildlife Veterinarians (EAZWV); 30.04.-03.05.2008, Leipzig, Deutschland:
  ROELLIG K, GOERITZ F, HERMES R, HILDEBRANDT TB (2008): *Superfetation in European brown hares (Lepus europaeus) - an experimental study.*

- 16th International Congress on Animal Reproduction; 13.-17.06.2008, Budapest, Ungarn:
  ROELLIG K, GOERITZ F, HERMES R, HILDEBRANDT TB (2008): *Experimental investigations on the phenomenon of superfetation in European brown hares (Lepus europaeus)*. Reproduction in Domestic Animals 43 (Suppl. 3), 134.

- International Conference on Diseases of Zo and Wild Animals; 20.-24.05.2009, Beekse Bergen, Niederlande:
  SCHROEDER K, ROELLIG K, GOERITZ F, HILDEBRANDT TB (2009): *Ultrasound guided amniocentesis in European brown hares (Lepus europaeus)*. Proceedings of the International Conference of Diseases of Zoo and Wild Animals (Eds. Wibbelt G, Kretzschmar P, Hofer H, Seet S), p. 134. IZW, Berlin.

- 7th International Symposium on Behavior, Physiology and Genetics of Wildlife; 21.-24.09.2009, Berlin, Deutschland:
  SCHROEDER K, **ROELLIG K**, GOERITZ F, HILDEBRANDT TB (2009): *Minimal invasive sampling of cell material from embryonal resorption sites by ultrasound-guided amniocentesis in European brown hares (Lepus europaeus)*. Contributions to the 7th International Conference (Eds. Sommer S, Kretzschmar P, Sett S, Hofer H), p. 174. IZW, Berlin.

- 39th Annual Conference on the Physiology and Pathology of Reproduction; 16.-17.02.2006, Hannover, Deutschland:
  VOGLER BR, GOERITZ F, HILDEBRANDT TB, HERMES R, REID CE, **ROELLIG KR**, DREWS B, BLOTTNER S, JEWGENOW K (2006): *Seasonal changes in semen quality in the fossa (Cryptoprocta ferox)*. Reproduction in Domestic Animals, 41 (Suppl. 1), 39.

Danksagung

Für die Möglichkeit der Anfertigung der Dissertation und kompetente fachliche Betreuung möchte ich mich herzlichst bei Dr. Thomas Hildebrandt bedanken. Seine langjährigen Erfahrung und seine wegweisenden Ideen waren maßgebend für die Entwicklung und erfolgreiche Durchführung des Projektes.

Herrn Professor Heribert Hofer gilt mein besonderer Dank für die kompetente Unterstützung, die kritische Auseinandersetzung mit dem Thema und die geduldige Weiterbildung in statistischem Grundwissen.

Da die Idee dieser Arbeit die logische Fortsetzung eines langjährigen Freilandprojektes war, gilt mein Dank hier auch allen daran Beteiligten. Besonders hervorzuheben ist hier Dr. Mirja Fassbender, die eine große Hilfe in der Bereitstellung feldhasenspezifischen Grundwissens sowie einem entsprechenden Vorrat an Literatur war.

Ein besonderer Dank gilt allen Mitarbeitern der Feldforschungsstation des IZW in Niederfinow, besonders dem Ehepaar Bärbel und Peter Baumann für ihr langjähriges Engagement bei der Betreuung der Tiere. Weiterhin bedanke ich mich für die praktische Hilfe und Unterstützung bei meiner Mitstreiterin Sylvia Albrecht. Dr. Sylvia Ortmann hatte stets ein offenes Ohr, wenn es um die Optimierung der Arbeits- und Lebensbedingungen auf der Feldstation ging.

Für den fachlichen, kollegialen und seelischen Beistand danke ich allen Kolleg(inn)en der FG 5, speziell Dres. Frank Göritz, Robert Hermes, Barbara Drews, Barbara Vogler, Catherine Reid, Britta Behr, sowie Imke Lüders, Jette Dierich, Nga Nguyen und Angelika Kissmann. Es war eine Freude und Herausforderung in eurem Team zu arbeiten. Vielen Dank für das Gefühl, einen meist langen Arbeitstag nicht ausschließlich als Arbeit zu empfinden. Besonders viel zu verdanken habe ich Andrea Krause. Es gibt wenige Menschen die einem so uneigennützig und in jeder Situation zur Seite stehen.

Mein Dank gilt auch den Mitarbeiter(inne)n der Forschungsgruppe Evolutionäre Genetik und der Forschungsgruppe Reproduktionsbiologie für ihre fachliche und praktische Unterstützung. Für die Durchführung der genetischen Analysen und fruchtbare Diskussionen danke ich Dr. Jörns Fickel und Tanja Noventa. Für die Durchführung und Auswertung der Hormonanalysen und Anfertigung histologischer Präparate bedanke ich mich bei Prof. Dr. Katarina Jewgenow, Marlies Rohleder, Katrin Paschmionka und Sigrid Holz, sowie bei Dr. Jennifer Ringleb für Ihre Hilfestellungen und guten Ratschläge. Für „pathologischen Beistand" danke ich Dr. Gudrun Wibbelt und Zoltan Mezö. Ein Dank für die gute Zusammenarbeit geht auch an Herrn Ronald Krieg sowie an die Mitarbeiter des landwirtschftlichen

Institutes in Nitra, Slowakei, Jaroslav Slamecka und seine Kollegen.

Ein herzlicher Dank gilt den Mitarbeiterinnen der Institutsbibliothek Frau Beate Peters und Frau Cornelia Greulich für die immer freundliche, schnelle und kompetente Versorgung mit benötigtem Lesestoff. Wolfgang Richter danke ich für die technische Unterstützung und eine Hundehütte und Peter Krebs für organisatorische Hilfe speziell im Bereich der Dienstwagen.

Ein warmer Dank gilt all meinen guten Freunden, die über Jahre eine große Hilfe und auch Leidensgenossen waren und hoffentlich noch lange bleiben werden, speziell Anke und Hinnerk, und Frank.

Ohne meine lieben Eltern und meine Familie wäre all dies nicht möglich gewesen. Für ihre Liebe, Geduld und jahrelange bedingungslose Unterstützung an dieser Stelle ein unendlich großes Dankeschön.

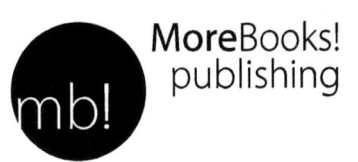

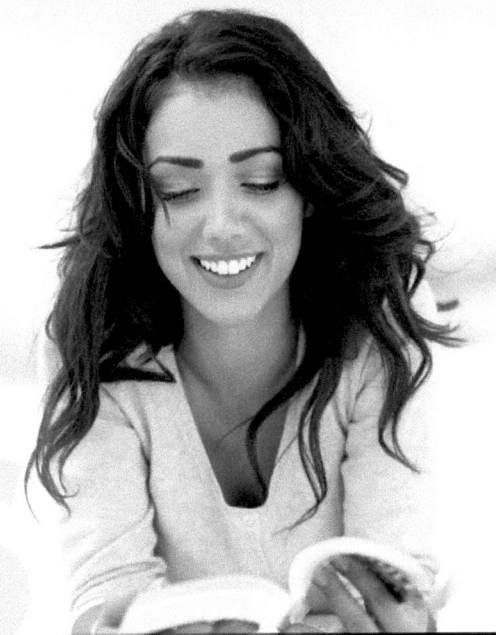

i want morebooks!

Buy your books fast and straightforward online - at one of world's fastest growing online book stores! Environmentally sound due to Print-on-Demand technologies.

Buy your books online at
www.get-morebooks.com

Kaufen Sie Ihre Bücher schnell und unkompliziert online – auf einer der am schnellsten wachsenden Buchhandelsplattformen weltweit! Dank Print-On-Demand umwelt- und ressourcenschonend produziert.

Bücher schneller online kaufen
www.morebooks.de

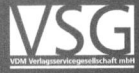 VDM Verlagsservicegesellschaft mbH
Heinrich-Böcking-Str. 6-8   Telefon: +49 681 3720 174   info@vdm-vsg.de
D - 66121 Saarbrücken   Telefax: +49 681 3720 1749   www.vdm-vsg.de

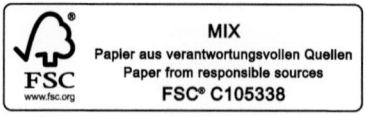

Printed by Books on Demand GmbH, Norderstedt / Germany